ESV

Psychische Belastungen am Arbeitsplatz

Ursachen – Auswirkungen – Handlungsmöglichkeiten

Von

Dipl.-Psychologe Dr. Stefan Poppelreuter
und
Dipl.-Psychologin Dr. Katja Mierke

2., vollständig neu bearbeitete und erweiterte Auflage

ERICH SCHMIDT VERLAG

Bibliografische Information der Deutschen Bibliothek
Die Deutsche Bibliothek verzeichnet diese Publikation in der Deutschen Nationalbibliografie; detaillierte bibliografische Daten sind im Internet über dnb.ddb.de abrufbar.

Weitere Informationen zu diesem Titel finden Sie im Internet unter
esv.info/3 503 07079 6

1. Auflage 2001
2. Auflage 2005

ISBN 3 503 07079 6

www.ESV.info

Dieses Papier erfüllt die Frankfurter Forderungen der Deutschen Bibliothek und der Gesellschaft für das Buch bezüglich der Alterungsbeständigkeit und entspricht sowohl den strengen Bestimmungen der US Norm Ansi/Niso Z 39.48-1992 als auch der ISO Norm 9706.

Satz: multitext, Berlin
Druck: Difo-Druck, Bamberg

Vorwort

Wenn es um Belastungen am Arbeitsplatz geht, stehen psychische Faktoren heutzutage im Fokus der Aufmerksamkeit. Widmete sich der Arbeitsschutz früher Themen, wie beispielsweise dem Lärmschutz, Belastungen durch Chemikalien oder der einseitigen Beanspruchung der Gelenke, so bilden heute vor allem Störungen im zwischenmenschlichen Bereich den Schwerpunkt. Wie Umfragen immer wieder belegen, scheinen psychische Belastungen im Arbeitsleben in den letzten Jahren zugenommen zu haben, während insbesondere bei körperlichen Belastungen eine rückläufige Tendenz zu beobachten ist.

Flexibilität und die Bereitschaft sich auf veränderte und sich verändernde Arbeitsbedingungen einzustellen, wird zu einer grundlegenden Anforderung an immer mehr Erwerbstätige. Neue Anforderungen bringen häufig neue Belastungen mit sich, die nicht selten unerwünschte negative Folgen für die Beschäftigten haben. Krankheitsbedingter Arbeitsausfall, eingeschränkte Leistungsfähigkeit, geringere Motivation, aber auch Fehlhandlungen bis hin zu Arbeitsunfällen sind mögliche Auswirkungen. Dennoch sind psychische Belastungen keine Erscheinung der Neuzeit. Es gab sie immer, und es wird sie auch in Zukunft geben. Sie gehören zu unserem Arbeitsleben dazu und sind auch nicht zwangsläufig als negativ einzustufen. Sie können unter bestimmten Umständen schädigend wirken, ebenso aber in Form von Anregungseffekten auch leistungsfördernden und salutogenen, sprich gesundheitsfördernden Charakter annehmen. Es gilt, das eine vom anderen zu unterscheiden.

Das vorliegende Buch stellt unterschiedliche psychische Belastungen am Arbeitsplatz in ihrer Entstehung und in ihren Auswirkungen dar. Hinweise zur Erkennung von solchen Belastungen werden ebenso gegeben wie Vorschläge zur Prävention und Intervention bei psychischen Belastungen am Arbeitsplatz. Unter dem Begriff „Gesunde Leistungsfähigkeit“ werden Möglichkeiten dargestellt, wie leistungs- und gesundheitsförderliche Strukturen in diesem Sinne geschaffen und gesundheitsgefährdende Einflüsse vermieden werden können. An dieser Stelle möchten wir dem Autor der ersten Auflage dieses Buches, Herrn Dipl.-Psych. Karl Wenchel für die geleisteten Vorarbeiten danken. Wir haben mit Zustimmung von Herrn Wenchel Passagen der Erstauflage dieses Buches übernommen, aber auch zahlreiche Ergänzungen, Überarbeitungen und Aktualisierungen vorgenommen. Insofern ist ein neues Buch entstanden, das seine Ursprünge und Wurzeln aber eindeutig in den von Herrn Wenchel geschaffenen Grundlagen hat.

Psychische Belastungen am Arbeitsplatz können sowohl Männer als auch Frauen betreffen. Aus Gründen der Vereinfachung des Leseflusses wird im vorliegenden Text nur die männliche Form gewählt. Da es hinsichtlich der Auswirkungen und Prävalenzen verschiedener Formen psychischer Belastungen jedoch durchaus geschlechtsspezifische Unterschiede gibt, wird dies an den entsprechenden Stellen durch die zusätzliche Verwendung der weiblichen Form kenntlich gemacht.

Bonn, im Dezember 2004

Dr. Stefan Poppelreuter
Dr. Katja Mierke

Inhaltsverzeichnis

1 Einleitung

Es ist eine weithin geteilte Beobachtung in den Arbeitswissenschaften, dass die psychischen Belastungsfaktoren in der Arbeitswelt zunehmen. Ursächlich für diese Entwicklung sind einerseits der Wandel von der Industrie- zur Dienstleistungsgesellschaft. Veränderungen in den Arbeitsinhalten und Arbeitstätigkeiten rücken emotionale, kognitive und soziale Belastungen zunehmend in den Mittelpunkt der Betrachtung. Zum anderen folgt aus der Globalisierung ein verstärkter Wettbewerb zwischen den Unternehmen, mit der Folge, dass es auch zunehmend zu psychischen Belastungen bei den Arbeitnehmern kommt. Dabei ist der Erfolg eines Unternehmens nach wie vor wesentlich auf das Leistungsverhalten seiner Mitarbeiter zurückzuführen. Daran haben auch zunehmende Technologisierung und Automatisierung von Produktionsprozessen nichts ändern können. Im Gegenteil: Der Wandel zur Dienstleistungsgesellschaft betont und erfordert die Fähigkeiten und Motivationen der Mitarbeiter eines Unternehmens zum erfolgreichen Agieren am Markt mehr als je zuvor. Das Leistungsverhalten und die Anstrengungsbereitschaft der Mitarbeiter kann wiederum als eine Folge der jeweiligen Arbeitsbedingungen angesehen werden. Belastungen, insbesondere psychische Belastungen, können sich dabei in negativer Form auswirken. Das vorliegende Buch stellt in kompakter Form unterschiedliche Formen psychischer Belastungen am Arbeitsplatz da. Sowohl die Entstehung als auch die Folgen von umgebungsbedingten Belastungen (z.B. Raumklima, Beleuchtung, Lärm) wie auch psychosozialen Belastungen (z.B. Mobbing, sexuelle Belästigung am Arbeitplatz, Konflikte, Störungen der Work-Life-Balance) werden beleuchtet. 1

Alle Beispiele haben eine Gemeinsamkeit: Sie können sich in abträglicher Form auf die Leistungsfähigkeit, die Motivation, die Gesundheit und das Wohlbefinden der arbeitenden Person auswirken. Erhöhte krankheitsbedingte Fehlzeiten können eine Folge dieser Belastungen sein, die von den verbleibenden Kollegen nicht selten in Form von Mehrarbeit aufgefangen werden müssen. Neben einer phänomenologischen Betrachtung der Beispiele soll das Augenmerk nicht nur auf die Entstehungsbedingungen und Folgen ausgewählter psychischer Belastungsfaktoren, sondern auch auf die damit verbundenen Präventions- und Interventionsmöglichkeiten gelenkt werden. 2

Ein schwieriges Unterfangen stellt im Einzelfall die Erkennung und Diagnose psychischer Belastungen am Arbeitplatz dar. Hier sind insbesondere Vorgesetzte und Führungskräfte als verantwortliche Umsetzer der allgemeinen Fürsorgepflicht des Arbeitgebers gefordert. Psychische Belastungen können nicht zuletzt die Arbeitsfähigkeit soweit herabsetzen, dass verhaltensbedingte Gefährdungspotenziale frei werden. Im Rahmen der Fürsorgepflicht muss daher reagiert werden. Nach dem Arbeitsschutzgesetz ist der Unterneh- 3 mer verpflichtet, in der Arbeitsplatzgestaltung und Arbeitsplatzbeurteilung neben anderen Gefährdungen auch psychische Belastungen am Arbeitsplatz zu berücksichtigen. Darüber hinaus haben auch die Berufsgenossenschaften die Aufgabe, arbeitsbedingte Gesundheitsgefahren zu erkennen und zu verhüten. Hierzu gehören explizit auch psychische Belastungen.

4 Grundsätzliche Handlungsmöglichkeiten des Unternehmens zur Prävention im Sinne der Vermeidung von Risikofaktoren und des Aufbaus gesundheitsförderlicher Potenziale sind in vielfältiger Form gegeben. Zwei Ziele können damit gleichrangig verfolgt werden: Reduktion bzw. Vermeidung von Gefährdungen und Belastungen sowie Aufbau von leistungsförderlichen Arbeitsbedingungen. Das Ziel der Etablierung einer „Gesunden Leistungsfähigkeit" auf Seiten der Mitarbeiter steht dabei im Mittelpunkt.

2 Psychische Belastungen am Arbeitsplatz – Wie sie entstehen und was sie bewirken

2.1 Was sind psychische Belastungen und wie werden sie verursacht?

Erwerbsarbeit in ihren vielfältigen Formen unterliegt aufgrund sich verändernder technologischer, wirtschaftlicher und gesellschaftlicher Rahmenbedingungen anhaltenden Wandlungsprozessen, in deren Folge auch veränderte Belastungssituationen auszumachen sind. Körperliche Belastungen haben an Bedeutung verloren, während neue, insbesondere psychische Belastungen in viel stärkerem Maße wahrzunehmen sind. Dabei müssen sich Unternehmen den geänderten Wettbewerbsbedingungen anpassen, um überlebensfähig zu bleiben, zum anderen müssen sich die Beschäftigten den veränderten Bedingungen innerhalb der Unternehmen anpassen, um beschäftigungsfähig zu bleiben.

Wie sehr wir alle von diesen Veränderungen betroffen sind, zeigt sich auch 5
im allgemeinen Sprachgebrauch. Begriffe wie Lean-Management, TQM, Outsourcing oder Benchmarking waren vor nicht allzu langer Zeit entweder unbekannt oder nur Fachleuten vertraut. Heute zählen sie schon fast zur Umgangssprache. Veränderungen haben stattgefunden und werden weiterhin stattfinden.

Für die Beschäftigten sind diese Veränderungen mit Belastungen, insbesondere mit psychischen Belastungen verbunden. Die einst erworbenen fachlichen Qualifikationen und Fertigkeiten reichen nicht mehr aus oder haben nicht mehr die Bedeutung, die sie einmal hatten. Psychische Belastungen, deren Folgen und deren Bewältigungsmöglichkeiten werden daher zukünftig stärker im Zentrum der Aufmerksamkeit stehen. Spätestens hier stellt sich die Frage, was eigentlich unter psychischen Belastungen zu verstehen ist.

Herausfordernde und beanspruchende Situationen sind im Leben eines je- 6
den Menschen immer wiederkehrende Ereignisse. Mit vielen Anforderungen kommt der Mensch gut zurecht, mit anderen hat er Schwierigkeiten – der Mensch ist „überfordert", „fehlbeansprucht", „gestresst" (Udris & Frese, 1999). Das Belastungs- und Beanspruchungskonzept hat sich in den verschiedenen arbeitswissenschaftlichen Disziplinen durchgesetzt, um Arbeitsbedingungen insbesondere in ihren negativen physischen und psychischen Auswirkungen auf den Menschen zu untersuchen (Frieling & Sonntag, 1999). Unter Belastungen werden objektive, von außen her auf den Menschen einwirkende Größen und Faktoren verstanden, beispielsweise Lärm, Hitze oder Informationsvielfalt. Beanspruchungen hingegen sind subjektive Folgen derartiger Belastungen im Menschen und auf den Menschen, z.B. Stressreaktionen.

Von außen auf den Menschen einwirkende Belastungen, aus denen sich möglicherweise psychische Beanspruchungen ergeben, können ihren Ursprung haben in:

- den Anforderungen der Arbeitsaufgabe (Verantwortung, Gefahren, Schwere und Dauer der Tätigkeit usw.),
- den Arbeitsmitteln und der Arbeitsumwelt (Lärm, Beleuchtung, Klima, ergonomische Gestaltung),
- sozialen und Organisationsfaktoren (Führung, Konflikte, Betriebsklima),
- sowie gesellschaftlichen Faktoren (Normen, Werte, Arbeitsmarkt usw.).

7 Es können prinzipiell also alle Anforderungen, d.h. auch körperliche Tätigkeiten, als beanspruchend erlebt werden. So werden aus Belastungen Beanspruchungen. Nachfolgend sollen einige Beispiele für mögliche Einflussfaktoren, aus denen psychische Belastungen resultieren können, wiedergegeben werden:

- Anforderungen der Arbeitsaufgabe
  - fehlender Handlungs- und Entscheidungsspielraum
  - fehlende Informationen
  - kurze Taktzyklen, Zeitdruck
  - häufige, unvorhergesehene Abweichungen im Arbeitsablauf
  - Daueraufmerksamkeit
  - unzureichende Klarheit über den Arbeitsablauf
  - unklare Kompetenzen und Verantwortlichkeiten
- Arbeitsmittel und Arbeitsumwelt
  - Arbeiten unter Lärmbedingungen
  - unzureichende Beleuchtung
  - nicht angepasste ergonomische Gestaltung, z.B. Zwangshaltungen
  - unzureichende klimatische Bedingungen
  - nicht geeignete oder unzureichende Arbeitsmittel wie z.B. Werkzeuge
- Soziale und Organisationsfaktoren
  - Konflikte, Gruppenverhalten, Mobbing
  - unzureichende Qualifikationsangebote
  - unzureichende Kooperation, Kommunikation, Unterstützung
  - Nacht- und Schichtarbeit
  - häufige Überschreitung der vereinbarten Arbeitszeit
- Gesellschaftliche Faktoren
  - Arbeitsplatzsicherheit
  - gesellschaftliche Akzeptanz der Tätigkeit

Im Sinne der begrifflichen Klarheit dürfen die hier beispielhaft genannten Einflussfaktoren nicht zwangsläufig als schädliche Belastungen missverstanden werden. Arbeitsbedingte Einflüsse können in Abhängigkeit von ihrer Intensität, Dauer, Kombination und Vorhersehbarkeit als belastend empfunden werden. Ob sie es tatsächlich werden, ist nicht unwesentlich von den individuellen Leistungsmerkmalen der Mitarbeiter abhängig. Gleiche Anforderungen werden von dem einen Mitarbeiter als aktivierend und leistungsanregend empfunden, während ein anderer mit Überforderung und negativen Empfindungen reagiert.

2.2 Beanspruchung als individuelle Reaktion

Die individuelle Reaktion des Organismus auf eine Belastung wird als Bean- *8*
spruchung bezeichnet. Nach der Europäischen Norm DIN EN ISO 10075-1 („Ergonomische Grundlagen bezüglich psychischer Arbeitsbelastungen") (2001) wird psychische Beanspruchung verstanden als die individuelle, zeitlich unmittelbare und kurzfristige Auswirkung der (psychischen) Belastung im Menschen in Abhängigkeit von seinen individuellen Voraussetzungen und seinem Zustand.

Die Unterscheidung zwischen Belastung und Beanspruchung ermöglicht *9*
eine differenziertere Betrachtungsweise. So wird deutlich gemacht, dass gleiche Belastungen, z.B. Zeitdruck, zu individuell unterschiedlichen Beanspruchungen mit positiven wie negativen Folgen führen können (vgl. Abbildung 2.2.1).

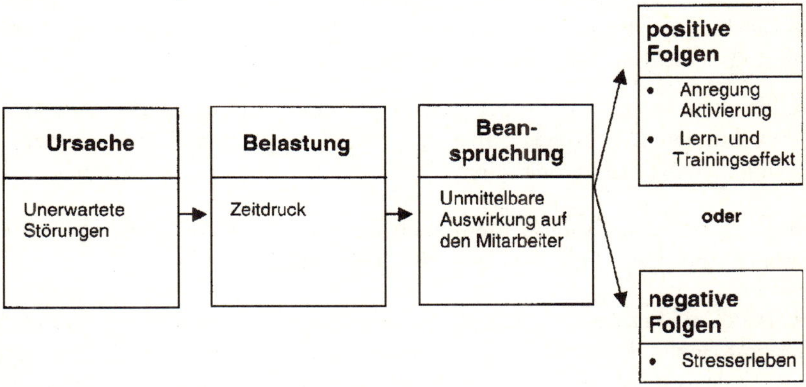

Abb. 2.2.1: Ursache – Belastung – Beanspruchung – Folgen

10 Danach gilt:

- Belastungen ergeben sich unter anderem aus den Tätigkeitsmerkmalen. Diese sind zunächst weder als schädlich noch als positiv zu betrachten. Sie wirken auf alle Mitarbeiter in gleicher Weise, z.B. klimatische Bedingungen in einem Arbeitsbereich.

- Beanspruchungen stehen für die unmittelbaren (also nicht langfristigen) individuellen Auswirkungen der Belastung auf den Mitarbeiter. Die persönlichen Leistungsmerkmale (das sind die individuellen überdauernden und augenblicklichen Voraussetzungen sowie Bewältigungsstrategien einer Person) spielen in diesem Zusammenhang eine entscheidende Rolle.

- Gleiche Belastungen können somit zu unterschiedlichen Beanspruchungen mit positiven oder negativen Folgen führen.

11 Nach DIN EN ISO 10075-1 (2001) wird derzeit von folgenden Beanspruchungsfolgen ausgegangen:

- Anregungseffekte, worunter so genannte Aktivierungs- und Aufwärmeffekte zu verstehen sind.
- Psychische Ermüdung als eine vorübergehende Beeinträchtigung der psychischen und körperlichen Funktionstüchtigkeit, die je nach Höhe, Dauer und Verlauf von vorangegangenen Beanspruchungen eintreten kann.
- Ermüdungsähnliche Zustände. Diese werden verstanden als Folge von Beanspruchungen bei abwechslungsarmer Tätigkeit. Bei einsetzender Abwechslung verfliegen sie sehr schnell. Zu den ermüdungsähnlichen Zuständen zählen Monotonie und psychische Sättigung.
- Übungseffekte sind dann gegeben, wenn durch sich wiederholende Beanspruchungen Lernprozesse in Gang gesetzt werden, z.B. bei schwierigen manuellen Montagetätigkeiten.

Abbildung 2.2.2 stellt den Zusammenhang zwischen Belastungen, Beanspruchungen und deren Folgen in einfacher Form dar.

12 Das in Anlehnung an Ulich (2001) hier dargestellte Belastungs-Beanspruchungs-Konzept kann auf alle Tätigkeiten, seien sie körperlicher, geistiger, sozialer oder sonstiger Art, angewendet werden. An zwei unterschiedlichen Beispielen werden nachfolgend ebenso unterschiedliche Belastungsprofile abgeleitet. Beide Beispiele liegen über 10 Jahre auseinander und belegen die eingangs erwähnte Veränderungsdynamik der Erwerbstätigkeit.

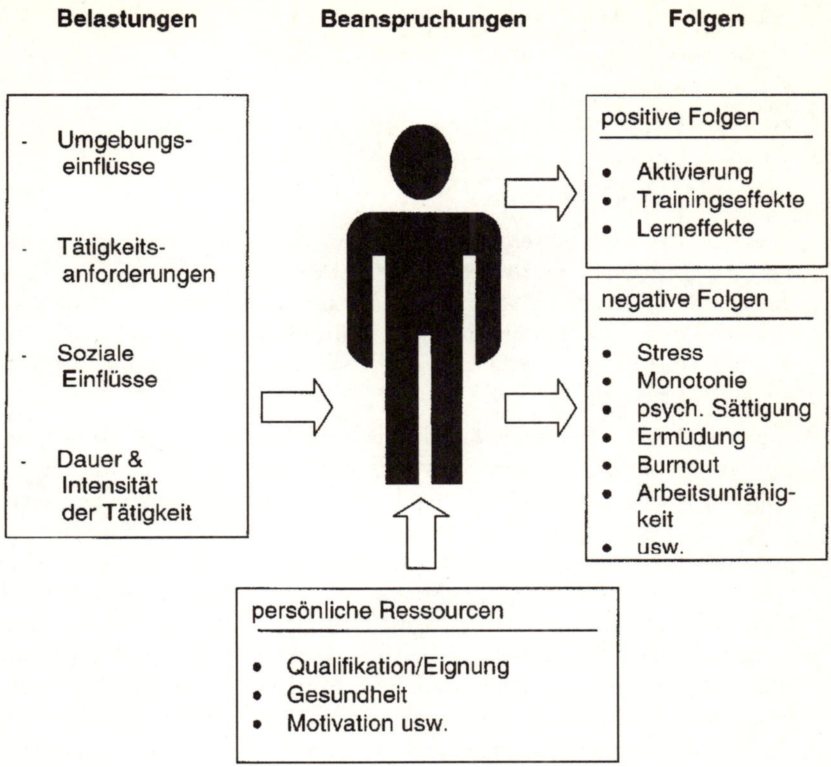

Abb. 2.2.2: Belastungen, Beanspruchungen und deren Folgen (1)

Fallbeispiel 1: Arbeitsbedingte Belastungen in einer Druckerei (1990) *13*

Das Arbeiten in einer Zeitungsdruckerei kann in mehrfacher Hinsicht belastend auf Mitarbeiter wirken. Im folgenden Beispiel steht die Tätigkeit eines Teilzeitmitarbeiters des Jahres 1990 im Mittelpunkt, die im wesentlichen aus dem Palettieren von gebündelten Zeitschriften und dem Bedienen von Einlegemaschinen besteht. Ein retrospektives Belastungsprotokoll dieser Tätigkeiten ergibt eine ganze Reihe von Einzelbelastungen, die in ihrer Gesamtheit als bedenklich einzustufen sind.

Zu nennen sind:

- Lärm > 90 dB
- Papierstaub und dadurch Irritationen der Atemwege sowie geringe Luftfeuchtigkeit

- Lösemittelgeruch
- Zeitdruck aufgrund kurzer Taktzeiten
- Wechselschicht
- Hohe Temperaturen, im Sommer bis 35°C
- Unzureichende Beleuchtung
- Körperliche Schwerarbeit

Diese Belastungen wirken während der ganzen Schicht und können nur durch eingestreute Kurzpausen unterbrochen werden. Es ist verständlich, dass diese Tätigkeiten zu einer hohen Fluktuation führen und dass sie trotz der guten Entlohnung nur von Teilzeitkräften ausgeführt werden, die selten mehr als zwei Schichten die Woche leisten. Kaum einer der Mitarbeiter ist älter als 30 Jahre.

Ergänzend ist zu erwähnen, dass keinerlei Maßnahmen zur Gesundheitsförderung ergriffen wurden. So ist immer wieder ein z.T. deutlicher Alkoholkonsum zu beobachten, der keine betrieblichen Maßnahmen zur Folge hat. Ebenso gibt es kein an die Tageszeit angepasstes Speisenangebot. Sauerbraten um Mitternacht mag gut schmecken, ist aber dennoch als eine zusätzliche Belastung des Mitarbeiters anzusehen. Selbst wenn ein hohes Maß an Motivation vorausgesetzt werden kann, wirken die Belastungen in ihrer Gesamtheit als leistungsmindernd und sind langfristig auch als gesundheitsschädlich anzusehen. Mittlerweile sind als Folge technischer Fortentwicklung Hilfstätigkeiten dieser Art nicht mehr notwendig. Die Belastungen spielen keine Rolle mehr, die Arbeitsplätze sind weggefallen.

14 Fallbeispiel 2: Belastungen in Call Centern (2004)

Das Institut für Betriebliche Gesundheitsförderung BGF GmbH der AOK-Rheinland (2004) hat für das Jahr 2000 eine Arbeitsunfähigkeitsanalyse von AOK-Mitgliedern in Call Centern des Rheinlandes durchgeführt. Nicht nur diese Studie belegt die ausgesprochen hohen Belastungen, denen Arbeitnehmer an vermeintlich „einfachen" Arbeitsplätzen ausgesetzt sind. Die Untersuchung ergab folgende Auffälligkeiten:

Eine, auch vom Beschäftigtenalter her gesehen, sehr junge Branche weist deutlich mehr Erkrankungsfälle von kurzer Dauer auf. Sehr häufig waren einzelne Personen der Untersuchungsgruppe mehrfach im Untersuchungszeitraum erkrankt.

Entfallen im Rheinland im Jahr 2000 auf jeden Versicherten im Schnitt 1,7 Erkrankungsfälle, so war das AOK-Mitglied in den untersuchten Call Centern im Jahr 2000 durchschnittlich 2,7 mal erkrankt. Ein Drittel der aufgetretenen Erkrankungsfälle betraf die Atemwege. Weitere Erkrankungsschwerpunkte waren Verdauungskrankheiten, darunter auch die Erkrankungen des Magens sowie die Muskel-Skeletterkrankungen mit einem Schwerpunkt bei den Rückenerkrankungen.

Die aufgetretenen überdurchschnittlichen Fallzahlen, verbunden mit einer geringen Falldauer sowie zahlreiche Mehrfacherkrankungen einzelner Beschäftigter, können ihre Ursachen in den Arbeitsbedingungen und der Motivation der Mitarbeiter haben. Hohe Anforderungen, Leistungsverdichtung, Fremdsteuerung, Stress und Unzufriedenheit spiegeln sich in überdurchschnittlichen Erkrankungszahlen wider. Die Mitarbeiter nehmen sich über Arbeitsunfähigkeit und Fehlzeiten für sie subjektiv notwendige Pausen, um die Belastungen des Arbeitsplatzes Call Center bewältigen zu können. Folgende arbeitsspezifische Belastungen prägen dabei die Tätigkeit im Call Center:

- Ein hohes Maß an Fremdsteuerung, Fremdbestimmtheit und Unvorhersehbarkeit der in einem Dienst auftretenden Aufgaben. Der Anruf bestimmt den Ablauf.
- Häufig monotone Tätigkeit mit geringem Handlungsspielraum.
- Leistungsverdichtung und eine hohe Konzentration über längere Zeiträume, bedingt durch eine hohe Anzahl von zu absolvierenden Telefonaten pro Arbeitstag.
- Emotionale Belastungen durch hohe Dissonanz zwischen dem Auftreten nach außen am Telefon und der eigenen Gefühlslage, teilweise noch verstärkt durch das Auftreten der Kunden am Telefon (Sachebene und Beziehungsebene der Kommunikation, die Stimme darf die eigene Gefühlslage nicht widerspiegeln).
- Nur sehr eingeschränkt stattfindender Austausch und Kontakt mit Kollegen.

Ergonomische Belastungen treten auf aufgrund von Anstrengung der Augen, *15*
hervorgerufen durch Bildschirmarbeit, langes Sitzen verbunden mit wenig Bewegungsfreiraum, stressbedingte generalisierte muskuläre Anspannung, größere Anstrengung beim Sprechen durch Beeinträchtigung der Bauchatmung, durch die Körperhaltung, eine falsche Sitzposition sowie beengte Kleidung, Geräuschbelastung in Großraumbüros hervorgerufen durch viele telefonierende Mitarbeiter in einem Raum, Belastungen der Stimme durch Häufigkeit, Lautstärke und Dauer der Telefonate, starke Temperaturschwankungen und erhöhte Raumtemperatur durch die Wärmeabstrahlungen der Bildschirme in Großraumbüros.

Einige Prognosen gehen von einer weiteren Expansion der Branche aus, wobei eine Zunahme der beratenden Tätigkeit erwartet wird. Die Call Center entwickeln sich immer mehr zu multimedialen Kundenbetreuungszentren, die komplexe Produktberatungen anbieten und sich dabei der ganzen Bandbreite der Informationstechnologie, wie z.B. Telefon, Internet, E-Mail bedienen. Hieraus erwachsen höhere Anforderungen an die Qualifikation der Beschäftigten. Bei höherer Qualifikation ist es dem Beschäftigten aber zugleich möglich, komplexe abwechslungsreichere Tätigkeiten auszuführen, die über einfache standardisierte Bearbeitungsprozesse mit hoher Wiederholungsfrequenz hinausgehen. Die häufigen, gleichförmigen Arbeitsabläufe werden zunehmend von technologischen Entwicklungen, wie z.B. dem Sprachcomputer oder einem verstärkten Einsatz von IVR-Anlagen (integrated voice response) bei einfachen Telefondienstleistungen, ersetzt werden können.

Bei der in den verschiedenen Untersuchungen erhobenen Vielzahl von Belastungen, die in der neuen Arbeitsform Call Center auftreten, scheint es notwendig, frühzeitig und umfangreich die sich abzeichnenden Probleme anzugehen und Lösungsmöglichkeiten zu erarbeiten. Einzuleitende Maßnahmen sollten sich daher gleichermaßen mit den Verhältnissen der Einrichtung Call Center und dem Verhalten der Beschäftigten eines Call Centers befassen. Vorrangig sollten das Arbeitsumfeld und die Ablaufprozesse auf bekannte Belastungsschwerpunkte hin untersucht werden. Das betrifft sowohl die Einrichtung des Arbeitsplatzes als auch die Ablauforganisation. Handlungsbedarf besteht außerdem im Führungsverhalten und im Umgang mit den Mitarbeitern. Die spezifische Arbeitssituation der Mitarbeiter erfordert eine ausgeprägte soziale Kompetenz der Führungskräfte verbunden mit einem engen Kontakt zu den Mitarbeitern und Unterstützung bei ihrer Arbeit.

Beide Beispiele haben trotz der unterschiedlichen Belastungskonstellation eine Gemeinsamkeit – sie können zur Überforderung und damit zu Überbeanspruchung der betroffenen Mitarbeiter führen.

2.3 Überforderung und Unterforderung

16 Die oben genannten Beispiele beschreiben Arbeitssituationen, deren jeweilige Belastungen langfristig zur Überforderung führen können. Denkbar sind auch Arbeitssituationen, die durch Unterforderung gekennzeichnet sind. Tabelle 2.3.1 gibt einen Überblick über Grundtypen der Unter- und Überforderung (Udris, 1982).

Tab. 2.3.1: Grundtypen der qualitativen und quantitativen Über- und Unterforderung (Udris, 1982)

	Überforderung	**Unterforderung**
quantitativ	– Zeitdruck – Hetze – Akkord – zu viel zu tun	– zeitlich monoton (z.B. Überwachung) – zu wenig zu tun
qualitativ	– Schwierigkeit – Kompliziertheit – Unklarheit	– inhaltlich monoton – Nichtausnutzung von Fähigkeiten und Fertigkeiten
Kombinationen von Unter- und Überforderung in unterschiedlichen Bereichen der Arbeit sind ebenfalls möglich		

- Quantitative Überforderung ergibt sich aus Zeit- und Termindruck sowie aus der zu bewältigenden Arbeitsmenge. Die Folgen sind kompensatorisches Verhalten, das zu erhöhter Anstrengung mit entsprechendem Stresserleben führt. Weitere Beispiele sind zeitlich konkurrierende Arbeitsaufgaben, die in der vorgegebenen Zeit nicht oder nur mit Schwierigkeiten zu bewältigen sind oder plötzliche unerwartete Störungen, die ebenfalls zu Zeitdruck führen können.
- Qualitative Überforderung ergibt sich, wenn sich die zu bewältigende Arbeitsaufgabe als zu schwierig erweist. Widersprüchliche Anweisungen oder unzureichende Informationen können ebenfalls zu Überforderung führen. Weitere Beispiele sind Reizüberflutung durch zu komplexe oder zu viele Informationen, die die Wahrnehmungskapazitäten und kognitiven Fähigkeiten überfordern.
- Qualitative und quantitative Unterforderung ergibt sich, wenn Leistungsvermögen und Qualifikation durch die Tätigkeit dauerhaft nicht gefordert werden. Es stellen sich Monotonie und Ermüdungserscheinungen sowie Gefühle der psychischen Sättigung ein.

Wenn sowohl Belastungen durch Überforderung als auch durch Unterforderung negative psychische Reaktionen bzw. Fehlbeanspruchungen bewirken, so sollten solche Arbeitsbedingungen generell vermieden werden. Menschengerechte (individuelle) Anforderung hingegen ermöglicht die Entwicklung des Leistungsvermögens durch Übung und Lernen – diese ist anzustreben (Oppolzer, 1999).

Das Ziel menschengerechter Arbeitsplatzgestaltung heißt demnach nicht 17
Belastungsreduktion sondern Beanspruchungsoptimierung, d.h. die Schaffung

von gesundheitsschonenden, beanspruchungsgünstigen Belastungen, die sich positiv auf Leistungsverhalten, Wohlbefinden und letzten Endes auch auf die Persönlichkeitsentwicklung und Motivation auswirken. Mit anderen Worten: Gesundheitsschädliche Belastungen, z.B. Gefahrstoffe oder unrealistische Zeitvorgaben sind zu vermeiden oder zu reduzieren und Arbeitsbedingungen, die fordern ohne dauerhaft zu überfordern sind zu schaffen.

2.4 Stress als Beanspruchungsfolge

18 Stress wird heutzutage gerne als die Epidemie der modernen Leistungsgesellschaft bezeichnet. Ergebnissen unterschiedlicher europäischer Studien zufolge ist fast jeder dritte Beschäftigte in Europa von arbeitsbedingtem Stress betroffen (Diamantopoulou, 2002). Darüber hinaus deuten Studien aus der EU und anderen Ländern darauf hin, dass zwischen 50 % und 60 % aller verlorenen Arbeitstage mit Stressproblemen in Zusammenhang stehen (Cox, Griffiths & Rial-Gonzalez, 2000).

19 Stress am Arbeitsplatz verursacht demnach hohe Kosten, denn abgesehen vom menschlichen Leid beeinträchtigt er auch die wirtschaftliche Leistungsfähigkeit in erheblichem Maße. Neben den schwerwiegenden Auswirkungen auf die mentale und physische Gesundheit der Beschäftigten manifestiert sich arbeitsbedingter Stress in einer mangelhaften Produktivitätsbilanz in Unternehmen und Verwaltungen. Hohe Fehlzeiten und Personalfluktuation, mangelhafte Betriebssicherheit, schlechte Arbeitsmoral der Beschäftigten, mangelnde Innovation und geringe Produktivität sind hier beispielhaft anzuführen. Infolgedessen hat arbeitsbedingter Stress in den Industrieländern zunehmend das Interesse der Medien und der Öffentlichkeit geweckt. Die Gesetzgeber auf EU-Ebene sowie auf nationaler Ebene bemühen sich seither um die Einleitung von Maßnahmen zum Schutz der Gesundheit der Beschäftigten und somit zur Erhaltung der Leistungsfähigkeit ihrer Organisationen. Die Richtlinie 89/391/EWG des Europäischen Rates und die notwendigen Rechtsvorschriften auf der Ebene der Mitgliedstaaten verankern arbeitsbedingten Stress fest im Bereich des betrieblichen Arbeits- und Gesundheitsschutzes. Das Thema Stress muss genauso logisch und systematisch angegangen werden wie andere Themen im Bereich Sicherheit und Gesundheitsschutz, und zwar durch Anwendung beispielsweise eines Risikomanagementmodells, dessen besonderer Schwerpunkt auf Präventionsmaßnahmen liegt.

Arbeitsbedingter Stress stellt eindeutig ein gravierendes Problem dar, doch mitunter wird der falsche Eindruck vermittelt, dass dieser „Stress“ ein subjektives Phänomen sei, das schwierig zu definieren und zu kontrollieren ist (Cox, Griffiths & Riaz-Gonzalez, 2000). Dies wiederum kann sowohl bei Arbeitgebern als auch bei Arbeitnehmern ein Gefühl der Hilflosigkeit und Unsicherheit darüber hervorrufen, was sie tun können, um das Problem zu bekämpfen. Obgleich sich verschiedene Wissenschaftler dem Problem aus leicht unterschiedlichen Blickwinkeln genähert haben, herrscht bei den meisten Forschern dennoch Einigkeit über den konzeptionellen Rahmen für die Definition und das Management von Stress.

Was ist Stress? 20

Stress ist mittlerweile ein Alltagsbegriff, dem unterschiedliche Deutungen zugeschrieben werden. Eine Person empfindet Stress, wenn ein Ungleichgewicht zwischen den an sie gestellten Anforderungen und den persönlichen Möglichkeiten und Ressourcen in der Umgebung entsteht, um diese Anforderungen zu bewältigen. Diese Beziehung zwischen den Anforderungen und Ressourcen kann durch Faktoren wie soziale Unterstützung – sowohl während als auch außerhalb der Arbeit – und Kontrolle über die Arbeit stark beeinflusst werden.

Obwohl der Prozess der Bewertung der Anforderungen und Ressourcen („Beurteilung“) psychologischer Art ist, sind die Stressfolgen keineswegs nur psychologischer Art, sondern können auch die körperliche und soziale Gesundheit, Innovation und Produktivität erheblich in Mitleidenschaft ziehen. Stress kann sich auch auf andere Aspekte des Arbeitsverhaltens, etwa auf die Sicherheit auswirken. Stress steht zudem auch in Zusammenhang mit dem Auftreten von arbeitsbedingten Muskel-Skelett-Erkrankungen.

Nicht alle psychischen Belastungen sind jedoch Stress. Die psychischen Be- 21
lastungen, die Stress auslösen, werden als Stressoren bezeichnet. Diese sind quasi synonym mit dem Begriff Belastungen. In der Arbeitswissenschaft wird Stress als Folge von Überbeanspruchung oder aber auch Unterforderung verstanden, stellt also eher einen Zustand und keinen Prozess dar. Stress ist nicht zwangsläufig als schädlich anzusehen. Auch Anregungs- und Motivationseffekte sind als positive Reaktion zumindest bei einer mittleren Stressausprägung denkbar.

Arbeitsbezogener Stress, seine Ursachen und Folgen sind in den Mitglied- 22
staaten der Europäischen Union (vor dem Beitritt der „neuen“ EU-Länder am 01. 05. 2004; hinsichtlich der entsprechenden Situation in diesen Ländern liegen derzeit noch keine gesicherten Erkenntnisse vor) sehr verbreitet. Mehr als die Hälfte der 160 Millionen Arbeitskräfte, so Ergebnisse von repräsentativen Studien, geben an, mit hohem Tempo (56 %) und unter Zeitdruck (60 %) zu arbeiten. Mehr als ein Drittel haben keinen Einfluss auf den Arbeitsablauf, 40 % berichten über monotone Arbeitsaufgaben.

Derartige arbeitsbezogene „Stressoren" dürften zum derzeitigen Spektrum von Gesundheitsstörungen beitragen: 15 % der Arbeitskräfte klagen über Kopfschmerzen, 23 % über Schulter- und Nackenschmerzen, 23 % über Müdigkeit, 28 % über „Stress" und 3 % über Rückenschmerzen. Sie haben außerdem Auswirkungen auf viele andere, sogar potenziell lebensbedrohende Krankheiten (Europäische Stiftung, 2001).

23 Anhaltender Stress am Arbeitsplatz ist ein wesentlicher Faktor für das Auftreten von depressiver Verstimmung. Diese Störungen stehen bei der weltweiten Krankheitsbelastung (global disease burden) an vierter Stelle. Bis 2020 rechnet man damit, dass sie nach den ischämischen Herzerkrankungen vor allen anderen Krankheiten auf dem zweiten Platz stehen werden (Weltgesundheitsorganisation, 2001).

Zudem berichten viele Arbeitnehmer über zunehmende Belastungen durch Stress am Arbeitsplatz. Die Zunahme der Probleme, die mit Stress im Zusammenhang stehen sind in doppelter Hinsicht als bedenklich einzustufen, da sowohl die Anfälligkeit für stresstypische Erkrankungen als auch die Unfallgefährdung als erhöht anzusehen ist.

24 Die folgenden Beispiele beschreiben zwei typische Unfälle, die auf Stress infolge von Zeitdruck zurückzuführen sind. Solche stressbedingten Ereignisketten können zu schweren und schwersten Unfällen führen.

Unfall eines Kundenbetreuers

Der Kundenbetreuer eines Unternehmens für Solartechnik hat an einem Tag zwei Termine auf Baustellen. Nach dem ersten Termin fährt er ca. 70 km zur zweiten Baustelle. Um 14.00 Uhr ist ein Treffen vereinbart worden. Aufgrund der Verkehrssituation kann er nicht pünktlich erscheinen, Kommunikation über Mobiltelefon ist nicht möglich. Um die Verspätung möglichst gering zu halten – schließlich geht es um einen nicht unbedeutenden Auftrag – versucht der Kundenbetreuer den Zeitverlust durch riskantes Fahren zu kompensieren. Dabei kommt es zu einem Verkehrsunfall bei dem er schwere Verletzungen davonträgt. Er fällt für ca. 6 Wochen aus, in denen keine Termine wahrgenommen und damit keine Aufträge entgegengenommen werden können.

Unfall auf einer Baustelle

Ein Stahlbauunternehmen ist spezialisiert auf die Errichtung von Hallen. Die Stahlkonstruktionen dazu werden soweit als möglich vorgefertigt und dann vor Ort aufgebaut. Im konkreten Fall mussten an einer bestehenden Konstruktion Trapezbleche verlegt werden, eine Routinetätigkeit. Für die Montage ist ein strikter aber realistischer Zeitplan vorgesehen. Infolge des ungünstigen Wetters und infolge der Behinderung durch andere Gewerke entsteht Zeitdruck. Ein Folgetermin auf einer anderen Baustelle muss unbedingt eingehalten werden. So wird abends unter spärlicher Beleuchtung bis in die Dunkelheit gearbeitet. Unter diesen Bedingungen kommt es zu einem Absturzunfall mit schweren Verletzungen. Der Mitarbeiter fällt für Monate aus, der Betrieb auf der Baustelle wird unterbrochen, der Übergabetermin kann nicht eingehalten werden.

In beiden Beispielen führt Stress als Reaktion auf Zeitdruck zu Unfällen. Diese Art von Stress ist als potentiell schädigend einzustufen und zumindest bei hohen kognitiven Anforderungen verbunden mit hoher Verantwortung zu vermeiden.

Wie in der nachfolgenden Abbildung 2.4.1 angedeutet, werden denkbare Störungen in der Planungsphase nicht berücksichtigt oder es werden Verhaltensanforderungen in Störsituationen nicht vorab geklärt. Beide Beispiele zeichnen sich durch diese Gemeinsamkeit aus.

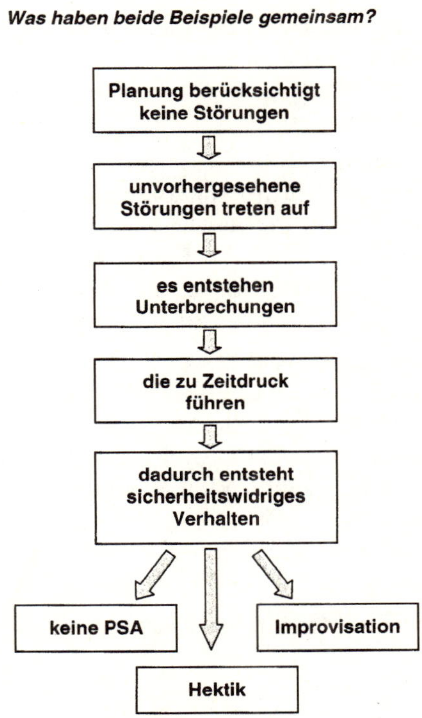

Abb. 2.4.1: Sicherheitswidriges Verhalten als Folge unrealistischer Planung

2.5 Monotonie, psychische Ermüdung, psychische Sättigung

Im Gegensatz zum Stresserleben wird unter Monotonie ein Zustand herabgesetzter Aktivität verstanden, der bei länger dauernden einförmigen Wiederholungstätigkeiten auftreten kann und der mit Müdigkeit, Leistungsabnahme und einer Verminderung der Reaktionsfähigkeit verbunden ist. Das Müdigkeitsgefühl entspricht dabei eher einer Schläfrigkeit oder einem Dösen, das bei einem Tätigkeitswechsel sofort zu einer gesteigerten Aktivität mit entsprechender Wachheit übergeht. Reizarme, abwechslungsarme Tätigkeiten können Monotonieerleben auslösen. Es kommt zu einer Unterforderung, auf die der Mitarbeiter mit Interesselosigkeit reagiert (Frieling & Sonntag, 1999).

Die Folgen des Monotoniezustandes sind als negativ zu bewertende körper-, leistungs- und verhaltensbezogene Veränderungen. So nimmt etwa die Kreislaufaktivität ab und die gesamte Körpermuskulatur erschlafft. Reaktionszeiten verlängern sich. Langfristig sind Unzufriedenheit und Demotivierung sowie verringerte geistige Leistungsfähigkeit die Folgen, die mit gehäuften psychosomatischen Beschwerden und einem erhöhten Krankenstand einhergehen.

Stress und Monotonie sind zwei Beispiele kurzfristiger Beanspruchungsfolgen, die als arbeitsbedingt anzusehen sind. Psychische Sättigung und psychische Ermüdung sind weitere Beispiele von Folgen arbeitsbedingter Beanspruchungen (Frieling & Sonntag, 1999).

Unter psychischer Ermüdung wird eine vorübergehende Beeinträchtigung der psychischen und körperlichen Funktionstüchtigkeit verstanden, die von Intensität, Dauer und Verlauf der vorangegangenen psychischen Beanspruchung abhängt. Die Erholung von psychischer Ermüdung kann eher durch eine zeitliche Unterbrechung der Tätigkeit als durch deren Änderung erreicht werden.

Psychische Sättigung meint einen Zustand der nervös-unruhevollen, stark affektbetonten Ablehnung einer sich wiederholenden Tätigkeit oder Situation, bei der das Erleben des Auf-der-Stelle-Tretens oder des Nicht-weiter-Kommens besteht. Zusätzliche Symptome psychischer Sättigung sind Ärger, Leistungsabfall und/oder Müdigkeitsempfinden und die Tendenz, sich von der Aufgabe zurückzuziehen. Die psychische Sättigung ist im Gegensatz zum Monotoniezustand und zur herabgesetzten Wachsamkeit durch ein unverändertes oder sogar gesteigertes Niveau der Aktivierung, verbunden mit negativer Erlebnisqualität, gekennzeichnet.

2.6 Klassifikation der möglichen Folgen von Stress

Die möglichen Folgen von Stress können nach zeitlichen Wirkungen unterschieden werden. Neben den o.g. kurzfristigen Stressfolgen sind gerade die mittel- bis langfristigen Folgen von Bedeutung. Eine diesbezüglich hilfreiche Klassifikation stammt von Kaufmann, Pornschlegel und Udris (1982) (Tabelle 2.6.1). 26

Tab. 2.6.1: Klassifikation möglicher Stressfolgen (Kaufmann, Pornschlegel & Udris, 1982, S. 24)

<table>
<tr><th colspan="2"></th><th>Kurzfristige, aktuelle Reaktionen</th><th>mittel- bis langfristige chronische Reaktionen</th></tr>
<tr><td colspan="2">physiologisch, somatisch</td><td>– erhöhte Herzfrequenz
– Blutdrucksteigerung
– Adrenalinausschüttung (»Stresshormone«)</td><td rowspan="2">– allgemeine psychosomatische Beschwerden und Erkrankungen
– Unzufriedenheit, Resignation, Depression</td></tr>
<tr><td colspan="2">psychisch (Erleben)</td><td>– Anspannung
– Frustration
– Ärger
– Ermüdungs-, Monotonie-, Sättigungsgefühle</td></tr>
<tr><td rowspan="2">verhaltensmäßig</td><td>individuell</td><td>– Leistungsschwankung
– Nachlassen der Konzentration
– Fehler
– schlechte sensumotorische Koordination</td><td>– vermehrter Nikotin-, Alkohol-, Tablettenkonsum
– Fehlzeiten (Krankheitstage)</td></tr>
<tr><td>sozial</td><td colspan="2">– Konflikte
– Streit
– Aggression gegen andere
– Rückzug (Isolierung) innerhalb und außerhalb der Arbeit</td></tr>
</table>

Die Schlussfolgerung, dass psychische Belastungen zu rein psychischen Folgen und körperliche Belastungen zu rein körperlichen Folgen führen ist unzulässig. Alle denkbaren Belastungen können zu Beanspruchungen mit körperlichen und/oder psychischen Auswirkungen führen. Die Folgen der Beanspruchung sind unter Umständen sogar irreversibel. Bekannte Beispiele sind Lärmschwerhörigkeit und Wirbelsäulenerkrankungen, die als Berufskrankheiten anerkannt werden können. Psychische Erkrankungen als Folge langfri- 27 stiger psychischer und physischer Beanspruchungen können sich in Form von Depressionen oder Suchterkrankungen zeigen.

2.7 Rechtsgrundlagen zu psychischen Belastungen

28 Mit Wirkung vom 21.08.1996 hat der Gesetzgeber im SGB VII den Berufsgenossenschaften einen „erweiterten Präventionsauftrag" erteilt. Sie sind nunmehr nicht nur verpflichtet, mit allen geeigneten Mitteln Arbeitsunfälle und Berufskrankheiten zu verhüten, sondern darüber hinaus auch den „arbeitsbedingten Gesundheitsgefahren" (§§ 1, 14 SGB VII) vorzubeugen. Zu diesen arbeitsbedingten Gesundheitsgefahren können auch die psychischen Belastungen gerechnet werden.

Die Berufsgenossenschaften haben gem. § 17 Abs. 1 SGB VII u.a. die Durchführung von Maßnahmen zur Verhütung von arbeitsbedingten Gesundheitsgefahren zu überwachen sowie die Unternehmer und die Versicherten zu beraten. Diese Aufgaben werden von den Aufsichtspersonen wahrgenommen (§ 18 SGB VII).

29 Nicht nur die Berufsgenossenschaft, sondern auch der Unternehmer und der Beschäftigte selbst werden durch Vorschriften und Regeln dazu angehalten, neben Unfällen und Berufskrankheiten auch die arbeitsbedingten Gesundheitsgefahren wirksam zu verhüten. So richten sich die von den Berufsgenossenschaften als autonomes Recht erlassenen Unfallverhütungsvorschriften (§ 15 SGB VII) sowohl an den Unternehmer als auch an den Versicherten.

30 Vergleichbares gilt im staatlichen Arbeitsschutzrecht: 1989 wurde die „Rahmenrichtlinie der EG zur Verbesserung der Sicherheit und des Gesundheitsschutzes der Arbeitnehmer bei der Arbeit" erlassen. Diese fordert in Artikel 6, dass der Arbeitgeber die zur Verhütung berufsbedingter Gefahren erforderlichen Maßnahmen trifft (Abs. 1). Hierbei ist insbesondere der Faktor „Mensch" bei der Arbeit zu berücksichtigen, vor allem bezüglich der Arbeitsplatzgestaltung sowie der Auswahl der Arbeitsmittel und der Arbeits- und Fertigungsverfahren (Abs. 2).

31 Diese Rahmenrichtlinie, die ihrerseits auf dem EG-Vertrag von 1957 beruht, wurde mit dem Arbeitsschutzgesetz vom 7. August 1996 (ArbSchG) in deutsches Recht umgesetzt. Damit gilt sie unmittelbar für den Arbeitgeber. Sie verpflichtet aber auch den Beschäftigten selbst dazu, für seine Sicherheit und Gesundheit bei der Arbeit Sorge zu tragen (§ 15ff. ArbSchG). Der Arbeitgeber ist gem. § 3 Abs. 1 ArbSchG verpflichtet, Maßnahmen des Arbeitsschutzes zu treffen und dabei diejenigen Umstände zu berücksichtigen, die die Sicherheit und Gesundheit der Beschäftigten bei der Arbeit beeinflussen. In einem ganz-

heitlichen Ansatz sollen die Maßnahmen so geplant werden, dass Technik, Arbeitsorganisation, soziale Beziehungen und Umwelteinflüsse sachgerecht verknüpft werden, wobei arbeitswissenschaftliche Erkenntnisse einzubeziehen sind (§ 4 ArbSchG). Ausdrücklich erwähnt der Gesetzgeber in § 2 ArbSchG die „arbeitsbedingten Gesundheitsgefahren" und zählt Maßnahmen der menschengerechten Gestaltung der Arbeit zu den Maßnahmen des Arbeitsschutzes.

Bei der Gefährdungsbeurteilung ist auch zu ermitteln, wie sich die Gestal- *32*
tung von Verfahren, Arbeitsabläufen und Arbeitszeit auf die Gefährdung auswirkt (§ 5 Abs. 1, Abs. 3 ArbSchG). Bei der Verhütung arbeitsbedingter Gesundheitsgefahren arbeiten die Berufsgenossenschaften mit den Krankenkassen zusammen (§ 14 Abs. 2 SGB VII), in der Überwachung mit den staatlichen Stellen für Arbeitsschutz (§ 20 SGB VII). Sowohl der Beratungsauftrag als auch der Überwachungsauftrag der Berufsgenossenschaften bezieht sich u.a. auf die arbeitsbedingten Gesundheitsgefahren. Es ist den berufsgenossenschaftlichen Aufsichtspersonen also nicht freigestellt, ob sie bei ihrer Tätigkeit auf psychische Belastungen als arbeitsbedingte Gesundheitsgefahren achtet und ihnen entgegenwirkt. Vielmehr zählt die Berücksichtigung dieser Gefahren zu den Pflichten, die sich aus dem im Gesetz verankerten erweiterten Präventionsauftrag ergeben. Ein Anwendungsbereich sind z.B. Bildschirmarbeitsplätze, wo die Bildschirmarbeitsverordnung (BildSchArbV) explizit auf psychische Belastungen eingeht.

Weitere Gesetze, die in diesem Zusammenhang zu nennen sind: *33*

- Arbeitszeitgesetz
- Gewerbeordnung
- Arbeitsstättenverordnung
- Jugendarbeitsschutzgesetz
- Mutterschutzgesetz
- Gesetz zum Schutz gegen sexuelle Belästigung
- Betriebsverfassungsgesetz
- Schwerbehindertengesetz
- Arbeitssicherheitsgesetz

2.8 Prävention und Intervention

Bislang wurden arbeitsbedingte Belastungen sowie deren individuelle Bean- *34*
spruchungen und Folgen dargestellt. Darüber hinaus gibt es psychische Belastungen, die nicht arbeitsbedingt sind, sondern die sich als Folgen sonstiger Lebenseinflüsse ergeben. Nicht selten kommt es dadurch jedoch zu Einschränkungen der Arbeitsfähigkeit. Für den Arbeitgeber besteht zwar keine Präventionsverpflichtung für Belastungen außerhalb des Arbeitsbereiches, aber sehr

wohl eine Interventionsverpflichtung wenn es dadurch zu einer erheblichen Einschränkung der Arbeitsfähigkeit kommen kann. Bekanntes Beispiel ist das Vorliegen von Alkoholabhängigkeit, deren Ursachen nicht zwingend arbeitsbedingt, deren Auswirkungen jedoch am Arbeitsplatz als riskant einzustufen sind. In diesen Fällen muss je nach Maßgabe der Dringlichkeit gehandelt werden, bis hin zur vorübergehenden Verwehrung der Tätigkeit. Nach § 38 der Berufsgenossenschaftlichen Vorschriften BGV A 1 gilt bei Alkohol-, Drogen- und Medikamentenmissbrauch für den Arbeitgeber respektive für die verantwortlichen Führungskräfte eine Verpflichtung zum Handeln.

35 Diese Verpflichtung gilt bei jeglicher Form der Selbst- oder Fremdgefährdung.

- Arbeitgeber haben eine Präventionsverpflichtung bei arbeitsbedingten Gesundheitsgefahren, wozu Unfallgefahren ebenso zu zählen sind wie psychische Belastungen, die zur dauerhaften Überforderung führen.
- Arbeitgeber haben unabhängig von den Ursachen eines Fehlverhaltens Interventionsverpflichtung, wenn das Mitarbeiterverhalten zu einer gesundheitlichen Gefährdung führt.
- Die Pflichten der Arbeitgeber machen letztlich nur Sinn, wenn auch die Arbeitnehmer ihren Pflichten nachkommen, indem sie durch ihr Verhalten zur Abwehr schädlicher Belastungen bzw. Gefährdungen beitragen (§§ 15–17 ArbSchG).

2.9 Begriffliche Abgrenzung

36 Wurden bislang Beanspruchungsfolgen in ihrer zeitlichen Dimension differenziert, erscheint eine weitere Abgrenzung als sinnvoll. Es darf nämlich nicht der Eindruck erweckt werden, dass beispielsweise psychiatrische Erkrankungen, die bei einem Arbeitnehmer auftreten, und die damit verbundenen Kosten zwingend ursächlich auf Arbeitsbedingungen zurückzuführen sind. Sie sind vielmehr die Folge des Zusammenwirkens unterschiedlicher Einflüsse der individuellen Lebensbedingungen inklusive der Arbeitsbedingungen vor dem Hintergrund gesundheitlicher Dispositionen. Danach können sich lang anhaltende psychische Belastungen, ob arbeitsbedingt oder nicht, zu Erkrankungen des psychiatrischen Formenkreises manifestieren. Mobbing etwa kann sich zu einer chronischen Störung entwickeln, die mitunter zum vorzeitigen Ausscheiden aus dem Erwerbsleben zwingt.

Im Sinne einer notwendigen Abgrenzung werden wichtige Begriffe nachfolgend gegenübergestellt.

- Psychische Erkrankungen 37
  sind deutlich von psychischen Belastungen zu trennen. Letztere können allerdings als verursachende Bedingungen für psychische Erkrankungen in Frage kommen. Psychische Erkrankungen bedürfen der Behandlung durch Fachleute. Am Arbeitsplatz ist ein Eingreifen dann notwendig, wenn die Arbeitsfähigkeit nicht mehr gegeben ist oder Selbst- bzw. Fremdgefährdung vorliegt.

- Psychische Belastungen 38
  sind Einflussfaktoren, die von außen auf den Mitarbeiter zukommen und auf seine Psyche einwirken. Somit kann jede Tätigkeit – auch die vorwiegend körperliche – unter gewissen Umständen als psychisch belastend empfunden werden. Psychische Belastungen können, müssen aber nicht schädlich sein. Sie können ebenso aktivierenden und herausfordernden Charakter haben. Sie wären in diesem Falle eher gesundheitsförderlich.

- Psychosomatische Erkrankungen 39
  sind körperliche Erkrankungen oder Störungen, die auf psychischen Ursachen beruhen. Unbewältigte Probleme können beispielsweise in körperlichen Beschwerden zum Ausdruck kommen. Körperliche Erkrankungen, deren Auftreten in hohem Maße mit psychischen Faktoren in Zusammenhang gebracht werden sind z.B. Migräne, Asthma, Colitis ulcerosa oder koronare Herzerkrankungen. Allerdings können diese Erkrankungen auch auf andere Ursachen zurückzuführen sein. Voreilige Schlussfolgerungen auf psychische Ursachen sollten daher vermieden werden.

- Psychische Behinderung 40
  liegt vor, wenn Erkrankungen mit irreversiblen Schädigungen der Psyche vorausgegangen sind oder wenn von Geburt an Einschränkungen der psychischen Lebensfähigkeit gegeben sind. Psychische Behinderungen können auch als Folge schwerwiegender Verletzungen auftreten.

- Arbeitsbedingte Erkrankungen 41
  Mit dem Arbeitssicherheitsgesetz aus dem Jahr 1973 ist dieser Begriff eingeführt worden. Er ist im Gegensatz zu den Berufskrankheiten nicht gesetzlich definiert. Allgemein versteht man unter arbeitsbedingten Erkrankungen Gesundheitsstörungen, die ganz oder teilweise durch die Arbeitsbedingungen verursacht werden.

- Berufskrankheit 42
  meint eine während der Erwerbsarbeit zugezogene arbeitsbedingte Erkrankung, die nach den Erkenntnissen der Wissenschaft durch bestimmte am Arbeitsplatz bzw. im Rahmen der Arbeitstätigkeit gegebenen Einwirkungen eindeutig (und nur durch sie) verursacht worden ist.

3 Beispiele psychischer Belastungen

Im folgenden Kapitel werden beispielhaft zentrale umgebungsbedingte, psychosoziale und emotionale Belastungen am Arbeitsplatz näher besprochen. Unter dem Begriff der „Umgebungsbedingten Belastungen“ behandeln wir dabei Einflüsse, die vollständig „apersonal“ wirksam werden, die also weder bei den Betroffenen selbst noch in deren sozialem Umfeld bestimmte Voraussetzungen erfordern, um zu einer Beanspruchung zu führen. Neben den „klassischen“ Faktoren Klima, Beleuchtung und Lärm wird auch auf das in jüngerer Zeit vieldiskutierte Phänomen des „Sick-Building-Syndrom“ eingegangen. *43*

Der zweite Abschnitt ist einschlägigen psychosozialen Belastungen gewidmet. Diese sind im sozialen Miteinander am Arbeitsplatz verankert, also sozusagen „interpersonal“ definiert. Hierunter fallen Mobbing, soziale Konflikte und sexuelle Belästigung. Psychosoziale Belastungsfaktoren sind aufgrund ihrer Vielschichtigkeit häufig besonders schwer zu erfassen und auch für die Betroffenen besonders schwer zu bewältigen. *44*

Anschließend werden emotionale Belastungen behandelt, bei denen die Wechselwirkung mit bestimmten Persönlichkeitsmerkmalen eine besondere Rolle spielt, weshalb auch von „personalen“ Belastungen gesprochen werden kann. Vertiefend wird auf das Phänomen Burnout, sowie auf den erst in jüngerer Zeit mehr beachteten Problembereich Arbeitssucht und Work-Life-Balance eingegangen. *45*

3.1 Umgebungsbedingte Belastungen

3.1.1 Sick-Building-Syndrom (SBS) – Eine neue Krankheit?

3.1.1.1 Charakteristik des SBS

In der heutigen Zeit arbeiten Millionen von Deutschen in modernen Bürogebäuden. Viele von ihnen klagen über Beschwerden, die gewissermaßen diffus sind und keine eindeutige medizinische Diagnose erlauben. Unter dem Begriff „Sick-Building-Syndrom“ (SBS) sind diese Beschwerden in den letzten Jahren ins Zentrum der öffentlichen Aufmerksamkeit gerückt. *46*

Dabei sind beim SBS die krankheitsbedingten Fehlzeiten, die sich über mehr als eine Woche erstrecken, eher selten. In den meisten Fällen handelt es sich um Befindlichkeitsstörungen, die nur während des Aufenthaltes im Gebäude auftreten. Die Beschwerden verschwinden wieder, wenn die Beschäftigten das Gebäude verlassen.

Die Symptome sind sehr unspezifisch und Ursachen oder Auslöser entsprechend nur schwer zu finden. Um eine Abgrenzung von individuellen Krankheitsbildern zu ermöglichen, sollte erst dann von SBS gesprochen werden, wenn der Anteil der Personen mit entsprechenden Beschwerden über dem Durchschnitt der sonst üblichen gesundheitlichen Beeinträchtigungen liegt. Diese liegen nach einer von Gebbers und Glück (2003) zitierten schwedischen Studie in der Normalbevölkerung für einige im Rahmen von SBS typische Beschwerden bei

- 11–16 % für Schleimhautirritationen im Augenbereich,
- 16–19 % für Schleimhautirritationen im Nasen-Rachenraum,
- 10–19 % für Kopfschmerzen, und bei
- 25–30 % für Ermüdung.

Weitere typische Symptome sind Konzentrationsschwächen, trockene, gerötete, juckende oder brennende Haut sowie Grippe-Symptome und Brustenge.

Die folgende Abbildung 3.1.1.1.1 stellt typische Ursachen und Symptome des SBS noch einmal zusammenfassend dar.

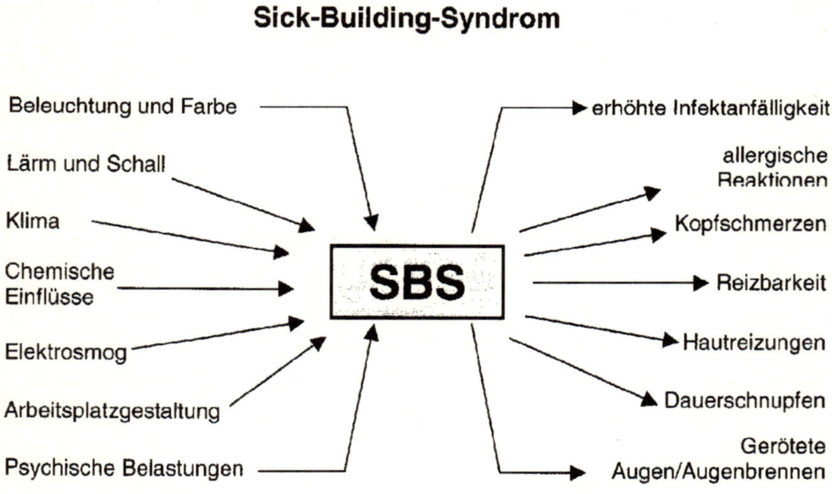

Abb. 3.1.1.1.1: Ursachen und Auswirkungen des SBS

Bei der Betrachtung der möglichen Ursachen von SBS zeigt sich, dass jeder Risikofaktor für sich genommen eher unkritisch erscheint, also alleine nicht für die Auslösung der Beschwerden ausreicht. Es ist vielmehr die Kombinationswirkung verschiedener Risikofaktoren, die für die genannten Befindlichkeitsstörungen als ausschlaggebend anzusehen ist.

Lüftungsprobleme scheinen dabei den größten Einfluss zu haben. Am verminderten Luftaustausch haben gerade auch die in jüngster Zeit verstärkten Wärmeschutzmaßnahmen zur Energieeinsparung einen wesentlichen Anteil. Ausdünstungen aus Lacken, Farben, behandeltem Holz, kunststoffbeschichteten Möbeln, Auslegeware etc. sammeln sich in der Raumluft an und beeinträchtigen das Wohlbefinden der in diesem Räumen tätigen Arbeitnehmer. Dabei sind zahlreiche Substanzen nicht wirklich gesundheitsschädlich, stellen aber dennoch eine erhebliche Geruchsbelästigung dar. Insbesondere kann man davon ausgehen, dass Beeinträchtigungen des subjektiven Wohlbefindens auch aus der Angst herrühren, dass diese unangenehmen, „chemischen" Gerüche gesundheitliche Gefahren bergen. *47*

3.1.1.2 Was kann bei Verdacht auf Sick-Building-Beschwerden getan werden?

Zunächst gilt es, einen Überblick über Art und Umfang der Beschwerden zu erlangen. Wenn sich also unspezifische Klagen aus der Belegschaft häufen, ist – sofern keine direkten und wahrnehmbaren Einflussfaktoren auszumachen sind – der zuständige Arbeitsmediziner zu verständigen, der eine umweltmedizinische Anamnese (z.B. durch Gespräche oder Fragebögen) einleiten kann. Eine analytische Abklärung der Ursachen umfasst dabei eine Inspektion der Gebäude durch Baufachleute, eine Erfassung der Schadstoff- und Klimaparameter durch Umwelttoxikologen sowie des Gesundheitszustandes der Beschäftigten seitens des Betriebs- oder Hausarztes. Dies klingt aufwändig und teuer, insbesondere, wenn man bedenkt, welche Kosten zusätzlich bei einer entsprechenden Sanierung der Gebäude anfallen. Hochrechnungen über Aufwand und Nutzen zeigen jedoch, dass sich die Investitionen binnen kürzester Zeit durch verminderte Ausfallzeiten und erhöhte Produktivität der Beschäftigten (sowie gesamtgesellschaftlich betrachtet auch in Form verminderter Kosten für das Gesundheitssystem) amortisieren (Gebbers & Glück, 2003). *48*

Präventive Maßnahmen beginnen bereits beim Neubau, beim Umbau, bei Sanierungsarbeiten und bei Einrichtungsmaßnahmen. Dabei ist auf folgende Punkte zu achten:

- Es sollten schadstoffarme Baustoffe ausgewählt werden.
- Es sollte auf PCB-haltige Materialien verzichtet werden.
- Es sollte, wenn möglich, auf die Verwendung von lösemittelhaltigen Klebern, Lacken, behandeltem Holz und Teppichböden mit starken Ausdünstungen verzichtet werden.

- Wenn natürliche Belüftung möglich ist, sollte auf den Einbau von Klimaanlagen verzichtet werden.
- Fensterlose Räume sollten vermieden werden.
- Es sollten öffnungsfähige Fenster vorgesehen werden.
- Vor Bezug sollte eine gründliche Reinigung und eine ausgiebige Lüftung der Räume vorgenommen werden.

Eine zentrale Präventionsmaßnahme gegen SBS ist nicht zuletzt die Information und Aufklärung von Mitarbeitern. Fehlende Information führt sehr schnell zu Fehleinschätzungen der Gesamtsituation und zu einer einseitigen Ursachenzuschreibung, wie folgendes Fallbeispiel zeigt.

Fallbeispiel: SBS in einem Verwaltungsgebäude mit ca. 40 Mitarbeitern

Endlich war es soweit. Das neue Bürogebäude wurde bezogen und alle hatten mehr Platz. Der Umzug ging nach Plan vonstatten und alle waren zufrieden, zumindest zu Beginn. Sehr schnell kamen allerdings Fragen auf, Fragen nach der Bedeutung der Gerüche, die überall wahrzunehmen waren. Gerüche, die sich aus allen möglichen Baumaterialien beziehungsweise deren Ausdünstungen zusammensetzten. Die Reaktion des Betriebsarztes und der Fachkraft für Arbeitssicherheit reduzierte sich auf die Aussage, dass derlei Gerüche in einem neuen Gebäude normal sind und man sich deswegen keine Gedanken machen müsse. Die Mitarbeiter nahmen die Antwort zur Kenntnis und akzeptierten die neue Situation als eine ungefährliche und vorübergehende Beeinträchtigung.

Eine wesentliche Neuerung bestand in der Klimatisierung des gesamten Gebäudes mit einer Klimaanlage. Die Fenster der Büroräume waren nicht oder nur mit einem Spezialschlüssel zu öffnen. Auch diese Einschränkung stieß bei einigen Kollegen auf Unverständnis, im alten Gebäude war es ja auch möglich gewesen, zu lüften. Nach etwa 3 Monaten gab es erneut kritische Fragen. Eine Mitarbeiterin, die in dieser Zeit mehrfach kurzzeitig erkrankte, schob die Ursachen den Raumluftverhältnissen zu. Damit war sie nicht allein.

Erneut beauftragt, mussten sich der Betriebsarzt und die Fachkraft für Arbeitssicherheit nun der Sache annehmen. Von einem beauftragten Institut für Umwelttoxikologie wurden Schadstoffmessungen vorgenommen und im Labor ausgewertet. Die Ergebnisse waren für die Mitarbeiter überraschend, denn es zeigte sich, dass die gemessenen Konzentrationen an so genannten flüchtigen Verbindungen sehr gering und als gesundheitlich unbedenklich einzustufen waren. Allein die Rückmeldung dieser Information brachte eine Verbesserung der Befindlichkeit bei den betroffenen Personen, was sich nach einiger Zeit auch in einem Rückgang der Kurzzeiterkrankungen bemerkbar machte.

Zur Situation im Großraumbüro gab es aus einer Gruppe von 10 – 20 % der Mitarbeiter weiterhin Klagen bezüglich der Klimaanlage. Die überwiegende Mehrheit war jedoch mit den neuen Umweltbedingungen zufrieden, und nach einigen Monaten hatten sich alle Mitarbeiter an die neue Situation gewöhnen können.

3.1.2 *Klima*

Die klimatischen Arbeitsbedingungen stellen eine der wichtigsten Voraussetzungen des Gesundheits- und Leistungsverhaltens der Mitarbeiter dar. Hierbei geht es nicht nur um die Besonderheiten, die extreme Arbeitsumgebungen (z.B. an Hochöfen oder in Tiefkühllagerhallen) mit sich bringen. Auch Bildschirme, Rechner und andere Geräte beeinflussen das Raumklima: Sie sondern Wärme ab, vermindern die Luftfeuchtigkeit und können zu elektrostatischen Aufladungen führen. Ungünstige Klimata wirken sich negativ auf Leistungsfähigkeit, Wohlbefinden und Gesundheit der Beschäftigten aus. *49*

Für die Qualität des Raumklimas sind im Wesentlichen drei Größen bestimmend: *50*

- Lufttemperatur
- Luftfeuchtigkeit
- Luftbewegung

Für jede einzelne dieser Größen existiert ein so genannter Behaglichkeitsbereich, innerhalb dessen sich der überwiegende Teil der Mitarbeiter wohl fühlt. Unterschiede in der Schwere der Arbeit, der Isolationswirkung der Kleidung, sowie in den persönlichen Klimapräferenzen führen zwar dazu, dass auch die genaue Einhaltung noch so guter Normen für eine verbleibende Minderheit von Mitarbeitern eine klimatische „Rest-Belastung“ mit sich bringen kann. Das größere Problem stellen jedoch von Normwerten abweichende Klimabedingungen dar, die alle Mitarbeiter eines Arbeitsbereiches gleichermaßen negativ betreffen.

3.1.2.1 Temperatur

Für Bürotätigkeiten gilt eine empfohlene Raumtemperatur von 21–22° C, mindestens aber von 20° C. Auch bei hohen Außentemperaturen sollten 26° C im Sommer nicht überschritten werden. Eine zu hohe Raumtemperatur führt zu Schläfrigkeit, Konzentrationsschwierigkeiten und Bewegungsträgheit, im *51*

Extremfall auch zu Gefäßschädigungen und Hitzschlag. Auch direkte Sonneneinstrahlung kann zu einer erheblichen Wärmebelastung führen, insbesondere dann, wenn Sonnenschutz wie etwa Außenjalousien fehlen. Häufig wird Bildschirmarbeit dadurch erschwert oder sogar unmöglich gemacht. Weiterhin wird auch der thermische Effekt von EDV-Geräten vielfach unterschätzt. Beim Kauf sollte unbedingt auf Energieeffizienz, bei der Aufstellung auf eine gute Belüftung geachtet werden, um Wärmestaus zu vermeiden.

Zu niedrige Temperaturen bewirken einen erhöhten Bewegungsdrang, wobei ebenfalls die Aufmerksamkeit abnimmt. Weiterhin kommt es gehäuft zu Erkältungen, im Extremfall bis hin zu Rheuma und Erfrierungen. Insbesondere in Verbindung mit Feuchtigkeit und Zugluft ergeben sich hier erhebliche Gesundheitsgefahren, die wiederum auch auf psychischer Ebene belastend wirken. Allgemein gilt, dass die Raumtemperatur für jeden Raum separat einregelbar sein sollte.

3.1.2.2 Luftfeuchtigkeit

52 Zu geringe Luftfeuchte (unter 30 % relative Feuchte) führt zu trockenen Nasenschleimhäuten, Austrocknung von Mund und Rachenraum sowie der Augen. Insbesondere bei Bildschirmarbeit konnte eine verringerte Lidschlussfrequenz nachgewiesen werden, die in Verbindung mit geringer Luftfeuchtigkeit zu einer Abnahme der Augenfeuchtigkeit führt. Die Folgen sind Augenbrennen und Augenrötung.

Zu hohe Luftfeuchtigkeit (über 70 % relative Feuchte) wird ebenfalls als unbehaglich empfunden und verhindert die Schweißverdunstung, weshalb bei gleichzeitiger Hitze die Gefahr schneller Überwärmung besteht.

3.1.2.3 Luftbewegung

53 Mangelnde Durchlüftung ruft durch Sauerstoffmangel, Übermüdung und Konzentrationseinbußen hervor. Weiterhin kann sie in Neubauten (oder in frisch renovierten beziehungsweise neu möblierten Räumen) wesentlich zum Sick-Building-Syndrom (s. Abschnitt 3.1.) beitragen. Empfohlen werden 30 m^3 Frischluft pro Person und Stunde. Aber auch Zugluft ruft Unbehagen hervor. Sie entsteht vor allem durch falsch eingestellte Klimaanlagen, undichte Fenster und Türen sowie Kühlgebläse von Arbeitsgeräten. Eine Luftgeschwindigkeit von 0,1 bis 0,15 m/s gilt als angenehm, Werte über 0,2 m/s sind zu vermeiden.

Umfassende wissenschaftliche Untersuchungen (z.B. Grandjean, 1991; Hettinger & Wobbe, 1993) haben die Zumutbarkeit bestimmter klimatischer Rahmenbedingungen sowie einhergehende Leistungseinbußen untersucht. Auf diesem Wege ermittelte Grenzwerte für Temperaturen, Luftfeuchte und zahlreiche andere klimatische Rahmenbedingungen in Abhängigkeit von der Art der Tätigkeit haben Eingang in die DIN 33403 gefunden und sind dort nachzulesen.

Alle hier genannten Erscheinungen ungünstiger Klimabedingungen führen, insbesondere in kombinierter Form, zu zum Teil erheblichen Einschränkungen der Leistungsfähigkeit. In Verbindung mit Zeitdruck kann es dadurch leicht zu Fehlhandlungen und vermehrten Arbeitsunfällen kommen.

3.1.2.4 Schutzmaßnahmen

Wenn möglich sollten stets solche Schutzmaßnahmen ergriffen werden, die die eigentliche Ursache der Beanspruchung beseitigen. Wo solche technischen Maßnahmen nicht (verzögert) umgesetzt werden können, sind persönliche und organisatorische Schutzmaßnahmen als Ergänzung sinnvoll.

Technische Schutzmaßnahmen umfassen *54*

- die Klimatisierung der Räume mit Lüftungssystemen oder Wärmeschirmen,
- die Verhinderung von Zugluft durch fachgerechte Positionierung der Luftkanäle, und ausreichende Belüftung und Luftbefeuchtung (bzw. -trocknung) gerade von Industriearbeitsplätzen,
- Klimaanlagen mit individueller Temperatur- und Luftbefeuchtigungsregelung, die regelmäßig (mindestens zweimal im Jahr) gewartet werden,
- Fenster mit verstellbaren Lichtschutzeinrichtungen, die die Aufheizung des Raumes im Sommer vermeiden und individuell einstellbar sind. Durchscheinendes oder helleres Material beugt dem „Kellergefühl" vor, das vollständig geschlossene Metalljalousien leicht hervorrufen. Auch Grünpflanzen verbessern und „reinigen" das Raumklima und sorgen für angenehme Luftfeuchtigkeit.

In organisatorischer Hinsicht stellen in Abhängigkeit von der klimatischen *55* Belastung besondere Pausenregelungen einen effektiven und notwendigen Schutz dar. Empfehlungen zu speziellen Pausenregelungen für Hitze- und Kältearbeitsplätze geben Hettinger und Wobbe (1993).

Als persönliche Schutzmaßnahme schließlich ist vor allem geeignete Ar- *56* beitskleidung zu nennen, also solche, deren Isolationswert der Raumtemperatur und der arbeitsbedingten körperlichen Aktivität angepasst ist. Empfehlungen hierzu finden sich beispielsweise in der DIN 33403.

3.1.3 Beleuchtung

57 Eine gute Beleuchtung, die in ihren unterschiedlichen Merkmalen auf die Anforderungen der jeweiligen Tätigkeiten ausgerichtet ist, wirkt sich in positiver Weise auf Leistungsfähigkeit und Arbeitsqualität sowie auf das Wohlbefinden der Beschäftigten aus. Umgekehrt birgt mangelhafte Beleuchtung nicht nur psychische Belastungen für die Arbeitnehmer, sondern auch besonders erhöhte Sicherheits- und Unfallrisiken.

3.1.3.1 Rahmenbedingungen und Normen

Physiologische Untersuchungen zeigen, dass das Sehen etwa 25 % unseres Energiehaushalts beansprucht, während gleichzeitig etwa 80 % unserer Nerven durch optische Reize stimuliert werden. Mehr als drei Viertel aller Umweltinformationen nehmen Menschen auf visuellem Wege auf (vgl. Luczak, 1993). Somit gilt das Auge als das wichtigste Sinnesorgan. Es kann seine Funktion allerdings nur so gut erfüllen, wie es die Beleuchtungsverhältnisse zulassen. Die Beleuchtung des Arbeitsplatzes und der Arbeitsumgebung sollte den Arbeitsschutz- und Unfallverhütungsvorschriften, Arbeitsstättenrichtlinien sowie den einschlägigen lichttechnischen Normen entsprechen.

58 In Deutschland beschäftigt sich die Normenreihe DIN 5034 „Tageslicht in Innenräumen“ mit der Tageslichttechnik, sie gilt für Arbeits- und Wohnräume. Ebenfalls relevant ist die DIN 5035, in der die Beleuchtung mit künstlichem Licht geregelt ist. Tabelle 3.1.3.1.1 zeigt beispielhaft einige Nennbeleuchtungsstärken in Lux für ausgewählte Sehaufgaben der DIN 5035 mit Beispieltätigkeiten bzw. -räumen. In Klammern sind ergänzend Empfehlungen aus Betriebsprojekten angegeben.

Tab. 3.1.3.1.1: Nennbeleuchtungsstärken in Lux für ausgewählte Sehaufgaben der DIN 5035 (Frieling & Sonntag, 1999, S. 345)

Lux	**Sehaufgabe**	**Beispiele**
30 (150)	Orientieren, kurzer Aufenthalt	Nebenräume, untergeordnete Gänge
120 (200-400)	Grobe Arbeiten, große Details bei guten Kontrasten	Grobwalzen in Walzwerken, Grobreinigen großer Teile
250 (500)	Normale Sehaufgabe, mittelgroße Details mit guten Kontrasten	Schweißen, Drehen, Bohren, Fräsen, Schlosserarbeiten, Sitzungsräume

500 (750)	Gehobene Sehaufgaben, mittelgroße Details mittlerer Kontraste	Feine Schlosseraufgaben, Montage größerer Teile, normale Bürotätigkeit
1000 (1500)	Sehr hohe Sehaufgaben, kleine Details geringer Kontraste	Fertigung von Textilien, technisches Zeichnen
2000	Sehr schwierige Sehaufgaben, sehr kleine Details geringer Kontraste	Weißnähen, Goldschmiede- und Uhrmachertätigkeiten
5000 und mehr	Außergewöhnliche Sehaufgaben, die mit besonderen Gefahren verbunden sind	Operationsfeldbeleuchtung, wissenschaftliche Experimente

Es ist in diesem Zusammenhang noch zu erwähnen, dass es zu natürlichen, 59
aber deutlichen altersbedingten Einschränkungen in der Sehfähigkeit kommt. Diese Entwicklung kann bereits bei 25–30jährigen beginnen und dazu führen, dass der individuelle Beleuchtungsbedarf deutlich erhöht ist. Abbildung 3.1.3.1.1 veranschaulicht diesen alterbedingten Mehrbedarf.

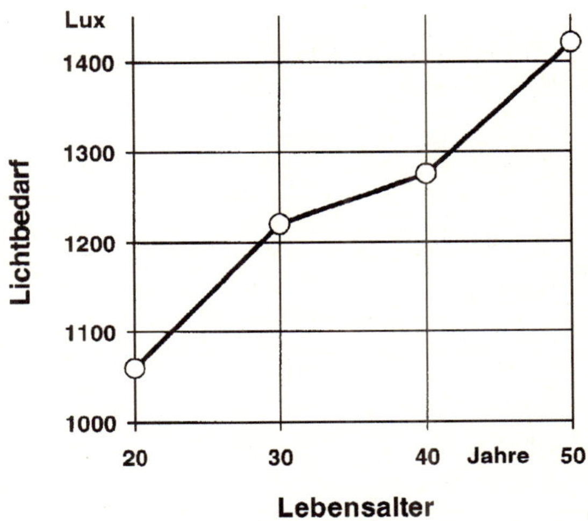

Abb. 3.1.3.1.1: Lichtbedarf in Abhängigkeit vom Lebensalter (nach Rüschenschmidt, 1988)

60 Weiterhin ist die Beleuchtungsstärke zwar von enormer Bedeutung für die Beleuchtungsqualität, jedoch nicht ihr alleiniges Maß. Darüber hinaus zu berücksichtigen sind die Blendungsbegrenzung, die Leuchtdichteverteilung, Farbwiedergabeeigenschaften und die Lichtfarbe sowie Lichtrichtung und Schattigkeit.

61 Im Hinblick auf diese qualitativen Merkmale hat Tageslicht gegenüber Kunstlicht eine Reihe von Vorteilen: Tageslicht besitzt ein kontinuierliches Spektrum und ändert im Verlauf des Tages sowohl seine Lichtfarbe als auch die Intensitätsverteilung im Spektrum und die Lichtmenge. Weiterhin gibt es nur eine direkte Blendquelle. Wo immer möglich, sollte daher Tageslicht der Vorzug vor Kunstlicht gegeben werden.

3.1.3.2 Licht und Leistung

62 Zahlreiche empirische Befunde weisen darauf hin, dass eine Verbesserung der Beleuchtungsverhältnisse zu erheblichen Leistungssteigerungen führt. Gerade auch sehunabhängige geistige Leistungsaspekte wie Merkfähigkeit und Konzentrationsvermögen hängen positiv von Beleuchtungsstärke und Beleuchtungsqualität ab. Tabelle 3.1.3.2.1 zeigt den Effekt erhöhter Beleuchtungsstärken beispielhaft für eine Reihe von Tätigkeiten.

Tab. 3.1.3.2.1: Effekte von Beleuchtungssteigerungen in Lux (nach Hartmann, 1992, S. 17)

Art der Arbeit	**Beleuchtungs-stärke**	**Leistungs-zunahme**	**% < Aus-schuss**	**% < Un-fälle**
Kamera-montage	1000 lx (vorher 370)	7		
Weberei	1000 lx (vorher 500)	7		
Lederstanzerei	1000 lx (vorher 350)	8		
Feinmontage	1500 lx (vorher 500)	28		
Metall-bearbeitung	2000 lx (vorher 300)	16	29	52
Montage von Subminiatur-teilen	4000 lx (vorher 500)		90	

Allerdings allein auf die Maxime „viel hilft viel" zu bauen, wäre ebenfalls verfehlt: Zu hohe Beleuchtungsstärken in Büroräumen (über 1000 Lux) führen zu erheblicher Blendung, Schattenbildung und Spiegelungen. Damit können sie das Wohlbefinden der Beschäftigten (im Vergleich zu Beleuchtungsstärken von 800 Lux) ebenfalls erheblich beeinträchtigen (Grandjean, 1991). Daher sollte besonderes Augenmerk auf die Gestaltung von Kontrasten, Lichtrichtung, Schattigkeit, Lichtfarbe, Farbwiedergabe und die Vermeidung von Blendung gelegt werden. Hier spielen neben den Reflexionsgraden verschiedener Materialien und Farben auch der richtige Winkel zwischen Auge und Lichtquelle eine wesentliche Rolle. Eine gute Zusammenstellung der entsprechenden Normen und Empfehlungen findet sich bei Frieling und Sonntag (1999). *63*

3.1.3.3 Licht und Wohlbefinden

Fehlzeiten, die durch Lichtmangel am Arbeitsplatz hervorgerufen werden, weisen eine steigende Tendenz auf. Probleme treten überwiegend in der Winterzeit auf, wenn Menschen an Arbeitsplätzen ohne (ausreichendes) Tageslicht arbeiten. Schätzungsweise etwa ein Viertel der Bevölkerung Mittel- und Nordeuropas ist von Winterdepressionen („Seasonal Affective Disorder", SAD) betroffen. Winterdepressionen lassen sich einfach und sehr erfolgreich allein mit natürlichem Licht therapieren (Fisch & Khanh, 2001). *64*

Die Wirkung des Lichtes auf den Menschen geht jedoch weit über die genannten Effekte hinaus. Die bisher vorliegenden Untersuchungen zeigen dem Fachverband Lichtkuppel, Lichtband und RWA e.V. (FLVR, 2004) zufolge, dass Licht

- die Zusammensetzung des Blutes positiv beeinflusst,
- die Melatoninproduktion unterdrückt,
- die Produktion von „Gute-Laune-Hormonen" wie Seratonin und Noradrenalin steigert,
- die Leistungsfähigkeit erhöht,
- die Abwehrkräfte verbessert,
- den Wasserhaushalt positiv verändert,
- septische Krankheiten positiv beeinflusst,
- Hals-Nasen-Ohren-Krankheiten positiv beeinflusst,
- die Vitamin A- und D-Synthese ermöglicht,
- den Stoffwechsel reguliert,
- Hautkrankheiten wie Akne oder Schuppenflechte positiv beeinflusst.

Einen umfassenden Überblick über die positiven Auswirkungen von Licht auf das allgemeine Wohlbefinden und die Gesundheit, aber auch zum Schutz vor möglichen Schäden durch zuviel UV-Strahlung geben Fisch und Khanh (2001).

3.1.4 Lärm

65 Lärm ist unerwünschter Schall, der den Menschen stört, belästigt und/oder dessen Gesundheit schädigt. Lärm kann zu einer erhöhten Unfallgefährdung führen, insbesondere dann, wenn akustische Warnsignale nicht mehr wahrgenommen werden können. Sind Beschäftigte einer Lärmeinwirkung mit den oben genannten Eigenschaften ausgesetzt, so bezeichnet die Unfallverhütungsvorschrift „Lärm" (BGV B 3) diesen Zustand als Lärmgefährdung.

3.1.4.1 Lärmwirkungen

Lärm wirkt störend und Stress verstärkend, mit der Folge, dass Konzentrationsfähigkeit, Wohlbefinden und Leistungsfähigkeit abnehmen. Lärm kann langfristig zu ernsthaften Gesundheitsschäden, insbesondere zur Lärmschwerhörigkeit führen, die als Berufskrankheit anerkannt werden kann.

66 Untersuchungen des Umweltbundesamtes gehen davon aus, dass Lärm nicht nur das Gehör schädigt, sondern langfristig auch das Herz-Kreislauf-System. Demnach sterben Jahr für Jahr mehr als 2.000 Menschen an den Folgen von Lärmeinwirkungen. Lärm ist danach sogar der zweitwichtigste Risikofaktor für Herzinfarkt. Diese Ergebnisse werden durch epidemiologische Untersuchungen gestützt: In einer ebenfalls vom Umweltbundesamt durchgeführten Befragung von 754 männlichen Infarktpatienten stellte sich heraus, dass diese viel häufiger aus lärmbelasteten Wohngebieten kamen, als eine zufällig gebildete Vergleichsgruppe. Somit scheint zumindest ein Zusammenhang zwischen Lärm, Stress und dadurch mitbedingten Erkrankungen zu bestehen. Einschränkend sei hier angemerkt, dass es in solchen Fällen stets problematisch ist, eine einseitige Ursache-Wirkungs-Beziehung zu unterstellen – schließlich könnte ein weiterer Faktor wie beispielsweise niedriger sozio-ökonomischer Status sowohl Wohngebiet als auch Infarktrisiko bedingen.

67 Lärm am Arbeitsplatz kann in jedem Fall zu einer erhöhten Unfallgefährdung führen, insbesondere dann, wenn akustische Warnsignale nicht mehr wahrzunehmen sind. Diese hier nur kurz angedeuteten Beispiele machen deutlich, dass Lärmbelästigungen auf ein dauerhaft erträgliches Maß reduziert werden müssen. Am besten geschieht dies vor Ort vermittels technischer Maßnahmen. Wenn dies nicht möglich ist, müssen persönliche Schutzmaßnahmen

in Form von individuellem Gehörschutz ergriffen werden. Abb. 3.1.4.1.1 gibt einen Überblick über unterschiedliche Lärmwirkungen.

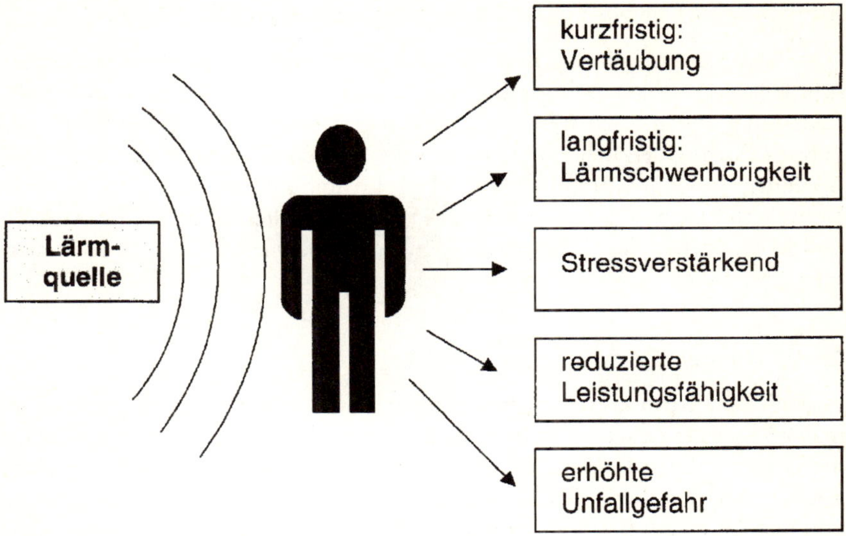

Abb. 3.1.4.1.1: Lärm und seine Auswirkungen

3.1.4.2 Grenzwerte

Auch bei Büro- und Verwaltungstätigkeiten kann Lärm zum Problem werden. *68*
Wie im gewerblichen Bereich gelten auch hier Grenzwerte, die in der Arbeitsstättenverordnung festgelegt und in Tabelle 3.1.4.2.1 wiedergegeben sind.

Tab. 3.1.4.2.1: Beurteilungspegel an Arbeitsplätzen

Beurteilungspegel der Lärmbelästigung am Arbeitsplatz	**höchstens zulässig**
Bei überwiegend geistigen Tätigkeiten	55dB(A)
Bei einfachen oder überwiegend mechanisierten Bürotätigkeiten	70dB(A)
Bei allen sonstigen Tätigkeiten	85dB(A)

Die intellektuelle Leistungsfähigkeit kann jedoch auch durch Geräusche unterhalb von 55dB(A) eingeschränkt werden. Entscheidend sind hier die Einstellung und die Empfindsamkeit der Person gegenüber der Art des Geräusches. So wie das Tropfen des Wasserhahnes am Einschlafen hindert, kann das Wahrnehmen entfernter Stimmen oder eines leisen Druckergeräusches zu einem vorübergehenden Verlust der Konzentrationsfähigkeit führen.

In Bezug auf Stimmung und Wohlbefinden muss akustischen Störungen, d.h. Geräuschen mit geringer Lautstärke aber störender Wirkung, eine hohe Bedeutung zugemessen werden. Dennoch gibt es keinerlei rechtliche Handhabe in Form gesetzlicher Vorgaben. Sollten solche Probleme vorliegen, insbesondere in Großraumbüros, kann eine Lösung nur in partizipativer Form gefunden werden. Verantwortliche des Betriebes sollten im Sinne der Arbeits- und Leistungsfähigkeit aller Beschäftigten das Thema in jedem Fall ernst nehmen.

3.1.4.3 Schutzmaßnahmen

69 Je größer der Lärm am Arbeitsplatz, umso größer sind die Notwendigkeit und in der Regel auch die Bereitschaft, durch technische Lärmminderungsmaßnahmen die Schallpegelwerte zu senken. Nach Möglichkeit sollten die Beschäftigten nach den Lärmminderungsmaßnahmen ohne Gehörschutz arbeiten können. Ab einem Beurteilungspegel von 85 dB(A) muss langfristig mit einer Gehörschädigung gerechnet werden, so dass spätestens in diesem Bereich das Tragen eines Gehörschutzes ratsam ist. Ab 90 dB(A) besteht Tragepflicht. Der Gehörschutz muss vom Arbeitgeber gestellt werden. Tabelle 3.1.4.3.1 gibt einen Überblick über mögliche Lärmschutzmaßnahmen.

Tab. 3.1.4.3.1: Lärmschutzmaßnahmen:

Technische Maßnahmen	**Gehörschutzmaßnahmen**	**Organisatorische Maßnahmen**
– Minderung der Schallentstehung – Minderung der Schallabstrahlung – Minderung der Schallübertragung	– Bereitstellung und – Benutzung von Kapselgehörschützern/Gehörschutzstöpseln	– Änderung des Arbeitsverfahrens – Zeitliche Verlegung lauter Arbeiten – Räumliche Trennung lauter Arbeiten – Einlegen von Lärmpausen

Diese Lärmschutzmaßnahmen sollten durch regelmäßige arbeitsmedizinische Vorsorgeuntersuchungen ergänzt werden, denn Lärmschwerhörigkeit steht nach wie vor an der Spitze der Berufskrankheiten.

3.2 Psychosoziale Belastungen

70 Psychosoziale Belastungen können überall dort auftreten, wo Menschen zusammenkommen oder miteinander interagieren. Am Arbeitsplatz führen solche Belastungen nicht selten zur Verschlechterung des Betriebsklimas und Einschränkung der Arbeitsleistung. Wie an den Beispielen Mobbing und Burnout deutlich wird, kann sogar dauerhafte Arbeitsunfähigkeit und vorzeitiger Ausstieg aus dem Berufsleben die Folge sein.

3.2.1 Mobbing

Fallbeispiel Mobbing

> Herr Müller hat nach halbjähriger Arbeitslosigkeit wieder eine neue Anstellung in der Verwaltung eines großen Lebensmittelkonzerns gefunden. Er verdient dort zwar weniger als auf seiner alten Arbeitsstelle, aber besser als arbeitslos zu sein ist es alle Male. Von seinen neuen Kollegen ist er allerdings nicht gerade herzlich empfangen worden. Wenn er das Büro betritt, in dem er und drei weitere Kollegen arbeiten, verstummen die Gespräche. Herr Müller hat auch das Gefühl, dass für ihn wichtige Informationen zurückgehalten werden, was seine Einarbeitung sehr schwierig macht. Gestern ließ sich an seinem Arbeitsplatz eine wichtige Datei nicht mehr auffinden. Dabei war Herr Müller ganz sicher, diese auf seinem Rechner gespeichert zu haben. Zunehmend fühlt sich Herr Müller unwohl. Dabei hatte er sich über den neuen Job anfangs so sehr gefreut, aber nun sieht er jedem neuen Arbeitstag mit einem flauen Gefühl im Magen entgegen.

3.2.1.1 Mobbing als klassischer psychischer Belastungsfaktor

Psychosozialer Stress, oder reißerischer „Terror am Arbeitsplatz", das sind heutzutage die Themen, die mit psychischen Belastungen am Arbeitsplatz in Zusammenhang gebracht werden. Ging es früher zentral um Dinge wie beispielsweise Lärmschutz, Belastungen durch Chemikalien oder die einseitige Beanspruchung der Gelenke, wenn die Gesundheit am Arbeitsplatz fokussiert wurde, so sind heute vor allem Störungen in der „zwischenmenschlichen Chemie" von Bedeutung.

71 Psychoterror, Intrigen, Schikanen, Kleinkrieg – der für zahlreiche Betroffene tägliche Spießrutenlauf am Arbeitsplatz hat sogar einen Namen bekommen – Mobbing. Ein Begriff, unter dem sich jeder heutzutage etwas vorstellen kann, der Eingang in unsere Alltagssprache gefunden hat. Vorkommnisse dieser Art sind aber beiliebe kein neues Phänomen. Konflikte und entsprechende Folgen hat es schon immer gegeben. Neu sind lediglich der Name und das

Ausmaß, das Mobbing erreicht hat. Verfolgt man die Berichterstattung in den Medien, scheint das Phänomen Mobbing zu einer Art „Volkskrankheit" geworden zu sein – es häufen sich Berichte von Betroffenen, die ihre Situation am Arbeitsplatz als belastend, ja unerträglich erleben. Tatsächlich steigt durch eine verschärfte Arbeitsmarktsituation der Leistungsdruck. Eine falsch verstandene Konkurrenz am Arbeitsplatz erhöht zudem das Konfliktpotenzial in den Betrieben.

3.2.1.2 Was ist Mobbing? Und was ist es nicht?

72 Wenn Kollegen einander nicht grüßen oder es vorziehen, nicht miteinander essen zu gehen, ist das dann schon Mobbing? Wenn Menschen zusammen arbeiten, kann man zwischenmenschliche Konflikte nicht ausschließen. Am Arbeitsplatz entstehen oft Stresssituationen, in denen ein Kollege schon mal explodiert, die Nerven verliert und „rumschnauzt". Um Mobbing jedoch nicht mit jedem „normalen Ärgernis" zu verwechseln und nicht jeden missglückten Scherz als Mobbingaktion zu bezeichnen, ist es wichtig, Mobbing genauer zu definieren. Was versteht man unter Mobbing?

Mobbing ist ein aus dem englischen stammender Begriff, der Anfang der 70er Jahre zunächst insbesondere in den skandinavischen Ländern populär wurde (Leymann, 1993). Das Verb „to mob" bedeutet wörtlich übersetzt „sich auf etwas stürzen, über etwas/jemanden herfallen". Freier übersetzt könnte man auch von anpöbeln, angreifen oder schikanieren sprechen.

Ursprünglich wurde der Begriff vom Verhaltensforscher und Nobelpreisträger Konrad Lorenz für aggressives Verhalten im Tierreich angewandt. Lorenz beobachtete ein entsprechendes feindseliges Verhalten in den von ihm untersuchten Graugansgruppen. Da man ähnliche gruppendynamische Verhaltensweisen auch bei Schulklassen beobachtete, fand der Begriff Mobbing zunächst Eingang in die Schulpädagogik. Aggressives und feindseliges Verhalten von Schülern gegenüber Mitschülern wurde so bezeichnet. Der schwedische Arzt und Psychologe Heinz Leymann prägte Anfang der 90er Jahre den Begriff für das gleiche Phänomen in der Arbeitswelt (Leymann, 1993). Es handelt sich also um einen neuen Begriff für ein altes Übel. Schikanen und Ärger am Arbeitsplatz hat es schon immer gegeben. Dabei ist Mobbing keineswegs ausschließlich auf den Arbeitsplatz beschränkt. Es kann überall dort auftreten, wo sich Menschen über längere Zeit in Gruppen zusammenfinden, also beispielsweise – wie erwähnt – auch in der Schule oder in der Nachbarschaft.

73 Nach Zuschlag (2001) lässt sich Mobbing zusammenfassend wie folgt definieren:

„Der Begriff Mobbing beschreibt schikanöses Handeln einer oder mehrerer Personen, das gegen eine Einzelperson oder eine Personengruppe gerichtet ist. Die schikanösen Handlungen werden meistens über einen längeren Zeitraum hinweg wiederholt. Sie implizieren grundsätzlich die Täter-Absicht, das (die) Opfer bzw. sein (ihr) Ansehen zu schädigen und gegebenenfalls aus seiner (ihrer) Position zu vertreiben. Aber auch ohne Schikane-Absicht des Täters können dessen ‚normale' Handlungen von sensiblen Personen missverstanden und als Mobbing empfunden werden."

3.2.1.3 Abgrenzung von Mobbing und alltäglichen Belastungen am Arbeitsplatz

Eine klare Grenze zu ziehen zwischen dem üblichen Klatsch und Tratsch, einem belastenden Arbeitsklima durch Überlastung oder einem cholerischen Vorgesetzten und systematischem Mobbing ist nicht möglich. Die Grenze zu erkennen erfordert ein genaues Hinsehen. Dennoch gibt es einige Merkmale, die Mobbingverhalten kennzeichnen:

Zunächst ist es wichtig zu erkennen, dass Mobbingattacken sowohl einzel- 74
nen Personen als auch Gruppen gelten können. Weiterhin können die Mobbinghandlungen von einer einzelnen Person, aber auch von einer Personengruppe ausgehen.

Mobbinghandlungen verletzen die Würde einer Person und lassen den Re- 75
spekt vor ihr vermissen. Auch wenn die betroffene Person deutlich macht, dass sie dies als Demütigung empfindet, wird das Verhalten nicht eingestellt. Ganz im Gegenteil, die nun offensichtlich „wunden Punkte" der Person bieten Angriffsfläche für weitere Attacken. Mobbinghandlungen sind also zielgerichtet und systematisch. Viele Vorgesetzte oder auch Kolleginnen und Kollegen wollen mit ihren Marotten und Launen niemandem schaden. Oft sind sie erschrocken, wenn sie hören, was sie damit auslösen. Sie stellen dieses Verhalten dann auch ein und versuchen zumindest, sich zu ändern. Im Gegensatz dazu stellt Mobbing ein systematisches Vorgehen mit eindeutig destruktiver Absicht dar. Das „Opfer" soll für eine einzelne Person oder die Gruppe als willkommener „Blitzableiter" fungieren oder sogar rausgeekelt und zur Kündigung gezwungen werden.

Zudem finden im Falle von Mobbing die Handlungen regelmäßig und über längere Zeit statt. Der „Ausraster" in einer Stresssituation stellt keine Ausnahme mehr dar, vielmehr kommt es zu häufigen und wiederkehrenden Vorfällen. Dies muss nicht bedeuten, dass es täglich zu Schikanen kommt. Es können auch größere Abstände oder zwischendurch längere „angriffsfreie" Ruhepausen auftreten. Mobbing ist also nicht nur ein quantitatives, sondern vor allem ein qualitatives Problem.

3.2.1.4 Arten von Mobbinghandlungen

76 Welche Verhaltensweisen fallen nun unter den Begriff Mobbing? Mobbing kann sehr unterschiedliche Formen annehmen und auf unterschiedlichen Ebenen stattfinden.

Weitere Fallbeispiele

A.

Von Anfang an hatte Herr Schmidt das Gefühl, dass ihn sein neuer Vorgesetzter nicht leiden kann und auf dem „Kieker" hat. Im Vergleich zu anderen bekommt er die unbeliebtesten Arbeiten. Es wird keine Gelegenheit ausgelassen, ihn zu kritisieren und herumzukommandieren. Mit der Zeit übernehmen auch seine Kolleginnen und Kollegen die Meinung des Chefs und wenden sich von ihm ab.

B.

Nach langer Zeit hat Frau Lang wieder eine Arbeit gefunden. Die Freude darüber währt jedoch nicht lange, obwohl die Tätigkeit ihren Vorstellungen entspricht. Sie wird von sämtlichen Kontakten ausgeschlossen. Niemand fragt, ob sie mit zum Mittagessen gehen möchte. Ständig kritisiert man ihr Aussehen und ihre Kleidung. Zufällig hört sie das Gerücht, dass sie ihre Stelle einer Affäre mit einem Vorgesetzten zu verdanken hat.

C.

Herr Kurz ist der „Blitzableiter" seiner Abteilung. Er hat seine eigenen Wertvorstellungen und Standpunkte, die er vertritt. Dies macht ihn schon bald zum Außenseiter. Sticheleien und scheinbar humorvolle, aber abwertende Bemerkungen sind an der Tagesordnung. Gemeinsame Pausenzeiten und Besprechungen werden genutzt, um sich über ihn und seine Ansichten lustig zu machen – ihn als Spinner vorzuführen.

77 Schaut man sich diese unterschiedlichen Beispiele für Mobbing und die Beschreibungen von Mobbingopfern bezüglich des Verhaltens der Mobbingtäter genauer an, so lassen sich die auftretenden Verhaltensweisen in fünf Hauptkategorien einteilen (Zuschlag, 2001):

Es handelt sich dabei um Angriffe auf

- die Möglichkeiten sich mitzuteilen
- die sozialen Beziehungen

- das soziale Ansehen
- die Qualität der Berufs- und Lebenssituation
- die Gesundheit

Angriffe auf die Möglichkeiten sich mitzuteilen beinhalten unter anderem die ständige Kritik an der Arbeit oder auch Anschreien und lautes Schimpfen, um das Gegenüber „mundtot“ zu machen. So wird die Möglichkeit sich zu äußern eingeschränkt. Man wird ständig unterbrochen, oder es findet Telefonterror statt, mündliche oder schriftliche Drohungen werden ausgesprochen oder jegliche Form von Kontakt wird verweigert. *78*

Bei Angriffen auf die sozialen Beziehungen wird mit dem Mobbingopfer nicht mehr gesprochen, man lässt sich nicht ansprechen, das Mobbingopfer wird ins „Organisationssibirien“ versetzt, also in einen Raum weitab von den Kollegen. Den Arbeitskollegen wird verboten, den Betroffenen zu unterstützen, ihn zu integrieren oder gar ihn anzusprechen, das Mobbingopfer wird „wie Luft“ behandelt. *79*

Angriffe auf das soziale Ansehen beinhalten beispielsweise, dass hinter dem Rücken des Betroffenen schlecht über ihn gesprochen wird. Gerüchte werden über ihn verbreitet, man macht jemanden lächerlich oder verdächtigt ihn beispielsweise, psychisch krank zu sein. Sich über eine Behinderung lustig zu machen, ist sicherlich eine der perfidesten Mobbinghandlungen, ebenso wie ein Angriff auf die politische oder religiöse Einstellung, das Privatleben oder die Nationalität eines Kollegen. Im Arbeitsbereich wird das soziale Ansehen eines Mitarbeiters beispielsweise auch dadurch verletzt, dass man den Arbeitseinsatz in bewusst falscher und kränkender Weise beurteilt. Man stellt die Entscheidungen des Betroffenen infrage, beleidigt ihn oder unternimmt unerwünschte sexuelle Annäherungen oder verbale sexuelle Angebote. *80*

Die Qualität der Berufs- und Lebenssituation wird beeinträchtigt durch Verhaltensweisen wie z.B. einem Mitarbeiter keine oder sinnlose Arbeitsaufgaben zuweisen, ihm Aufgaben weit unter seinem eigentlichen Können geben, ihm ständig neue Aufgaben zuteilen oder ihm kränkende oder seine Qualifikation übersteigende Aufgaben geben, um ihn zu diskreditieren.

Beziehen sich die Angriffe auf die Gesundheit des Mobbingopfers, erlebt die betroffene Person Handlungen wie beispielsweise einen Zwang zu gesundheitsschädlichem Arbeiten, die Androhung körperlicher Gewalt, die Anwendung leichter Gewalt, zum Beispiel um jemandem einen „Denkzettel“ zu verpassen, körperliche Misshandlung, die Anrichtung physischer Schäden im Heim oder am Arbeitsplatz des Betroffenen oder sexuelle Handgreiflichkeiten.

Die gerade vorgestellte Auflistung (Zuschlag, 2001) umfasst insgesamt 45 Mobbinghandlungen. Natürlich kann eine solche Liste nicht erschöpfend sein. Der Katalog dient also eher als Einladung dazu, bei gegebenem Anlass möglichst viele Bereiche des eigenen Arbeitslebens aufmerksam zu studieren und sich zu fragen, ob es Gründe dafür gibt, sich selbst oder andere Menschen als gemobbt zu betrachten. Machen sich eine oder mehrere Handlungen aus dem Katalog mindestens einmal pro Woche über mindestens sechs Monate bemerkbar, ist Alarm geboten. Die Wahrscheinlichkeit ist groß, dass man es tatsächlich mit einem Fall von Mobbing zu tun hat.

3.2.1.5 Zahlen und Fakten zum Thema Mobbing

81 Immer wieder taucht die Frage auf, wie viele Menschen von Mobbing betroffen sind. Gibt es vielleicht Bereiche oder Branchen, in denen Mobbing verbreiteter ist als in anderen? Sind eher Frauen oder Männer, eher Ältere oder Jüngere betroffen? Betrifft Mobbing eher Personen der unteren Hierarchieebenen, oder kommt solches Verhalten auf allen Organisationsebenen vor?

Je nach zugrunde gelegter Definition von Mobbing kommen unterschiedliche Studien zu stark variierenden Ergebnissen hinsichtlich der Auftretenshäufigkeit von Mobbing. Nach Ergebnissen des Mobbing-Reports der Bundesanstalt für Arbeitsschutz und Arbeitsmedizin (Meschkutat, Stackelbeck & Langenhoff, 2002), der auf den Ergebnissen einer der ersten wissenschaftlich fundierten repräsentativen Befragungen zum Thema Mobbing in Deutschland beruht, erleben in der Bundesrepublik etwa 1 Million der rund 38 Millionen Beschäftigten aktuell Mobbing am Arbeitsplatz. Insgesamt ist jede 9. Person im erwerbsfähigen Alter schon einmal im Laufe ihres Berufslebens gemobbt worden. Angesichts der sich verschärfenden ökonomischen Krise und einer steigenden Arbeitslosigkeit ist damit zu rechnen, dass sich der Druck auf die Beschäftigten auch in Form eines systematischen Mobbings noch erhöhen wird. Dies bestätigt auch schon die Untersuchung von Zapf (1999). Konkurrenz und Existenzangst werden die Gefahr, dass es zu Mobbingattacken kommt, deutlich verstärken.

3.2.1.6 Dauer von Mobbing

82 Bemerkenswert ist, dass die Mobbingopfer die schikanösen Handlungen nicht selten über einen langen Zeitraum zu ertragen versuchen. Berücksichtigt man die Ergebnisse verschiedener Studien zu dieser Frage (Zuschlag, 2001), so halten die Mobbingattacken durchschnittlich über 12 bis 15 Monate an. Knorz und Zapf (1999) kommen zu dem Ergebnis, dass die Mobbinghandlungen im Durchschnitt 15 bis 40 Monate anhalten. Fast die Hälfte der in der Studie von Meschkutat, Stakkelbeck und Langenhoff (2002) befragten Mobbingopfer gab

an, dass die Mobbingaktivitäten über ein Jahr angehalten hätten. Bei 12,2 % der Betroffenen zog sich der Mobbingprozess sogar über 3 und mehr Jahre hin. Diese Zahlen zeigen, dass es sich bei Mobbing nicht um eine vorübergehende Episode handelt, sondern mitunter um einen jahrelangen, zermürbenden Prozess.

3.2.1.7 Häufigkeit in unterschiedlichen Branchen

Wenn man sich unterschiedliche Branchen anschaut, so zeigen sich hier recht 83
große Unterschiede was die Häufigkeit von Mobbing angeht. Mobbingopfer finden sich vor allem im Gesundheitsbereich, im Bereich Erziehung, in der öffentlichen Verwaltung sowie im Kreditgewerbe. Unterrepräsentiert hingegen sind Mobbingopfer in den Bereichen Verkehr und Handel, Gaststättengewerbe, im Baugewerbe, im Bereich Energie/Wasser sowie in der Landwirtschaft (Zapf & Kuhl, 2000). Dabei muss offen bleiben, ob Branchenspezifika ursächlich sind für diese unterschiedlichen Mobbingbelastungen. Denkbar ist auch, dass Arbeitnehmer in unterschiedlichen Branchen eher dazu bereit sind, ihre Mobbingerfahrungen offen zu schildern. Eine genauere Betrachtung der mobbingbelasteten Branchen zeigt nämlich, dass in diesen der Anteil von Frauen unter den Arbeitnehmern sehr hoch ist. Wenn man bedenkt, dass Frauen generell eher bereit und in der Lage sind, über psychische Belastungen, Sorgen, Probleme und Nöte zu sprechen als Männer, erweist sich der vermeintliche Branchenunterschied bzgl. Mobbing wohl eher als ein geschlechtsspezifischer Effekt.

3.2.1.8 Mobbing Konstellationen: Wer mobbt wen?

Wenn man von Zahlen und Fakten spricht, stellt sich auch Frage, wer mobbt 84
eigentlich wen? Gibt es zudem eine typische „Mobber-Persönlichkeit“ und weisen „Mobbingopfer“ gemeinsame Merkmale oder Einstellungs- und Verhaltensmuster auf? Ein häufig zu hörendes Vorurteil besagt, dass die Betroffenen doch eigentlich selbst Schuld sind an den Mobbingattacken, da sie aufgrund ihrer Persönlichkeit die Witzeleien und Angriffe doch geradezu provozieren. Kann das so stehen bleiben?

Nach den Ergebnissen des Mobbing-Reports (Meschkutat, Stackelbeck & Langenhoff, 2002) sind die Verursacher von Mobbing zu

- 42,4 % Kollegen,
- 38,2 % Vorgesetzte,
- 12,8 % Kollegen und Vorgesetzte gemeinsam,
- 2,3 % Untergebene.

(Rest zu 100 %: weiß nicht/keine Angabe)

Die Ergebnisse zeigen, dass in über 50 % der Fälle Mobbing ausschließlich von Vorgesetzten ausgeht bzw. unter ihrer Mitwirkung stattfindet. Vorgesetzte treten als Mobber also ebenso häufig in Erscheinung wie die Kollegen. Wenn man bedenkt, dass es viel weniger Vorgesetzte als Kollegen gibt, scheint das Verhalten des Vorgesetzten insgesamt für das Mobbinggeschehen von zentraler Bedeutung zu sein. Mobbing durch Untergebene kommt hingegen insgesamt seltener vor, da ihnen unter anderem die formalen und rechtlichen Möglichkeiten der Vorgesetzten fehlen. Nach Leymann (1993) findet ein „aufwärtsgerichtetes Mobbing“ (ein Untergebener/Untergebene mobbt/mobben einen Vorgesetzten) jedoch etwas häufiger statt, nämlich nach seinen Studienergebnissen (ermittelt insbesondere an skandinavischen Stichproben) in ca. 9 % aller Fälle.

Ganz egal, um wen es sich bei der mobbenden Person handelt: Mobbing stellt eine starke Belastung für die Betroffenen dar. Allerdings kann man davon ausgehen, dass sich Attacken von Vorgesetzen noch gravierender auswirken als „kollegiale“ Mobbingattacken. Das Gefühl der Hilflosigkeit und Ohnmacht ist gegenüber einer Person, die hierarchisch höher angesiedelt ist und Autorität repräsentiert, weitaus größer, als beim Mobbing, das von gleicher Hierarchieebene ausgeht. Vergleichbares gilt für Betroffene, die von mehreren Kolleginnen oder Kollegen schikaniert werden. Nach dem Motto „Alle gegen Einen“ werden die systematischen Feindseligkeiten gravierender erlebt als bei Angriffen durch Einzelne.

3.2.1.9 Geschlechtsspezifisches Mobbing und Alter

85 Ist die Frau tatsächlich das typische Mobbingopfer – so wie es oft angenommen wird? Häufig wird davon ausgegangen, dass Frauen aufgrund ihrer Sozialisation häufiger zu Mobbingopfern werden als Männer. Empirische Untersuchungen können jedoch nicht unbedingt als Beweis für diese Annahme angeführt werden. Und selbst wenn beispielsweise etwa zwei Drittel der mit einer Mobbingberatungsstelle Kontakt aufnehmenden Personen Frauen sind (Beermann & Meschkutat, 1995), ist wie bereits erwähnt zu bedenken, dass Frauen eher bereit sind, gesundheitliche Probleme zuzugeben und daher eventuell auch eher an einer Mobbingstudie teilnehmen bzw. über eigene Mobbingerfahrungen berichten (Zapf, 1999). Insgesamt war bislang davon auszugehen, dass zumindest in der Bundesrepublik Deutschland beide Geschlechter gleichermaßen von Mobbing betroffen sind (Niedl, 1995; Esser, Wolmerath & Niedl, 1999). Der Mobbing-Report (Meschkutat, Stackelbeck & Langenhoff, 2002) ermittelte jedoch, dass Frauen ein deutlich höheres Mobbingrisiko haben als Männer. Hier zeigt sich einmal mehr die Schwierigkeit zu zuverlässigen quantitativen Angaben bzgl. Mobbing zu kommen, denn sowohl definitorische Variationen als auch zeitliche Schwankungen haben Auswirkungen auf die ermittelten Zahlen.

Betrachtet man das Alter, so zieht sich Mobbing durch alle Altersstufen. Ältere Betroffene werden eher von ihrem Vorgesetzten gemobbt, während jüngere Mobbingopfer (25- bis 34-jährige) eher von ihren Kolleginnen oder Kollegen attackiert werden. Auffälliges Ergebnis im Mobbing-Report (Meschkutat, Stackelbeck & Langenhoff, 2002) war, dass, gemessen an der durchschnittlichen „Mobbing-Belastungs-Quote" von 2,7 % (gemessen über alle befragten Arbeitnehmerinnen und Arbeitnehmer), die unter 25jährigen am stärksten von Mobbing betroffen sind (3,7 %), während die Altersklassen zwischen 25 und 44 Jahren durchschnittlich (2,6 %), die Altersgruppe der 45- bis 54jährigen sogar unterdurchschnittlich (2,2 %), und die Gruppe der über 54jährigen leicht überdurchschnittlich (2,9 %) von Mobbing betroffen ist. Offensichtlich gibt es in der Arbeitswelt einen Prozess der Positions- und Statussicherung, der mit dem Alter verbunden ist. Jüngere Mitarbeiter müssen ihre Rolle in der Organisation erst noch finden und sind daher eher dem Risiko von Mobbingattacken ausgesetzt. 86

Systematische Feindseligkeiten können grundsätzlich jeden treffen und von jedem ausgehen. Persönliche Gegebenheiten, Verhaltensweisen oder auch Fähigkeiten einer Person können jedoch die Entstehung von Mobbing begünstigen. Das bedeutet aber nicht, dass es das „typische Mobbingopfer" gibt. Zu den das Mobbing begünstigenden Faktoren gehören Verhaltensauffälligkeiten hinsichtlich der Sprache, der Mimik, der Gestik, der Körpersprache, aber auch des Leistungsverhaltens. Zuschlag (2001) spricht in diesem Zusammenhang von „viktimologischen Anreizen", die vom potenziellen Mobbingopfer ausgehen. Eine Mitarbeiterin, die in einer Abteilung neu einstellt wird, dort hoch motiviert und manchmal auch „übereifrig" die Arbeitsleistung der anderen Kolleginnen in den Schatten stellt, kann leicht durch unfaire Attacken in eine Mobbingsituation hineingeraten, weil sich die anderen „den Schnitt nicht kaputtmachen lassen wollen". Aber auch äußere Erscheinungen, wie Groß-/Kleinwüchsigkeit, Korpulenz, hagerer Körperbau, zu moderne/unmoderne Kleidung oder Krankheiten wie Epilepsie, Pubertäts-Akne, Alkoholismus oder eine Behinderung können begünstigende Faktoren darstellen. 87

Zusammenfassend kann man sagen, dass Mobbing nicht zwangsläufig etwas mit bestimmten Persönlichkeitsmerkmalen des Opfers zu tun hat. Mobbing geschieht zu häufig, um nur für bestimmte, potenzielle Opfer eine Gefahr darzustellen. Mobbing kann jeden treffen. Daher kommt es besonders darauf an, wie ein Mobbingopfer auf die Attacken reagiert. Hier können sehr wohl Persönlichkeitsmerkmale (wie z.B. Durchsetzungsvermögen, Mut) relevant dafür sein, ob das Mobbingverhalten fortgesetzt wird oder nicht. 88

3.2.1.10 Phasen eines Mobbing – Verlaufs

89 Mobbingprozesse lassen sich, das haben empirische Untersuchungen ergeben (Leymann, 1993; Leymann, 1995), in verschiede Phasen einteilen. Die Differenzierung nach Phasen verdeutlicht die Entstehung und Entwicklung des Konflikts in seinen unterschiedlichen Eskalationsstufen.

Die vier Phasen eines Mobbingprozesses

Am Anfang eines klassischen Mobbingprozesses stehen meist ungelöste Konflikte. Aus diesen resultieren Schuldzuweisungen und persönliche Angriffe.

Phase zwei ist dadurch gekennzeichnet, dass sich das Mobbing etabliert. Im Mittelpunkt steht nun nicht mehr der Konflikt, sondern die einzelne Person, die immer häufiger gekränkt wird. Man kann sagen, dass das Opfer in dieser Phase sozusagen präpariert wird. Die seelische Verfassung wird immer schlechter, das Selbstwertgefühl nimmt ab und die Person wird zum Außenseiter.

In Phase drei eskalieren die Entwicklungen. Durch die ständigen Demütigungen ist das Opfer so verunsichert, dass die Arbeit darunter leidet. Alle Augen sind auf die betroffene Person gerichtet. Man gibt ihr für alles die Schuld und bezeichnet sie als Versager/in. Das Opfer wird zum Sündenbock, zum Problemmitarbeiter, dem bereits arbeitsrechtliche Maßnahmen drohen.

90 Die nächste Phase kennzeichnet das Ende des Mobbings. Die gemobbte Person befindet sich auf dem Weg in die Ausgrenzung. Meist handelt es sich dabei um den Verlust des Arbeitsplatzes, oft sogar kommt es zu einem Ausschluss aus der Arbeitswelt. Viele der Opfer kündigen von sich aus. Oft werden sie jedoch auch gekündigt oder stimmen einem Auflösungsvertrag zu. Während dieses Verlaufs kann es zu langen Krankschreibungen kommen, die sich auch nach der Kündigung noch fortsetzen. Manchmal steht am Ende eines Mobbingprozesses sogar die Erwerbsunfähigkeitsrente.

Charakteristika der Phasen

91 Kennzeichnend für den Beginn eines Mobbingprozesses ist der Aufbau eines Feindbildes. Es findet eine Vorverurteilung statt. Einer Person beispielsweise, die zuvor in einer angesehenen Firma gearbeitet hat, schweigsam und zurückhaltend ist, wird per se Hochnäsigkeit unterstellt.

Die einzelnen Mobbinghandlungen sind anfangs für die Betroffenen kaum erkennbar. Nach der Devise „steter Tropfen höhlt den Stein“, findet eine allmähliche Verunsicherung und Zermürbung statt. Für etwas heftigere Reaktionen auf eine Mobbingattacke hin wird die Person beispielsweise belächelt.

Sie solle doch darüber stehen und nicht so sensibel sein, ist einer der „gut gemeinten“ Ratschläge, mit denen insbesondere Vorgesetzte häufig eine aufziehende Mobbingproblematik verdrängen wollen.

Ein weiteres Merkmal der Anfangsphase des Mobbings ist, dass die einzel- 92
nen Aktionen der Mobbingtäter in ihrer Absicht nur schwer nachweisbar sind. Spricht die Betroffene beispielsweise eine Kollegin auf die zurückgehaltenen Informationen an, argumentiert diese, dass es ja kein böser Wille gewesen und im Stress geschehen sei.

Wird man nicht mehr gegrüßt oder vom gemeinsamen Mittagessen ausgeschlossen, entsteht eine bedrückende Arbeitsatmosphäre für die Betroffenen. Da die Intrigen jedoch meistens verdeckt laufen und deutliche Anhaltspunkte fehlen, kommt es zu Verunsicherungen in der Wahrnehmung. Die betroffene Person fragt sich, ob sie überreagiert, förmlich „aus einer Mücke einen Elefanten“ macht und – im schlimmsten Fall – unter Verfolgungswahn leidet. Versuche zur Klärung der Situation bleiben aus.

Oftmals geht das Mobbing von einer einzelnen Person aus, die dann versucht andere Kolleginnen und Kollegen auf ihre Seite zu ziehen. Andere Personen werden regelrecht infiziert. Den Betroffenen fehlt es zunehmend an Rückhalt und sie geraten immer stärker in die Isolation.

Im weiteren Verlauf ist es kennzeichnend, dass es zu einer eskalierenden Dynamik mit gegenseitigen Schuldzuweisungen kommt. Fühlt sich eine Person unfreundlich behandelt, entwickelt auch sie ein negatives Bild von ihrem Gegenüber und verhält sich dementsprechend abweisend. Der Einstieg in einen sich selbst stabilisierenden Mobbingkreislauf ist vorprogrammiert.

Es ist natürlich nicht unbedingt zwingend, dass alle diese Merkmale zum Tragen kommen. Manchmal gelingt es den Betroffenen auch, in der ersten Phase gemeinsam mit den Mobbern eine Klärung herbeizuführen. Manchmal sieht auch ein Vorgesetzter, was da in seiner Abteilung gegen eine Person läuft und greift ein. Bei einem klassischen Mobbingprozess wird der Verlauf jedoch nicht unterbrochen, möglicherweise lediglich aufgeschoben, bis der Konflikt dann eskaliert.

3.2.1.11 Ursachen von Mobbing

An die bisherigen Ausführungen schließen sich nun zwei Fragen an: 93

1. Aus welchen Gründen kann sich Mobbing aus einem Konflikt entwickeln und welche Ziele verfolgen die Mobber mit ihren Attacken?
2. Aus welchen Gründen kann sich eine Mobbingsituation festsetzen und immer schlimmere Formen annehmen?

94 Zunächst zur zweiten Frage: Diese lässt sich nach Leymann (1993, 1995) leicht beantworten. Wenn Mobbing erst einmal ausbricht und niemand eingreift, kann das Feuer leicht um sich greifen. Hat sich das Mobbing etabliert, ist es nicht mehr leicht zu handhaben. Das Opfer wird stigmatisiert. Am Ende scheint jedes Mittel recht zu sein, sich des Opfers, aber nicht des Täters zu entledigen. Das Opfer wird sozusagen zum zweiten Mal zum Opfer. Die Hauptursache, dass sich Mobbing vertieft und ausbreitet besteht darin, dass niemand hinschaut. Vorgesetzte und Management stecken häufig den Kopf in den Sand – anstatt darüber nachzudenken, wie man die Sache in den Griff bekommt.

95 Ursachen für die Entstehung von Mobbing an sich sind jedoch nicht so leicht festzumachen, denn die Arbeitswelt ist ein sehr komplexes Gefüge. Dabei spielen beispielsweise die in den Mobbingprozess involvierten Personen, der Führungsstil, die Organisation selbst, aber auch die konjunkturellen Entwicklungen eine Rolle. Momentan kann die Arbeitsmarktsituation für Spannungen sorgen, mit Auswirkungen wie Angst vor dem Verlust des Arbeitsplatzes, zunehmendem Stress und Leistungsdruck. Meist sind es mehrere Faktoren, die Mobbing auslösen (Zapf, 1997).

Personale Faktoren auf Seiten von Opfer und Täter

96 Wie bereits betont kann Mobbing jeden treffen – für Mobbingopfer typische Persönlichkeitsmerkmale konnten nicht identifiziert werden. Auf der Grundlage von Befragungen (Holzbecher & Meschkutat, 1998) konnten jedoch individuelle Motive gefunden werden, die zu Mobbinghandlungen führen können, zum Beispiel Antipathien zwischen den Beteiligten. Herrscht ein hoher Leistungsdruck, schiebt man die eigenen Fehler Kolleginnen oder Kollegen in die Schuhe, um von seinen eigenen Defiziten abzulenken. Zu diesen Handlungen zählt auch, dass man Mitarbeiter, die in der Hierarchie eher unten angesiedelt sind, als Sündenbock und Blitzableiter benutzt. Frustrationen und Neidgefühle in der Gruppe zeigen sich häufig im Vorfeld von solchen Mobbinghandlungen. Das Streuen von Gerüchten ist eine der Strategien, die im Konkurrenzkampf mit Mitbewerbern um eine höhere berufliche Position eingesetzt wird. Oft weist der Mobbingtäter selbst eine hohe Leistungsorientierung auf. Mangelhafte Führungsqualitäten, Mangel an Zivilcourage und die Akzeptanz von Gewalt können Mobbingprozesse ebenfalls begünstigen.

Situative und organisationale Faktoren

97 Weitere Mobbingursachen sind auch in der Arbeitsumgebung zu suchen. Eine defizitäre Gestaltung der Arbeitsinhalte, der Arbeitsorganisation und der sozialen Prozesse einschließlich des Führungsverhaltens sind für die Entstehung

von Mobbing nicht unerheblich. Gerade hier ist der Arbeitgeber gefragt. Gemäß Arbeitsschutzgesetz gehört es zu seinen Grundpflichten, alle arbeitsbedingten Gesundheitsgefahren zu ermitteln und Maßnahmen zur Prävention zu ergreifen. Konkret konnte beispielsweise chronischer Personalmangel als ein wesentlicher Faktor für Mobbing identifiziert werden. Permanente Überforderung und der damit einhergehende Leistungsdruck setzt die Beschäftigten unter Stress – ein idealer Nährboden für Mobbing. Umgekehrt kann auch die Unterforderung zu Mobbingaktionen führen. Dabei kann die unterforderte Person sowohl Mobbingopfer als auch Täter sein.

Mobbing kann ganz unterschiedliche Ursachen haben. Wichtig ist daher, dass nicht alle Mobbingfälle über einen Kamm geschert werden. Vielmehr kommt es darauf an, die speziellen Hintergründe jedes einzelnen Mobbingfalls zu analysieren, um so konkrete und vor allem zielführende Präventions- und Interventionsmaßnahmen ergreifen zu können.

3.2.1.12 Die Auswirkungen von Mobbing

Konsequenzen für Unternehmen und Gesellschaft

Nicht nur für die Betroffenen, auch für das Unternehmen selbst hat Mobbing *98*
gravierende Folgen. Das Betriebsklima leidet, ebenso die Arbeitsqualität und letztlich die Wirtschaftlichkeit einer jeden Organisation und Verwaltung. Vorsichtige Schätzungen gehen davon aus, dass pro Mobbingfall für Unternehmen Kosten in Höhe von durchschnittlich 25.000 bis 30.000 Euro entstehen (Gunkel, 2002), unter anderem aufgrund erhöhter Fehlzeiten, erhöhter Fluktuation, verminderter Produktivität, Qualitätseinbußen sowie Kosten für Ersatzkräfte.

Andere Hochrechnungen gehen davon aus, dass alleine in Deutschland jährlich ein gesamtwirtschaftlicher Schaden von 15 Mrd. Euro durch Mobbing entsteht (Kollmer, 2000). Als volkswirtschaftliche Kosten schlagen beispielsweise unter anderem zu Buche: Krankschreibungen, Arztbesuche, Psychotherapie, Klinikaufenthalte, Kuren und vorzeitige Arbeitsunfähigkeitsrenten.

Körperliche Beschwerden und psychische Probleme

Bei den Opfern von Mobbing zeigen sich sowohl körperliche Beschwerden *99*
als auch psychische Probleme. Bereits zu Beginn des Mobbingprozesses treten verstärkt Stresssymptome auf, z.B. Schlafstörungen, Depressionen und Magen-Darmprobleme. Weitere körperliche Beschwerden sind Kopfschmerzen, Übelkeit und Erbrechen, Appetitlosigkeit, Rückenschmerzen, Atemnot, Schwindelgefühl und Schweißausbrüche. Hinzu kommen psychische Probleme, die sich negativ auf das Wohlbefinden und die Leistung auswirken. Dazu zählen beispielsweise Konzentrationsprobleme, Gedächtnisstörungen,

Selbstzweifel, Selbstunsicherheit, Weinkrämpfe, Gefühle der Verzweiflung, Selbstmordgedanken, paranoide Zustände und Alpträume – um nur einige zu nennen.

100 Leymann und Gustafsson (1996) kommen zu dem Ergebnis, dass Mobbingopfer nicht selten Symptome einer posttraumatischen Belastungsstörung aufweisen. Ein solches Trauma entsteht, wenn ein miterlebtes belastendes Ereignis, in der Regel ein Unfall, eine Naturkatastrophe oder ein Verbrechen, nicht mehr durch die alltäglichen psychischen Kräfte gemeistert werden kann. Menschen, die lebens- und existenzbedrohenden Erlebnissen ausgesetzt sind, wie es in Kriegen oder bei Katastrophen der Fall ist, zeigen ähnliche psychische und somatische Symptombilder. Demnach nimmt das erlebte psychische Trauma die mentalen Kräfte immer wieder in Anspruch, es kommt zu einem zwanghaften, stetigen Durchspielen des Erlebnisses („Gedankenterror"). Die Versuche davon loszukommen, sind in den allermeisten Fällen vergeblich. Hält dieser Zustand an, spricht man spätestens nach ca. einem halben Jahr von einer posttraumatischen Belastungsstörung. Nach ein bis zwei Jahren fortgesetzten psychosozialen Drucks kommt es zur Vertiefung der Symptome, nach zwei bis vier Jahren zu chronischen Verläufen. Mobbing kommt in seinen Konsequenzen für das Opfer somit den Folgen gleich, die ein Unfall-, Katastrophen- oder Verbrechenserleben haben.

Mobbing wirkt sich nicht nur auf die betroffene Person, sondern auch auf deren privates Umfeld aus. Existenzängste übertragen sich oft auf den Ehepartner oder die Kinder. Schulversagen der Kinder und körperliche sowie seelische Symptome treten gehäuft in der Familie auf. Gereiztheit und Aggressionsbereitschaft überfordern das private Umfeld, Freundschaften werden belastet oder zerstört.

3.2.1.13 Handlungsmöglichkeiten für Opfer

101 Was kann man gegen Mobbing tun? Und wie kann man Mobbing am Arbeitsplatz vermeiden? Handeln – etwas gegen die ständigen Attacken tun, das ist das Wichtigste, was ein Mobbingopfer lernen und beherzigen muss. Mit Abwarten, sich mehr Anstrengen oder Hinunterschlucken tun sich die Opfer keinen Gefallen, denn Mobbing macht krank.

Aber was soll eine von Mobbing betroffene Person tun, welche Möglichkeiten hat sie, sich zu wehren? Und was kann man als Außenstehender tun, wenn man Mobbing beobachtet oder ein Betroffener um Hilfe bittet?

Analyse der Situation

102 Sicherlich gibt es kein Patentrezept, wie man als Mobbingopfer vorzugehen hat. Gerade in einer solchen Situation ist es jedoch wichtig, einen kühlen Kopf

zu behalten und Distanz zu schaffen, um die Situation so genau wie möglich zu analysieren. Hierzu ist es sehr hilfreich, sich an Leitfragen zu orientieren. Zunächst einmal sollte sich ein Mobbingopfer die Frage stellen, was genau passiert ist. Günstig ist, das Geschehene zu protokollieren. Dies ist schafft zum einen persönliche Klarheit, macht aber auch eine spätere Gegenwehr oder die Information eines Beraters bzw. Unterstützers einfacher. Es ist festzuhalten, was wann wo passiert ist, wer überhaupt agierte und wer sonst noch beteiligt war.

Daran anschließend sollte das Mobbingopfer überlegen, welche Ursachen es für die Mobbinghandlungen geben könnte und welchen Nutzen die Mobbingaktivitäten für den Mobber oder auch die Organisation haben könnten. Schließlich sollte das Opfer sich auch fragen, welche Hilfen genutzt werden könnten.

Ansätze für Hilfsmöglichkeiten

Viele von Mobbing Betroffene verhalten sich nicht passiv, sondern versuchen 103
einen Ausweg aus dem Mobbingkreislauf zu finden und eine Aussprache herbeizuführen. Dabei können sich die Mobbingopfer an den Mobber selbst wenden, innerbetriebliche Möglichkeiten wahrnehmen oder die Unterstützung von Außenstehenden suchen. Zu den eher passiven Strategien zählen Maßnahmen zur persönlichen Bewältigung der Situation und zur Stressminimierung.

- Gegenwehr gegenüber den mobbenden Personen

Betroffene können versuchen, sich aktiv gegen die mobbende Person zu wehren, beispielsweise durch ein offenes und direktes Ansprechen der Problematik, das Fragen nach Gründen, das Anbieten von Lösungsvorschlägen und natürlich die Aufforderung das Verhalten zu unterlassen. Leider ist direkte Gegenwehr eher selten erfolgreich. Die angesprochenen Schikanen werden bagatellisiert und als Fantasie der Betroffenen abgetan. Dennoch ist es immer ratsam möglichst früh eine Aussprache und Klärung zu fordern, um damit Grenzen zu setzen.

- Hilfe auf innerbetrieblicher Ebene

Innerbetrieblich kann sich die betroffene Person, sofern sie nicht den Anspruch oder die Kraft hat, selbst mit der Situation fertig werden zu wollen/ können, beispielsweise an unbeteiligte Kollegen wenden. Unterstützung finden kann sie auch bei Vorgesetzten, dem Personalrat oder Mitgliedern der Interessenvertretung. Es ist in jedem Fall sinnvoll, sich „Verbündete“ zu suchen und in diesem Sinne „Öffentlichkeitsarbeit“ zu betreiben, das heißt, andere auf die erlebten Mobbinggeschehnisse aufmerksam zu machen. Durch die Thematisierung der Vorfälle kann es auch nochmals zu einer Überprüfung kommen. Handelt es sich tatsächlich um Mobbingattacken, oder ist die subjektive Wahrnehmung überzogen?

• Hilfe von Außen

104 Hilfe und Unterstützung von Außen erhalten viele Betroffene an erster Stelle von ihrer Familie und von Freunden. Stellen, an die man sich außerdem wenden kann, sind Ärzte oder Psychologen. In der Mobbingbefragung von Meschkutat, Stackelbeck und Langenhoff (2002) wurden Mobbingopfer auch danach gefragt, inwieweit in Anspruch genommene Hilfe erfolgreich war. Dabei zeigte sich, dass für Mobbingopfer insbesondere professionelle Hilfe von Psychologen hilfreich war. Daran wird jedoch auch wieder der hohe Kostenfaktor deutlich, mit dem das Sozialversicherungssystem durch Mobbinghandlungen belastet wird, denn professionelle Hilfe ist selbstverständlich mit höheren Aufwendungen verbunden als eine individuelle bzw. innerbetriebliche Lösung.

Unter Umständen ist es auch ratsam, das Mobbinggeschehen aus arbeitsrechtlicher Perspektive von einem Juristen beleuchten zu lassen. In einem viel beachteten Grundsatzurteil hat das Landesarbeitsgericht Thüringen einem Mobbingopfer Schadensersatzansprüche gegenüber dem Arbeitgeber zugesprochen, da dieser seiner Fürsorgepflicht nicht nachgekommen war und den Mitarbeiter nicht ausreichend vor den Mobbingattacken geschützt hat.

105 Weitere externe Hilfsmöglichkeiten stellen Mobbingberatungsstellen oder Selbsthilfegruppen dar.

• Innere Strategien

106 Wenn Gegenmaßnahmen nicht fruchten oder gar nicht erst ergriffen werden, müssen Betroffene zunehmend Strategien entwickeln, damit sie die Situation „irgendwie“ ertragen. Diese inneren Strategien helfen bei der Bewältigung der Mobbingattacken und tragen zur vorübergehenden Stressminimierung bei, auch wenn sie das eigentliche Problem nicht lösen. Hierzu gehören das Ignorieren der Situation, der Versuch durchzuhalten oder der Versuch, den oder die Mobber zu meiden. Alle diese Verhaltensmuster dokumentieren ein breites Spektrum an Hilflosigkeit. Leider verfolgen viele Mobbingopfer, aber auch die Beobachter eines solchen Geschehens, eine solche „Vogel-Strauß-Politik“. Oftmals ist es ganz offensichtlich, dass eine Kollegin oder ein Kollege gemobbt wird. Die Reaktion darauf ist Schweigen. Hierfür sind viele Gründe denkbar. Vielleicht ist erscheint das Mobbing gerechtfertigt. Vielleicht will man aber auch gar nichts machen, weil Mobbing durchaus auch einen Unterhaltungswert hat. Mangelnde Zivilcourage, Angst selbst in die Kritik zu geraten oder aber auch Gleichgültigkeit können weitere Gründe sein.

Handeln und Eingreifen erfordert natürlich auch, dass man die Handlungen zunächst einmal als Mobbing identifizieren muss. Lautstarke Auseinandersetzungen, Personalfluktuation, eine Zunahme von Kundenbeschwerden und Fehlzeiten, Arztbesuche während der Arbeitszeit, aber auch ein Auftragsrückgang, eine Häufung von Mitarbeiterbeschwerden oder eine mangelnde Beteiligung an sozialen Aktivitäten sind Anzeichen für Mobbing, die jeden Beobachter alarmieren und in diese Richtung denken lassen sollten.

Denn auch für Kolleginnen und Kollegen gibt es zahlreiche Handlungsmöglichkeiten: Sie können die betroffene Person ansprechen, sie können ihr raten, sich Hilfe zu holen, sie können emotionale Unterstützung anbieten, sie können bei klärenden Gesprächen mit dem Mobbingtäter dabei sein, sie können Intrigen bewusst und öffentlich nicht unterstützen und Partei ergreifen, ein einseitiges Bild zurechtrücken und Mitläufer ansprechen und sensibilisieren.

Auch der Vorgesetzte sollte nicht mit geschlossenen Augen durch die Organisation gehen, sondern alarmiert sein, wenn Klatsch und Tratsch die Runde machen und er Mobbingaktivitäten beobachtet. Insbesondere Vorgesetzten kommt hier sowohl eine Vorbildfunktion als auch eine Fürsorgepflicht zu. *107*

3.2.1.14 Prävention von Mobbing

Um das Risiko von Mobbing schon im Vorfeld zu minimieren, gibt es auch für Organisationen selbst eine Reihe von Empfehlungen zur Gestaltung von innerbetrieblichen Prozessen. Ansatzpunkte dafür können die Arbeitsorganisation, die Personalauswahl und -entwicklung und auch Grundsätze der Führung und Arbeitsteilung sein. Zunächst soll auf die Arbeitsorganisation eingegangen werden. *108*

Ein Nährboden für Mobbing sind Kompetenzüberschneidungen, quantitative Überlastung sowie eine qualitative Unterforderung. Raum für Selbst- und Mitbestimmung oder die ganzheitliche Planung von Arbeitsabläufen sind hingegen förderlich, um die Entstehung von Mobbing zu vermeiden. Bereits bei der Personalauswahl kann man einige vorbeugende Aspekte berücksichtigen. Es ist wichtig, die (potenziellen) neuen Mitarbeiter systematisch auf die organisatorischen Regeln und Gepflogenheiten hinzuweisen und Organisationsneulingen eine hinreichende und begleitende Einarbeitungszeit zu gewährleisten. Im Rahmen von Personalauswahlprozessen sollten auch immer die sozialen Kompetenzen neuer Mitarbeiter berücksichtigt werden (Böhm & Poppelreuter, 2003). *109*

Personalentwicklung ist ein weiteres vorbeugendes Instrument, das Präventionsmöglichkeiten für Mobbing bietet. Hierzu gehören unter anderem Fortbildungsmöglichkeiten sowie ein transparentes, nachvollziehbares und faires System von Aufstiegsmöglichkeiten.

Führungskräfte spielen eine bedeutende Rolle bei der Vermeidung von Mobbingprozessen. Autoritäre Führung, viel Kritik, aber kein Lob sowie ein fachlich oder sozial überforderter Chef sind ungünstige Faktoren. Positiv wirkt es sich jedoch aus, wenn die Führungskraft erreichbare Ziele setzt, plant und strukturiert, Stärken und Schwächen der Mitarbeiter berücksichtigt, Betroffene informiert, motiviert und unterstützt, Erfolge honoriert, konstruktive Kritik übt und natürlich rechtzeitig eingreift, falls Konflikte zwischen Mitarbeitern eskalieren. Mobbingprävention und -intervention sind wichtige Führungsaufgaben. Vorgesetzte sollten daher z.B. über Fortbildungsmaßnahmen sensibilisiert werden, Mobbing möglichst früh zu erkennen und durch entsprechende geeignete Maßnahmen zu unterbinden.

110 Weitere präventive Maßnahmen auf Seiten der Organisation sind (Eiselen & Nowosad, 1998):

- das Etablieren einer offenen Kommunikationskultur,
- das Einrichten von Unterstützungsstrukturen und -netzwerken,
- die Transparenz der Organisation,
- eine Aufgabenerweiterung und -bereicherung,
- klare Aufgaben- und Kompetenzabgrenzungen,
- die Einrichtung von Qualitäts- und Gesundheitszirkeln,
- Maßnahmen zur Steigerung der Eigenverantwortung,
- Teamentwicklung in Arbeitsgruppen zur Verbesserung der Kooperation,
- eine Sensibilisierung der Mitarbeiter in Bezug auf Mobbingprozesse: Schulungen, Informationen auf Betriebsversammlungen,
- regelmäßige Mitarbeiter-Vorgesetzten-Gespräche zur Aufdeckung von möglichen Konflikten,
- die Vermittlung von Konfliktlösekompetenz bei den Mitarbeitern (Kommunikationstrainings, Anti-Stress-Programme),
- die Bestellung eines Mobbing- oder Konfliktbeauftragten.

111 In der Praxis bewährt haben sich auch Betriebsvereinbarungen zu Mobbing, die einen Verhaltenskodex für die Mitarbeiter, d.h. klare Spielregeln für alle Beteiligten enthalten. Weiterhin sind in einer solchen Betriebsvereinbarung auch Maßnahmen niedergelegt, die im Falle von Verstößen gegen den Verhaltenskodex ergriffen werden.

3.2.1.15 Fazit

Zusammengefasst lässt sich zum Thema Mobbing sagen:

- Mobbing ist ein relativ neuer Begriff, aber kein neues Phänomen. Wohl aber hat das Ausmaß des Mobbings in der Arbeitswelt in den letzten Jahren zugenommen.
- Es gibt keinen typischen Mobbing-Täter und auch kein typisches Mobbing-Opfer. Mobbing kann jeden treffen.
- Die Prävention von Mobbing und auch das Eingreifen bei zu Tage tretenden Mobbinghandlungen sind eindeutig Führungsaufgaben. Vorgesetzte sind wesentliche Moderatoren hinsichtlich der Entstehung und Vermeidung von Mobbing in Unternehmen und Organisationen.
- Vielfältige organisationale Maßnahmen sind denkbar, um Mobbingprozesse einzudämmen oder gänzlich zu verhindern. Es macht nicht nur ökonomisch Sinn, diese Potenziale auszunutzen. Der individuelle Schaden, der durch Mobbing entsteht, lässt eine umfassende Mobbingprophylaxe auch zu einer ethisch-moralischen Notwendigkeit werden.

3.2.2 Konflikte

Im Alltag einer Organisation treffen viele Menschen mit unterschiedlichen Be- *112*
dürfnissen, Erwartungen, Werten und Zielen aufeinander, die miteinander arbeiten und gemeinsame Entscheidungen treffen müssen. Es ist offenkundig, dass Konflikte unter diesen Bedingungen nicht immer vermeidbar sind. Dies wäre auch gar nicht wünschenswert. Konflikte sind entgegen der landläufigen Meinung nicht an sich schädlich, sie können sogar konstruktiv wirken. Entscheidend ist, wie mit ihnen umgegangen wird.

Eine konstruktive Nutzung von Konflikten in Organisationen erfordert eine *113*
systematische Kontext- und Ursachenanalyse sowie eine rationale Steuerung der Konflikthandhabung. Diese vorausgesetzt, bergen Konflikte vielschichtige Lernchancen und enormes Innovationspotential, da sie von den Beteiligten eine Auseinandersetzung mit unterschiedlichen Denkweisen fordern. Im negativen Sinn führen Konflikte allerdings zu extremen psychischen Belastungen der Beteiligten: Sie können tiefes Misstrauen, Ängste und Aggressionen hervorrufen und sich destruktiv auf Kommunikationsverhalten und Arbeitsmotivation auswirken, bis hin zum völligen Verlust des Aufgabenbezugs. Ein nicht rechtzeitig behandelter Konflikt kann schnell nicht nur einzelne Individuen, sondern auch ein ganzes Team vollständig „lahm legen". Konfliktprävention und Konfliktmanagement stellen daher zentrale Führungsaufgaben dar.

3.2.2.1 Begriffsbestimmung

114 Konflikte sind Spannungssituationen in denen zwei oder mehr voneinander abhängige oder aufeinander angewiesene Personen oder Parteien versuchen, ihre jeweils eigenen Vorstellungen, Interessen oder Ziele zu vertreten oder zu verwirklichen. Die Konfliktparteien sind sich dabei ihrer Gegnerschaft bewusst. Die Austragung ist in der Regel durch negative Emotionen und Affekte begleitet. Konflikte können offen oder latent sein, heiß oder kalt verlaufen, direkt oder verschoben ausgetragen werden, symmetrisch oder asymmetrisch bezüglich der Machtverteilung sein – um nur einige Merkmale zu nennen.

Unterschieden werden weiterhin grundsätzlich Konflikte innerhalb einer Person (intrapersonell) von solchen zwischen Personen (interpersonell). Intrapersonelle Konflikte ergeben sich im Arbeitsleben in erster Linie in Form von Rollen- und Entscheidungskonflikten, wobei jedoch bei genauerem Hinsehen fast immer eine Beteiligung weiterer Personen ausgemacht werden kann. Typische interpersonelle Konflikte lassen sich in Verteilungs-, Ziel-, Sach- und Beziehungskonflikte unterscheiden (vgl. Berkel, 2002).

3.2.2.2 Konfliktursachen und Konfliktarten

115 Die Frage nach der Art des Konfliktes hängt eng mit der Konfliktursache zusammen, da diese nicht nur die Konstellation der Konfliktparteien zueinander, sondern auch den weiteren Verlauf des Konfliktes sowie die möglichen Lösungswege beeinflusst.

116 *Rollenkonflikte*

Ein Rollenkonflikt liegt vor, wenn die betreffende Person verschiedene Funktionen wahrzunehmen hat, durch die sie widersprüchlichen Erwartungen gerecht werden muss. Je nach Situation kann dies beispielsweise so aussehen, dass sie a) „zwischen den Stühlen sitzt“ (als Mitarbeiter einer bestimmten Abteilung und zugleich als Betriebsratsmitglied), b) „Diener zweier Herren ist“ (als Stabsberater für konkurrierende Unternehmensbereiche), oder c) in einer „Sandwichposition“ zwischen dem eigenen Vorgesetzten und den ihr unterstellten Mitarbeitern vermitteln muss.

Anhand der Beispiele wird deutlich, dass intrapersonelle Konflikte (denen Rollenkonflikte meist zugeordnet werden) keinesfalls als „persönliches Problem“ der betroffenen Mitarbeiter abzutun sind. Im Gegenteil werden sie meist ganz wesentlich durch die Betriebsstruktur bedingt beziehungsweise entstehen durch unvereinbare Weisungen. Eine entsprechende Re-Organisation von Zuständigkeiten oder Verantwortlichkeiten sowie ein offenes Kommunikationsklima können Abhilfe schaffen.

Entscheidungskonflikte 117

Eine Person befindet sich dann in einem Entscheidungskonflikt, wenn sie eine wichtige und weitreichende Entscheidung zwischen zwei oder mehr Alternativen treffen muss, die jeweils als nicht vollständig zufrieden stellend bewertet werden. Sie muss in jedem Fall gravierende Nachteile in Kauf nehmen und verantworten, die zusätzlich oft zum Zeitpunkt der Entscheidung nicht vollständig abzusehen sind. Ein Beispiel wäre die Entscheidung eines Marketingleiters, zu welchem Zeitpunkt ein Produkt am Markt eingeführt werden soll: Einerseits bedeutet jeder Tag Verzögerung finanzielle Einbußen, andererseits verspricht eine spätere Einführung, beispielsweise mit Saisonbeginn, mehr Presseaufmerksamkeit und damit die Chance einen echten „Star" zu etablieren.

Beratung von außen sowie Unterstützung durch Kollegen und Vorgesetzte entlastet die Betroffenen eines Entscheidungskonflikts nicht nur emotional. Sie kann auch helfen, Vor- und Nachteile der verfügbaren Alternativen systematisch zu analysieren oder gar zusätzliche Alternativen zu entwickeln. So wird der Betroffene in die Lage versetzt, nicht nur eine zufriedenstellendere, sondern auch eine tatsächlich „bessere" Entscheidung zu treffen.

Verteilungskonflikte 118

Verteilungskonflikte treten auf, wenn knappe Ressourcen wie bestimmte Güter, Dienstleistungen, Geld oder Zeit zu verteilen sind. Entsprechend bergen Budgetierungen, Tarifverhandlungen, die Besetzung freier Stellen, oder auch die betriebliche Urlaubsplanung häufig die Gefahr von Verteilungskonflikten. Typischerweise ist hierbei der Gewinn einer Partei zugleich der Verlust einer anderen, es handelt sich um ein so genanntes „Nullsummenspiel".

Verteilungskonflikte lassen sich nur dann beilegen, wenn ein Kompromiss erzielt wird, der alle Parteien zufrieden stellt. Die Gefahr, dass eine Partei (objektiv oder subjektiv) zu kurz kommt, ist so lange gegeben, wie es keine zuvor festgelegten und von allen akzeptierten Spielregeln gibt. Denn nicht selten wird der Konkurrenzkampf z.B. zwischen Abteilungen oder Teams durchaus „von oben" gewollt oder gar als motivationsförderndes Spiel eingeführt.

Allgemein sollten Verteilungskriterien eher als Anreiz denn als Drohung formuliert und umgesetzt werden sowie weiterhin (selbstverständlich!) den Prinzipien der Gerechtigkeit und Fairness folgen.

Wert- und Zielkonflikte 119

Wert- und Zielkonflikte können nicht im eigentlichen Sinne gelöst, sondern nur entschieden werden. Sie sind dadurch gekennzeichnet, dass die Konfliktparteien grundlegend nicht miteinander vereinbare Auffassungen oder Ziele vertreten, ein klassischer Kompromiss also nicht möglich ist. Ein Wertkonflikt liegt beispielsweise vor, wenn ein Geschäftsführer bereit ist, von Kunden angebotene „Vorteile“ anzunehmen, während sein Teilhaber derartige Bestechungsversuche aus Prinzip ablehnt. Ein typischer Zielkonflikt wäre die Befürwortung von Arbeitszeitkonten durch die Arbeitnehmer und deren Ablehnung durch die Führungsetage.

Ist ein Konsens auch nach umfassendem Austausch von Argumenten und Hintergrundinformationen nicht zu erzielen, kann eine Entscheidung nur durch übergeordnete Instanzen mit entsprechender „Richtlinienkompetenz“ (Gremien, Führungskräfte) gefällt werden. Vorbeugend ist der Leitung eines Unternehmens zu empfehlen, dass sie von vornherein einheitliche Wertvorstellungen und Spielregeln vertritt und vorlebt, mit der sich die Mitarbeiter identifizieren können. Die Entwicklung einer gemeinsamen „Vision“ zum Unternehmensziel entsprechenden strategischen Leitlinien sollte grundsätzlich unter Einbezug von Mitarbeitern aller Bereiche und Ebenen erfolgen.

120 *Sachkonflikte*

Ein Sachkonflikt liegt vor, wenn Uneinigkeit über die Maßnahmen zur Zielerreichung gegeben ist, über das Ziel selbst aber Einigkeit besteht. Das Konfliktthema ist somit eine unterschiedliche Beurteilung der möglichen Wege, weshalb zuweilen auch von Weg- oder Beurteilungskonflikten gesprochen wird. Ein aktuelles Beispiel sind die unterschiedlichen Konzepte zum Abbau der Arbeitslosigkeit. So wird von den einen vorgeschlagen, die Wochenarbeitszeit zu reduzieren, um die vorhandene Arbeit auf mehr Personen zu „verteilen“, während andere eine Erhöhung der Wochenarbeitszeit fordern, um die wirtschaftliche Konjunktur anzukurbeln und in der Folge zusätzliche Arbeitsplätze zu schaffen.

Häufig sind Sachkonflikte auf unterschiedliche Informationsstände und damit einhergehend auf unterschiedliche Vorstellungen der Konfliktbeteiligten zurückzuführen. Dies heißt auch, dass Sachkonflikte im betrieblichen Alltag oft durch frühzeitige und umfassende Information aller Betroffenen vermieden werden können. Regelmäßige Treffen helfen hierbei, Probleme und offene Fragen bereits im Vorfeld zu erkennen und zu klären.

121 *Beziehungskonflikte*

Auslöser für Beziehungskonflikte sind oft konkrete Ereignisse, wie Ziel-, Sach- oder Verteilungskonflikte, bei denen ein Kontrahent (objektiv oder subjektiv) benachteiligt wurde. Es können auch komplexe Rollenkonflikte zu

Grunde liegen. Beziehungskonflikte äußern sich in stark emotional aufgeladenem Verhalten, das den anderen gezielt demütigen oder vor anderen bloßstellen soll. Bei entsprechendem Gegenverhalten gipfelt es in offene Feindseligkeit oder kann den Anfang systematischen Mobbings (s. Abschnitt 3.2.1) darstellen.

Eine Beilegung von Beziehungskonflikten ist nur möglich, wenn beide Seiten eine konstruktive Kommunikationsbereitschaft mitbringen: Diese umfasst den Mut, die empfundenen Verletzungen möglichst ruhig, aber deutlich zu äußern, die Bereitschaft zu einer (ernst gemeinten!) Entschuldigung sowie die Bereitschaft der Gegenseite, diese anzunehmen.

Ist die Situation so festgefahren, dass eine ruhige Aussprache der Beteiligten 122
nicht möglich erscheint, sollte ein neutraler Vermittler, idealer Weise ein professioneller Mediator hinzugezogen werden. Oft zeigt sich im Zuge des Mediationsprozesses, dass der Ursprung der Konfliktspirale in einem relativ leicht zu lösenden Sachproblem liegt. Eine solchermaßen gemeinsam erlangte Erkenntnis versöhnt die Beteiligten meist bereits soweit, dass einer gemeinsamen konstruktiven Lösungssuche sowie der weiteren Zusammenarbeit nichts mehr im Wege steht, ja die Beziehung der Beteiligten sogar gestärkt aus dem Konflikt hervor geht.

Auf Führungsebene besteht eine wesentliche Aufgabe darin, Offenheit und Vertrauen im Umgang miteinander zu fördern und hierbei selbst mit gutem Beispiel voranzugehen. Insbesondere kritische Rückmeldungen sollten zeitnah und konstruktiv gegeben werden, dem Kritikempfänger am konkreten Fall belegt und begründet werden. Empfehlenswert ist in diesem Zusammenhang auch die Einrichtung einer regelmäßigen „Kritikrunde“, in der Konflikte offen angesprochen werden können.

3.2.2.3 Konfliktmanagement

Konfliktmanagement hat eine präventive, eine diagnostische und eine interve- 123
nierende Seite, die wiederum sinnvoll ineinander greifen müssen. Selbst umfassende Präventionsmaßnahmen können den Ausbruch von Konflikten zwar nicht zuverlässig verhindern, beinhalten aber oft bereits Hinweise für konstruktive Lösungswege.

Auf der präventiven Seite ergeben sich entsprechend den oben ausgeführten 124
Konfliktursachen zahlreiche Möglichkeiten, die in der allgemeinen Organisationsgestaltung ansetzen. Um Konflikten vorzubeugen, sollte nach Rudow (1999) unter anderem für folgende Rahmenbedingungen gesorgt sein:

- klar definierte, aufeinander abgestimmte Stellenbeschreibungen und Rollenverteilungen,
- ein nach festgelegten Leistungskriterien ausgerichtetes und ausgewogenes Ent- und Belohnungssystem,
- eindeutig definierte, möglichst transparente Verhaltensregeln für alle Mitarbeiter der Organisation,
- explizite Kompetenzregelungen in Form von schriftlich fixierten und allgemein anerkannten Entscheidungs- und Tätigkeitsbefugnissen,
- eine offene, verständliche und widerspruchsfreie Informationspolitik,
- mit den Mitarbeitern vereinbarte, allgemein bekannte und verbindliche Unternehmensziele,
- mit den Führungskräften abgestimmte, allgemein bekannte und verbindliche Führungsgrundsätze.

Für die frühe Diagnose und Behandlung von Konflikten leistet ein herkömmlicher „Kummerkasten" hervorragende Dienste, vorausgesetzt dieser wird regelmäßig ausgewertet und als Instrument ernst genommen. Im Vergleich zu zusätzlich empfehlenswerten regelmäßigen Besprechungen und Kritikrunden ist hier die Hemmschwelle für die Mitarbeiterschaft deutlich niedriger. Dadurch werden auch „kleine" Probleme eher benannt und können frühzeitig angegangen werden.

Auch wenn die Umsetzung der oben gelisteten „Spielregeln" Konflikte nicht immer verhindern kann, helfen doch festgeschriebene Grundsätze, Entscheidungskriterien und Zuständigkeiten auch wesentlich bei der Analyse bereits ausgebrochener Konflikte, da sie zahlreiche Anhaltspunkte und nicht zuletzt eine gemeinsame Sprachregelung „mitliefern".

125 Eine konkrete Konfliktanalyse könnte sich dann an den folgenden Punkten orientieren:

1. Wer sind die Konfliktparteien?
2. Welche Personen oder Gruppen sind noch am Konflikt beteiligt?
3. Welche Bedingungen haben zum Konflikt geführt?
4. Welche Einstellung haben die Beteiligten dem Konflikt gegenüber?
5. Welche Handlungspläne möchten sie jeweils verwirklichen?
6. Welche Ziele sollen damit jeweils erreicht werden?
7. Welche Lösungen oder Kompromisse sind für alle Parteien denkbar?
8. Gibt es weitere konsensfähige Alternativen?
9. Welche Kriterien liegen zur Bewertung dieser Alternativen vor?

10. Wie sieht ein realistischer Handlungsplan konkret aus?
11. Welche (zusätzlichen) Informationen werden hierzu benötigt?

Entscheidend für das Gelingen einer solchen Konfliktanalyse ist der richtige Kommunikationsstil. Hilfreich ist ein offenes Kommunikationsverhalten auf beiden Seiten, das sich nach Berkel (2002) unter anderem durch folgende Merkmale auszeichnet: 126

- Beschreibung von konkret beobachtetem Verhalten (anstatt wertender Äußerungen und Vergleiche),
- Problemorientierte gemeinsame Lösungssuche (anstatt Kontrolle über den Anderen anzustreben),
- Spontanes, offenes Mitteilen der eigenen Motive (anstatt strategisch-manipulativen Taktierens),
- Einfühlsam und respektvoll auf den anderen eingehen, ihn als gleichberechtigt (anstatt unterlegen) behandeln,
- Bereitschaft, mehrere vorläufige Lösungen durchzuspielen (anstatt vorschnelle Urteile zu fällen).

Gelingt es, ein solches offenes Kommunikationsklima (wieder) herzustellen, steigen die Chancen für eine echte Lösung des Problems erheblich. Hierbei haben sich Seminare und Teamtrainings als hilfreich erwiesen, in denen über Verzerrungen in der sozialen Wahrnehmung aufgeklärt, diese im Rollenspiel aufgezeigt und abgebaut sowie Flexibilität, Offenheit und Perspektivenübernahme gefördert werden. 127

Echte Konfliktlösung

Eine echte Lösung hat eine langfristige Aufhebung des Bewertungs- oder Verteilungsgegensatzes, des Misstrauens und der Antipathie der Beteiligten zum Ziel, eventuell auch eine Aufhebung des Koordinationszwanges. Sie berücksichtigt und befriedigt folglich die Belange aller Parteien gleichermaßen und bezieht dabei auch emotionale Aspekte mit ein. 128

Häufig gelingt eine echte Lösung nur unter Einbezug eines unabhängigen Vermittlers, beispielsweise einer qualifizierten Führungskraft oder eines externen Beraters. Diese sollten unvoreingenommen möglichst viele Informationen von allen Seiten sammeln, sich in Objektivität und Zurückhaltung bezüglich vorschneller Entscheidungen üben, aktiv zur Perspektivenübernahme anregen, auf übergeordnete Ziele (z.B. des Projekts oder der Organisation) hinweisen und Kommunikationshilfen geben. Zentral für die Vermittlerrolle ist, dass die Konfliktparteien den Kern des Problems selbst entdecken, was durch gezielte Fragen und geschicktes schrittweises Lenken der Aufmerksamkeit weg von der emotionalen zurück auf die Sachebene erreicht wird.

129 *Kompromiss*

Es kann unter Umständen notwendig und sinnvoll sein, von der gerade beschriebenen Form der Konfliktlösung Abstand zu nehmen. Dies wird insbesondere dann der Fall sein, wenn die Beteiligten nicht in der Lage sind, wichtige aber knappe Ressourcen zur Zufriedenheit aller zu verteilen. Hier muss die vermittelnde Person die aktive Rolle des Schiedsrichters übernehmen und von außen ein gerechtes Urteil im Sinne eines klassischen Kompromisses fällen. Auch hier ist es hilfreich, die wechselseitige Abhängigkeit der Konfliktparteien und die Gemeinsamkeiten in Werten und Zielen zu betonen.

Da es sich bei der Kompromissfindung wesentlich stärker als bei der echten Lösung um einen Eingriff „von außen“ handelt, sollte auch eine Nachsorgephase eingeplant sein. Regelmäßige Besprechungen, in denen Perspektiven und Ziele ausgetauscht werden können, sind geeignet, nicht nur den Erfolg der Maßnahmen zu kontrollieren, sondern auch ein Hochschaukeln neuerlicher Konflikte zu verhindern.

130 *Konfliktvermeidung und -unterdrückung*

Sowohl das Begleiten einer echten Lösung als auch eines guten Kompromisses setzen nicht nur bei den Beteiligten, sondern vor allem auch bei den verantwortlichen Führungskräften Offenheit, Engagement, Geschick und etwas Mut voraus. Häufig werden Konflikte in der Hoffnung vermieden, dass sich das „schon von selbst wieder einrenkt“. Überzogenes Harmoniestreben, Furcht vor Auseinandersetzungen und nicht zuletzt vor Kritik durch die eigenen Vorgesetzten („Problemabteilung“) spielen hierbei eine zentrale Rolle. Heikle Themen werden auf die lange Bank geschoben oder regelrecht ausgesessen, langfristig gar bevorzugt Ja-Sager eingestellt. Wenn sich ein Eingreifen gar nicht mehr vermeiden lässt, beschränken sich die Interventionen zumeist auf allgemeine Appelle an den Teamgeist, ohne sich mit den tatsächlichen Ursachen oder möglichen Lösungen des Konflikts auseinanderzusetzen.

Schließlich haben Führungskräfte die Möglichkeit, aufkeimende Konflikte kraft Autorität einfach „abzuwürgen“. Die aktive und bewusste Unterdrükkung von Konflikten dient nicht selten der Befriedigung persönlicher Machtmotive. Hierbei wird nicht bedacht, dass angestaute Konflikte nach einiger „Gärzeit“ umso heftiger ausbrechen und dann oft nicht mehr zu überbrücken und zunehmend schwerer zu lösen sind. Dennoch ist nicht zu leugnen, dass autoritäre Führung in einigen wenigen Fällen hilfreich sein kann: wenn die Streitpunkte wirklich trivial sind und /oder unter starkem Zeitdruck gehandelt werden muss. In jedem Fall sollte das Konfliktthema jedoch zu einem späteren Zeitpunkt wieder aufgegriffen und in Ruhe besprochen werden.

3.2.2.4 Fazit

Grundlegend ist natürlich eine echte, gemeinsame Lösung der Königsweg im 131
Umgang mit Konflikten. Eine wirklich gute Führungskraft zeichnet sich jedoch nicht nur dadurch aus, dass sie eine solche Lösung selbst kompetent begleiten kann, sondern auch dadurch, dass sie erkennt, wo ihre Grenzen liegen – wann also die Hinzuziehung eines professionellen Mediators erforderlich ist, damit alle Beteiligten sowie die Organisation als Ganzes gestärkt aus dem Prozess hervorgehen können.

3.2.3 Burnout als Ursache und Folge von Belastungen

3.2.3.1 Begriffsbestimmung

Burnout bezeichnet ursprünglich ein Phänomen, das insbesondere in den so 132
genannten „helfenden Berufen" auftritt (z.B. Ärzte, Seelsorger, Psychotherapeuten), also bei Menschen, die im Rahmen ihrer Berufstätigkeit Dienstleistungen an anderen oder für andere Menschen erbringen. Der Begriff Burnout wurde in den 70er Jahren vom amerikanischen Psychoanalytiker H.J. Freudenberger (1974) geprägt und bedeutet übersetzt soviel wie „ausbrennen" oder „ausgebrannt sein". Darunter ist zu verstehen, dass ursprünglich motivierte und engagierte Mitarbeiter sich im Laufe ihres Berufslebens in ihrer Einstellung und ihrem Verhalten verändern und zu reizbaren, demotivierten Kollegen werden, die ihren eigenen Leistungsstandard nicht mehr halten können. Es kommt bei den Betroffenen zu körperlichen Symptomen wie Erschöpfung, Kopfschmerzen und Schlaflosigkeit, aber auch negativen Gestimmtheiten und einer distanzierten bis zynischen Einstellung zur Arbeit und zu den Patienten, Klienten oder Kunden.

Burnout wurde zum Synonym für physische und psychische Befindensbe- 133
einträchtigungen bei Beratungs-, Pflege- und Betreuungstätigkeiten (Frieling & Sonntag, 1999). Für die betroffenen Mitarbeiter und deren Kollegen bedeutet diese Entwicklung eine in mehrerer Hinsicht schädliche Belastung. Inzwischen wird Burnout nicht nur bei den „helfenden Berufen", sondern auch im Dienstleistungssektor und im produzierenden Gewerbe beobachtet. Die Beschreibung des Begriffs Burnout durch Fengler (2002, S. 89) trägt dieser erweiterten Perspektive Rechnung und geht sogar noch darüber hinaus: „Burnout ist die akute oder chronifizierte Anpassungsreaktion in der Folge von kurzzeitigem oder lang anhaltendem Stress in den äußeren oder inneren Lebensbedingungen. Burnout ist multifaktoriell bedingt durch Belastungen,

die in der Person selbst, im Privatleben, in Zielgruppen der Arbeit, Team und Kollegenkreis, Vorgesetzten, Institutionsfaktoren und gesellschaftlichen Gegebenheiten liegen. Burnout tritt auf, wenn die Belastung als hoch, dauerhaft oder unausweichlich erlebt wird und weder durch Bewältigung noch durch Erholungszeiten hinreichend gemildert oder ausgeglichen werden kann. Es ist durch Erlebnisse geistiger, emotionaler, körperlicher und sozialer Erschöpfung, durch den Eindruck verminderter Leistungsfähigkeit und durch Entfremdung gekennzeichnet. Zu seiner Behebung bedarf es einer einmaligen oder längerfristigen Intervention auf einer oder mehreren der o.g. sieben Ebenen, die die Person in Eigeninitiative oder mit Unterstützung durch fachliche Hilfe vornehmen kann."

3.2.3.2 Phasen der Burnout-Entwicklung

134 Burnout ist in seinem Verlauf als schleichender Prozess zu charakterisieren, der in mehrere Phasenabschnitte zu unterteilen ist und im Endzustand zu

- emotionaler Erschöpfung,
- Depersonalisation und zu
- verringerter Leistungsfähigkeit führt.

In Bezug auf die Verlaufsform gibt es unterschiedliche Annahmen. So gehen Edelwich und Brodsky (1980) von insgesamt 5 chronologischen Phasen im Verlauf einer von Burnout geprägten Berufskarriere aus:

1. Stadium der idealistischen Begeisterung,
2. Stadium der Stagnation,
3. Stadium der Frustration,
4. Stadium der Apathie,
5. Interventionsphase.

135 Danach stellen überhöhte Erwartungen der Berufsanfänger zu Beginn der Tätigkeit gewissermaßen die erste Phase dar, in der es nach einiger Zeit zu einer Desillusionierung kommt, da die realen Arbeitsbedingungen nicht den anfänglichen Erwartungen entsprechen. In der Phase der Stagnation kommt es zu einem Motivationsverlust, wobei sich die Arbeitsleistungen nur noch an dem Notwendigen orientieren. Wenn in diesem Stadium Veränderungen ausbleiben, wenn soziale Unterstützung nicht stattfindet und die finanzielle und berufliche Perspektive keinen Ausgleich schafft, ist der Übergang in die dritte Phase, das Stadium der Frustration vorprogrammiert. Der Betroffene stellt die Sinnhaftigkeit seiner Tätigkeit in Frage. Die Krankheitsanfälligkeit nimmt zu, die persönlichen Ausfallzeiten steigen. Mitunter wird Ausschau nach einer neuen Tätigkeit gehalten und nicht selten wird mit einer neuen Ausbildung

geliebäugelt. Wenn diese Probleme nicht offenkundig werden, wenn sie tabuisiert werden, wenn es dadurch zu keiner Veränderung kommt und auch keine Aussicht darauf besteht, kann sich das Stadium der Apathie anschließen, das von einer gewissen Hoffnungslosigkeit, emotionaler Gleichgültigkeit und Resignation gekennzeichnet ist.

Betroffene äußern in diesem Stadium etwa folgendes:

„Ich kann machen was ich will, es ändert sich ja doch nichts."

„Die da oben können machen was sie wollen, mir ist das doch egal"

Bei Kunden- oder Klientenkontakt besteht die Gefahr des betriebsschädlichen Verhaltens. So kann es vorkommen, dass offen über die eigene Tätigkeit geklagt oder dass unfreundliches Verhalten gezeigt wird. Mit einer Zunahme krankheitsbedingter Fehlzeiten ist zu rechnen.

Das fünfte Stadium bezieht sich auf Behandlungsmöglichkeiten zum Abbau von Burnout. Ansatzpunkte zur Intervention bestehen auch in den vorhergehenden Stadien, sofern es eine Art Früherkennungssystem, ein sensibles soziales Umfeld oder eine offene Kommunikationskultur in der Organisation gibt.

Die Phasen sind nicht genau voneinander zu trennen, ebenso können keine Aussagen über die Zeitdauer der jeweiligen Phasen gemacht werden. Es ist jedoch davon auszugehen, dass es Jahre dauert, bis die dritte oder vierte Phase erreicht ist. Allerdings scheint es so zu sein, dass durch gehäufte Vorfälle frustrierender Ereignisse es auch in kürzeren Zeitspannen zu Burnouterleben kommen kann.

Fengler (2002) geht von acht Stufen der Burnout-Entwicklung aus: *136*

1. Die Mitarbeiter beginnen mit besonderem Idealismus, Enthusiasmus und Engagement ihre Arbeit.
2. Sie spüren jedoch nach einiger Zeit, dass sie überfordert sind und den eigenen Leistungsansprüchen nicht gerecht werden.
3. Darüber wird die Freundlichkeit den Kunden/Klienten/Patienten gegenüber geringer, die Anstrengung wird größer.
4. Der Mitarbeiter empfindet hier aber auch Schuldgefühle wegen seines nach seinem Erachten unzureichenden Verhaltens.
5. Es werden vermehrt Anstrengungen unternommen, die Arbeit rasch und effizient zu erledigen, dabei aber auch freundlich zu sein.
6. Die Überforderung wird dadurch jedoch nicht bewältigt, sondern noch verstärkt.

7. Der Mitarbeiter erlebt sich selbst als zunehmend hilflos, denn das praktizierte Verhalten führt nicht zum gewünschten Ergebnis. Hoffnungslosigkeit und Abneigungsgefühle gegenüber der Arbeit nehmen zu. Es kann zu Phasen der Apathie kommen.
8. Schließlich kommt es zum Burnout mit den bekannten Symptomen: Selbstbeschuldigung, Flucht, Zynismus, Sarkasmus, psychosomatische Reaktionen, Fehlzeiten, unsinniges, spontanes Verhalten, Unfälle, Dienst nach Vorschrift usw.

137 Freudenberger und North (1997) unterscheiden 12 Phasen eines Burnoutprozesses, die nicht immer in dieser Reihenfolge ablaufen müssen:

1. Einstieg in die neue Arbeitstätigkeit mit hohem Ehrgeiz und Verbissenheit (z.B. „denen werde ich es schon zeigen!").
2. Steigerung des Energie- und Zeitaufwandes für die Arbeit einhergehend mit weniger Beachtung der eigenen Bedürfnisse.
3. Dieser Konflikt wird verdrängt.
4. Die Bedürfnisse, die nicht beruflicher Natur sind, verlieren nahezu ihre Bedeutung.
5. Dieser Verzicht wird häufig nicht mehr wahrgenommen („mir fehlt doch nichts") und die Überarbeitung verleugnet.
6. Das Denken und Verhalten wird immer inflexibler und intoleranter.
7. Orientierungslosigkeit (nicht immer von außen erkennbar) macht sich bemerkbar.
8. Es kommt zu einer völligen Kritik-Unfähigkeit, jegliche Flexibilität geht verloren.
9. Zunehmende Unfähigkeit, die eigenen Bedürfnisse wahrzunehmen.
10. Angstgefühle oder Suchtverhalten treten auf (bei Selbständigen z.B. auch Existenz-Angst).
11. Sinnlosigkeit und Desinteresse prägen das Tun.
12. Völlige, unter Umständen auch lebensbedrohliche Erschöpfung stellt sich ein.

Die Vielfalt der unterschiedlichen Burnout-Phasen und deren divergierende Beschreibungen dokumentieren, dass der Forschungsgegenstand noch nicht exakt genug definiert ist. Offensichtlich besitzt das Burnout-Syndrom einen Prozesscharakter, der jedoch noch eingehender zu erforschen und empirisch besser abzusichern ist.

3.2.3.3 Ursachen von Burnout

Inzwischen wird in der Forschung zunehmend akzeptiert, dass die Arbeits- 138
bedingungen bei der Entstehung von Burnout eine wichtige Rolle spielen. Lange Zeit galt Burnout als Ausdruck individuellen Fehlverhaltens oder einer individuellen Disposition. „Globalisierung“, „Standortsicherung“ und „Verschlankung“ bringen immer mehr und immer anspruchsvollere Arbeit mit sich, fordern immer mehr Flexibilität und steigern die Angst um den Arbeitsplatz. Das führt zu enormen psychosozialen Belastungen. Obwohl noch viele Fragen ungeklärt sind, gilt in der Burnout-Forschung als wahrscheinlich, dass es zwischen Arbeitssituation und Persönlichkeit eine dynamische Wechselwirkung gibt: Es gibt bestimmte gefährdete Menschen in einer immer stärker gefährdenden Arbeitswelt.

Weinert (2004) betrachtet Burnout als ein durch Stress verursachtes Pro- 139
blem. Quellen des Stresses können sowohl im beruflichen als auch im privaten Bereich liegen. In Anlehnung an Fengler (2002) lassen sich sieben Belastungsbereiche identifizieren, die einen Beitrag zur Burnout-Entwicklung leisten können:

1. Eigenschaften der betroffenen Person. Biographische Prägung und persönliche Neigung führen dazu, dass Selbstüberlastung und Selbstausbeutung im Alltag kumulieren.
2. Partnerschaft- und Freundeskreis sowie das gesamte Privat- und Freizeitleben sind so organisiert, dass sie zu Stress führen. Private Probleme (Trennung, Konflikte mit den Kindern etc.) belasten.
3. Die Kunden/Patienten/Klienten, mit denen der Mitarbeiter am Arbeitsplatz zu tun hat, stellen eine unter Umständen tägliche Belastung dar.
4. Teams oder der Kollegenkreis sind stressauslösend. Ein unangenehmes Arbeitsklima beeinträchtigt das Wohlbefinden.
5. Das Vorgesetztenverhalten wirkt für den Betroffenen stressend.
6. Institutionsfaktoren wie Effizienzdruck, unangenehme Arbeitsumgebung, Vielarbeit, mangelndes Personal und anderes mehr fallen belastend ins Gewicht.
7. Gesellschaftliche Rahmenbedingungen, vor allem wirtschafts- und sozialpolitischer Natur, können den Belastungsgrad noch erhöhen (Angst vor Arbeitslosigkeit etc.)

3.2.3.4 Wie kann Burnout erkannt werden?

Das Verhalten bei Personen mit Burnout-Symptomatik ist, wie oben beschrie- 140
ben, durch die drei Hauptmerkmale „Emotionale Erschöpfung“, „Deperso-

nalisation“ und „reduzierte persönliche Leistungsfähigkeit“ gekennzeichnet. Die damit einhergehenden Symptome sind vielfältigster Art und reichen von Auffälligkeiten im körperlichen Bereich (z.B. erhöhter Blutdruck, Atembeschwerden, Magen-Darm-Probleme, Kopf- und Rückenschmerzen) über psychische Symptome (z.B. Konzentrations- und Gedächtnisschwäche, Depressivität, Substanzmissbrauch) bis hin zu sozialen Problemen (z.B. reduzierte Anteilnahme an anderen, Konflikte mit Kollegen und Angehörigen, Rückzugsverhalten und zunehmende Isolation).

141 Von Kollegen oder Vorgesetzten können Einzelsymptome nur erkannt werden, wenn sie sich im Verhalten des betroffenen Mitarbeiters zeigen. Allein aufgrund der wahrgenommen Symptome ist ein Rückschluss auf Burnout allerdings unzulässig. Auch der Mitarbeiter selbst muss zu Wort kommen. Darüber hinaus gibt es eine Reihe von Fragebogeninstrumenten, die zur Erfassung von Burnout eingesetzt werden können. Das Maslach-Burnout-Inventory (MBI) von Maslach und Jackson (1981, 1986) ist das bekannteste und am weitesten verbreitete Instrument zur Erfassung von Burnout. Eine deutsche Version des Maslach Burnout Inventory (MBI-D) wurde von Büssing und Perrar (1992) entwickelt und überprüft. Kasten 3.2.3.4.1 gibt eine in Anlehnung an dieses Instrument entwickelte Screening-Version zur Selbst- oder Fremdbeurteilung wieder. Dabei ist deutlich darauf hinzuweisen, dass solche Screening-Instrumente in ihrer diagnostischen „Beweiskraft“ keinesfalls überschätzt, sondern eher als Möglichkeit und Anreiz verstanden werden sollten, sich mit den eigenen Burnout-Problemen oder denen anderer Personen auseinanderzusetzen.

Kasten 3.2.3.4.1: Fragebogen zum Burnout (in Anlehnung an Büssing & Perrar, 1992)

Im folgenden werden einige Aussagen zu Ihrem Arbeitsverhalten und Arbeitserleben im Umgang mit Kunden (Kollegen, Mitarbeitern) gemacht. Bitte kreuzen Sie an, inwieweit Sie den Aussagen zustimmen. Addieren Sie zum Schluss Ihre Gesamtpunktzahl.

1 = stimme voll und ganz zu 5 = stimme überhaupt nicht zu

1.	Ich fühle mich durch meine Arbeit ausgebrannt.	1	2	3	4	5
2.	Der direkte Kontakt mit Menschen bei meiner Arbeit belastet mich zu stark.	1	2	3	4	5
3.	Den ganzen Tag mit Menschen zusammen zu arbeiten, ist für mich wirklich anstrengend.	1	2	3	4	5
4.	Ich fühle mich von den Problemen meiner Kunden persönlich betroffen.	1	2	3	4	5
5.	Ich glaube, dass ich manche Kunden so behandele, als wären sie unpersönliche Objekte.	1	2	3	4	5

6.	Ich fühle mich durch meine Arbeit emotional erschöpft.	1	2	3	4	5
7.	Ich habe nicht das Gefühl, dass ich durch meine Arbeit das Leben anderer Menschen positiv beeinflusse.	1	2	3	4	5
8.	Ich bin in schlechter Stimmung, wenn ich intensiv mit meinen Kunden gearbeitet habe.	1	2	3	4	5
9.	Ich glaube, dass ich nicht mehr weiter weiß.	1	2	3	4	5
10.	Bei der Arbeit gehe ich mit emotionalen Problemen nicht gelassen genug um.	1	2	3	4	5
11.	Ich habe ein ziemlich unbehagliches Gefühl wegen der Art und Weise, wie ich manche Kunden behandelt habe.	1	2	3	4	5
12.	Am Ende eines Arbeitstages fühle ich mich verbraucht.	1	2	3	4	5
13.	Es fällt mir schwer, eine entspannte Atmosphäre mit meinen Kunden herzustellen.	1	2	3	4	5
14.	Ich fühle mich müde, wenn ich morgens aufstehe und an den bevorstehenden Arbeitstag denke.	1	2	3	4	5
15.	In vieler Hinsicht fühle ich mich ähnlich wie meine Kunden.	1	2	3	4	5
16.	Ich fühle mich schlapp.	1	2	3	4	5
17.	Ich gehe ziemlich erfolglos mit den Problemen meiner Kunden um.	1	2	3	4	5
18.	Ich habe das Gefühl, dass ich an meinem Arbeitsplatz zu hart arbeite.	1	2	3	4	5
19.	Ich fühle mich durch meine Arbeit frustriert.	1	2	3	4	5
20.	Ich habe das Gefühl, dass Kunden mir die Schuld für ihre eigenen Probleme geben.	1	2	3	4	5
21.	Ich habe in meiner Arbeit kaum etwas erreicht.	1	2	3	4	5
22.	Ich befürchte, dass meine Arbeit mich emotional verhärtet.	1	2	3	4	5
23.	Es fällt mir schwer, mich in meine Kunden hinein zu versetzen.	1	2	3	4	5
24.	Es ist mir wirklich egal, was mit meinen Kunden passiert.	1	2	3	4	5
25.	Seitdem ich diese Arbeit ausübe, bin ich gefühlloser im Umgang mit Menschen geworden.	1	2	3	4	5

< 44 Punkte:
sehr hohe Burnout-Gefährdung, Maßnahmen dringend erforderlich

45-64 Punkte:
hohe Burnout-Gefährdung, Maßnahmen erforderlich

65-84 Punkte:
mittlere Burnout-Gefährdung, Schwachstellenanalyse und Gegensteuern empfehlenswert

85-105 Punkte:
niedrige Burnout-Gefährdung, Schwachstellen reflektieren

> 105 Punkte:
aktuell keine Burnout-Gefährdung, mögliche Schwachstellen sind im Hinblick auf präventive Maßnahmen zu analysieren

3.2.3.5 Verbreitung von Burnout

142 Zur bevölkerungsbezogenen Häufigkeit von Burnout-Syndromen gibt es keine zuverlässigen Informationen. Ursache hierfür sind die erheblichen Unterschiede in den Lebenssituationen der Betroffenen. Zu bedenken ist auch, dass die Übergänge von der Burnout-Symptomatik zur Depression meist fließend sind. Für unterschiedliche Berufsgruppen schwanken die Angaben zur Burnout-Häufigkeit deutlich. Alle Prävalenzangaben müssen letztlich jedoch mit Skepsis betrachtet werden, da es (noch) an einheitlichen Diagnosekriterien zur Erfassung von Burnout fehlt.

3.2.3.6 Was kann bei vorliegendem Burnout getan werden?

143 Es gibt erst sehr wenige Untersuchungen, in denen Methoden zur Bewältigung oder Verhinderung des Burnout-Syndroms systematisch überprüft wurden. Da die Beschwerden beim Burnout-Syndrom sehr unterschiedlich sein können, muss sich die Behandlung an der individuellen Ausprägung der Problematik orientieren. Oft ist eine Unterstützung durch Fachkräfte notwendig. Dies kann beispielsweise durch eine Psychotherapie geschehen, wobei unterschiedliche Therapieschulen unterschiedliche Schwerpunkte setzen. Bei den so genannten tiefenpsycholgischen Verfahren und der Psychoanalyse werden vor allem die Hintergründe der Entstehung einer Erkrankung aufgearbeitet. Bei verhaltenstherapeutischen Verfahren wird gezielt krankheitsförderndes Verhalten abgelegt und gesundheitsförderliches Verhalten erlernt.

Je nach Entstehungszusammenhang der Beschwerden können verschiedene Ansatzpunkte hilfreich sein. Fengler (1998) nennt zentrale Bestandteile von Seminaren und Trainingsmaßnahmen zur Burnout-Bewältigung:

- Identifikation und Beeinflussung von Stressquellen in der Person und ihrem Arbeitskontext,
- Frühzeitige Wahrnehmung eigener Belastungsreaktionen,
- Entwicklung geeigneter Bewältigungsstrategien,
- Soziale Unterstützung.

144 In Seminaren zum Zeitmanagement können darüber hinaus Betroffene lernen, ihre Zeit sinnvoll einzuteilen; durch Entspannungsmethoden wie Progressive Muskelrelaxation oder Autogenes Training kann Entspannung neu gelernt werden. Bedeutsam ist auch die Identifikation persönlicher Ziele. So genannte Genusstrainings (Bergler & Hoff, 2002) fördern die verloren gegangene Fähigkeit, Dinge wieder bewusst wahrzunehmen und zu genießen. Eine gesunde Ernährung hilft, das Abwehrsystem zu stärken. Bewegung und Sport wirken sich zudem auch positiv auf die seelische Befindlichkeit aus. Die medikamen-

töse Behandlung von Burnout ist umstritten, der Erfolg wissenschaftlich nicht belegt.

Zum Abbau von Burnout im Arbeitsbereich bieten sich auch folgende Handlungsprinzipien an: 145

- Das Problem zum Thema machen, das Problem ernst nehmen und möglichst frühzeitig reagieren.
- Kontakt und Kommunikation herstellen, Mitarbeitergespräche führen und Unterstützung anbieten.
- Welche belastenden Einflüsse können kurz- oder mittelfristig abgebaut werden? Welche Vorschläge macht der Mitarbeiter?
- Ziele und Perspektiven mit den Mitarbeitern klären, wozu auch das Ziehen von Grenzen gehört.

Die genannten Punkte gelten auch für die Prävention von Burnout. Dabei ist 146
es wichtig, dass im Organisationskontext die Mitarbeiter von vornherein aktiv in die Auswahl solcher Maßnahmen einbezogen werden. Gesundheits- oder Problemlösezirkel sind ebenso wie Teammeetings oder Arbeitsgruppenbesprechungen geeignet, um präventive Maßnahmen zum Burnout zu diskutieren. Darüber hinaus sind die Organisationen aufgefordert, durch geeignete Maßnahmen wie z.B. Führungsleitlinien, Arbeitsaufbau- und Arbeitsablaufprozesse, betriebliche Beteiligungs- und Mitbestimmungsmöglichkeiten und entsprechende betriebliche Gesundheitsangebote (siehe dazu auch Kapitel 3.4, das sich mit dem Thema „Work-Life-Balance“ befasst) eine Unternehmenskultur zu schaffen, die es ermöglicht, burnoutbegünstigende Arbeitsbedingungen frühzeitig zu erkennen und geeignete Gegenmaßnahmen zu ergreifen.

Fallbeispiel „Burnout“

Burnout ist nicht nur ein Problem in so genannten Sozialberufen, Burnout kann auch zum Problem in bislang weniger beachteten Branchen werden, sofern bestimmte Voraussetzungen gegeben sind.

Zu diesen Voraussetzungen zählen beispielsweise der tägliche Kontakt mit Menschen, z.B. mit Kunden oder, wie nachfolgend dargestellt, mit den eigenen Kollegen oder Mitarbeitern. Das folgende Fallbeispiel beschreibt den Burnoutprozess bei einem EDV-Systembetreuer.

Ein großes renommiertes Forschungsinstitut, das Grundlagen- und Auftragsforschung auf dem Gebiet der elektronischen Datenverarbeitung leistet, verfügt über eine entsprechende sehr umfangreiche Hardware-Ausstattung. Neben vielfältigen notwendigen Einrichtungen wie Server,

Netzwerken, Drucker usw. gehören dazu auch die 400 PC's bzw. Workstations der Anwender. Zuständig für den reibungslosen Betrieb sind 3 Systembetreuer. Von einem dieser Kollegen ist im folgenden die Rede. Es handelt sich um einen Mitarbeiter, der 42 Jahre alt und seit 7 Jahren in diesem Institut und in dieser Funktion tätig ist. Zu Beginn seiner Tätigkeit war er ein motivierter Mitarbeiter. Doch nach ca. zwei Jahren veränderte sich seine Einstellung und damit seine Einsatzfreude. Was war geschehen? Seine Tätigkeit besteht aus Serviceleistungen, d.h., er muss für einen sicheren Betrieb sorgen und infolge dessen auch Störungen beheben. Mit anderen Worten: Er ist auf Abruf tätig und hat kaum Möglichkeiten der Vorausplanung. Der Tagesablauf ist nicht selten durch Einsätze gekennzeichnet, die am Morgen noch nicht absehbar waren. Zudem ist er immer wieder mit der Ungeduld und dem Ärger der Benutzer konfrontiert. Aufträge sind häufig unter Zeitdruck auszuführen. Seine Tätigkeit führt er seit einiger Zeit ohne nennenswerte Begeisterung aus (Stagnation). Frustration trat auf, als es zu wiederholten Auseinandersetzungen mit seinen „Kunden", den Anwendern kam. Aufgrund seines Arbeitsvertrages beträgt seine Wochenarbeitszeit 38,5 Stunden. Überstunden waren früher, auch ohne zeitlichen oder monetären Ausgleich, immer wieder nötig. Mit der wachsenden Frustration nahm die Bereitschaft zur Mehrarbeit stetig ab. Es kam auch zu ersten vereinzelten krankheitsbedingten Fehlzeiten. Gesundheitliche Beschwerden waren als unspezifisch einzustufen. Psychische Fehlbeanspruchung als Folge psychosozialer Belastungen war in seinen Aussagen immer wieder erkennbar. Erste Wünsche nach beruflicher Veränderungen kamen auf. Nach weiteren zwei Jahren konnte er diesen Vorsatz realisieren. Bis dahin hatte er kaum noch Engagement für seine bisherige Tätigkeit gezeigt.

147 Was hat im vorliegenden Fallbeispiel den Burnout-Prozess in Gang gesetzt? Stichpunktartig sind zu nennen:

- Keine oder kaum vorhandene eigene Planungsmöglichkeiten.
- Wenig Handlungsspielraum.
- Keine berufliche Perspektive.
- Häufige Reibereien, wenn unter Zeitdruck Störungen zu beheben waren.
- Fehlende soziale Unterstützung durch Vorgesetzte und/oder Kollegen.

Aufgrund dieser Bedingungssituation verlor das Institut einen erfahrenen und ehemals motivierten Mitarbeiter.

148 Maßnahmen zur Burnoutprävention dienen nicht nur den Bedürfnissen des einzelnen Mitarbeiters, sondern sie stellen auch gezielte Schritte zur Personalpflege (Kastner, 1994) dar. Solche auf die Personalpflege abzielenden Personal- und Organisationsentwicklungsmaßnahmen dienen sowohl der Förderung der Mitarbeiter als auch der Bewahrung von deren Kompetenz und Leistungsfähigkeit über einen langen Zeitraum hinweg. Nicht zuletzt erhöhen Maßnahmen zur Personalpflege auch die Identifikation des Mitarbeiters mit dem Arbeitgeber und tragen so zu einer höheren Arbeitszufriedenheit und einer stärkeren Bindung an das Unternehmen bei. Auch und gerade in Zeiten der Rezession sollte diesem Aspekt besondere Aufmerksamkeit gewidmet werden, insbesondere wenn es darum geht, qualifizierte Fach- und Führungskräfte für ein Unternehmen zu erhalten.

3.2.4 Sexuelle Belästigung

Seit der Gesetzgeber 1994 das längst überfällige Gesetz zum Schutz von Be- *149*
schäftigten vor sexueller Belästigung am Arbeitsplatz (Beschäftigtenschutzgesetz) erlassen hat, sind Dienstvorgesetzte und Arbeitgeber nicht nur moralisch, sonder auch rechtlich verpflichtet, ihre Mitarbeiter vor sexuellen Übergriffen durch Kollegen, Vorgesetzte, Ausbilder und Klienten zu schützen. Auch in einer EU-Richtlinie, die 2005 in Kraft tritt, werden wesentliche neue rechtliche Bestimmungen über Präventivmaßnahmen zur Unterbindung von Diskriminierung aufgrund des Geschlechts und zum Schutz vor sexueller Belästigung einheitlich festgelegt.

Die Rechtslage ist somit eindeutig, die Betroffenen (zu 90 % Frauen) haben ein Beschwerderecht und dürfen keinerlei berufliche oder persönliche Nachteile erfahren. Faktisch ist jedoch die Schwelle für offizielle Beschwerden nach wie vor extrem hoch, wie zahlreiche neuere Untersuchungen immer wieder belegen.

Hierbei spielt auch eine Rolle, dass die ausdrückliche Benennung des Sachverhaltes den Betroffenen nach wie vor schwer fällt. Wie in entsprechenden Schulungsseminaren immer wieder deutlich wird, vermag kaum ein anderer Begriff derart hitzige Diskussionen (selbst unter Gleichstellungsbeauftragten) zu entfachen wie der, was denn nun eigentlich unter sexuelle Belästigung falle und was nicht.

3.2.4.1 Begriffsabgrenzung

Eine vollständige „Liste“ aller denkbaren konkreten Äußerungen, Handlun- *150*
gen und Situationen ist an dieser Stelle weder wünschenswert noch hilfreich. Als sexuelle Belästigung gilt generell jedes verbale oder nonverbale Verhalten mit sexuellem Inhalt, das von den Betroffenen nicht erwünscht ist, als beleidigend oder abwertend empfunden wird und/oder bereits gesetzte Grenzen

überschreitet. Sexuelle Belästigung hat nichts mit freundschaftlicher Beziehung oder freiwillig eingegangenen Verhältnissen zu tun, sondern wird als Verhalten dem Opfer aufgezwungen, wobei es ihm schwer gemacht wird, seine Missbilligung zum Ausdruck zu bringen.

Konkret können dies Bemerkungen oder Handlungen sein, die die Sexualität am Arbeitsplatz betonen, wie anzügliche Äußerungen über Kleidung und Figur oder das Anbringen pornografischer Darstellungen. Ebenfalls unter den Begriff fallen scheinbar zufällige Berührungen der Brust sowie das „Po-Klapsen" oder -Kneifen und Aufforderungen zu sexuellen Handlungen oder deren gewaltsame Erzwingung, weiterhin Verhaltensweisen, die eine Gehaltserhöhung oder Beförderung von der Bereitschaft zu sexuellem Kontakt abhängig machen.

Entscheidend ist in jedem Fall das subjektive Empfinden der Betroffenen. Wer sich sexuell belästigt fühlt, wird sexuell belästigt, unabhängig davon ob der Belästiger dies „so gemeint" haben will oder nicht. So vage und dehnbar eine solche Begriffsabgrenzung auf den ersten Blick wirken mag, so klar ist doch im Einzelfall immer (auch für den Täter!), ob ein Verhalten sexuell belästigend oder eben ein „harmloser Flirt" ist. Folgende Serie von Fallbeispielen (Sadrozinski, 1991) mag dies verdeutlichen:

- Frau A, Anfang 20, läuft über den Büroflur. Sie trägt ein Kleid, das kurz über dem Knie endet. Ihr Kollege Z. strahlt sie an und sagt in anerkennendem Ton: „Du bist heute aber schick. Das Kleid steht Dir wirklich gut." Frau A lacht und sagt: „Nicht wahr, das ist im Moment mein Lieblingsstück."
- Auf der Treppe trifft Frau A den Kollegen Y. Er ist 45 Jahre alt und seit über 10 Jahren im Unternehmen. Als er Frau A sieht, pfeift er ihr hinterher und sagt: „So ein kurzes Kleid könntest Du uns ruhig öfter mal servieren." Frau A. fühlt sich peinlich berührt und würde gerne etwas Passendes entgegnen, aber ihr fällt so schnell keine schlagfertige Antwort ein.
- Frau A sucht in der Registratur eine Akte. Die Regale sind sehr eng gestellt. Kollege X, ein verheirateter Mann um die 40, sucht in der gleichen Regalreihe. Plötzlich beugt er sich mit den Worten „Moment, ich brauche diese Akte" über sie und berührt dabei scheinbar zufällig ihre Brust. Frau A ist irritiert. Herr X nimmt die Akte und geht weg, als sei nichts geschehen.

Im ersten Fall handelt es sich um ein Kompliment oder (wenn man möchte) einen kleinen Flirt, während das Verhalten des Kollegen im zweiten Beispiel eindeutig sexuell belästigend ist – auch wenn Herr Y sich vermutlich selbstsicher dahingehend verteidigen würde, dass er sich doch ebenso wie Herr Z. nur anerkennend über das Kleid von Frau A geäußert habe, nicht habe ahnen können dass sie so empfindlich sei etc. Ebenso sicher wird sich Kollege X aus dem dritten Beispiel fühlen: Es habe sich ja nur um eine zufällige Berührung gehandelt, man wird doch noch eine Akte hervorholen dürfen, eine Unverschämtheit, schließlich sei er verheiratet und so fort.

Diese Art, sich einen „ehrenvollen“ Abgang zu garantieren, kennzeichnet *151* den typischen Belästiger: Er bewahrt sich immer die Möglichkeit, dem Opfer Halluzinationen oder Wunschdenken („Die träumt ja, das hätte sie wohl gerne“) beziehungsweise fehlenden Sinn für Humor („Sie versteht ja überhaupt keinen Spaß“) zu unterstellen. Gerne wird auch argumentiert, die Betreffende habe ein Verhalten ja geradezu herausgefordert („So wie die hier ’rumläuft“). So werden Beweislast wie Verantwortung auf das Opfer abgeschoben.

Dass es für Herrn X ein Leichtes gewesen wäre, Frau A zu bitten, einen Schritt zur Seite zu gehen oder ihm die Akte anzureichen, beziehungsweise sich, sofern die Berührung tatsächlich ungewollt war, sofort zu entschuldigen, muss ihm erst einmal jemand entgegenhalten. Viel wahrscheinlicher ist ohnehin, dass er den Vorfall rundheraus abstreitet – denn unter Zeugen findet sexuelle Belästigung am Arbeitsplatz höchst selten statt.

3.2.4.2 Zum Ausmaß sexueller Belästigung an deutschen Arbeitsplätzen

Eine 1991 veröffentlichte Studie im Auftrag des Bundesministeriums für Ju- *152* gend, Frauen, Familie und Gesundheit (Holzbecher, 1990) legte erstmals umfassende Zahlen und Fakten zur Lage in Deutschland vor. Seither ist hierzulande keine vergleichbar umfangreiche, vielschichtige und repräsentative Untersuchung durchgeführt worden. Ein zentrales Ergebnis betrifft das Ausmaß der Betroffenheit von sexueller Belästigung am Arbeitsplatz. Eine Teilstudie, die branchenübergreifende Befragung von 1.204 Arbeitnehmerinnen aus unterschiedlichsten Tätigkeitsbereichen, zeigte, dass 93 % der Befragten über Erfahrungen mit sexueller Belästigung am Arbeitsplatz zu berichten hatten. Selbst wenn man die Art von Vorkommnissen abzieht, die nur von weniger als 50 % der Stichprobe als Belästigung klassifiziert wurden (anzügliche Witze, hinterher Pfeifen, Anstarren, zufällige Körperberührungen), verbleibt, dass 72 % aller befragten Arbeitnehmerinnen mit sexueller Belästigung einschlägige Erfahrungen am Arbeitsplatz machen mussten.

Konkret heißt dies: Jede zweite Befragte musste sich anzügliche Bemerkungen über ihre Figur oder ihr Sexualleben anhören, jede dritte wurde mit unerwünschten Einladungen mit eindeutiger Absicht, mit Po-Kneifen oder pornografischen Darstellungen am Arbeitsplatz konfrontiert. Jede fünfte hat bereits erlebt, dass ihr überraschend an die Brust gefasst wurde, jede sechste wurde Opfer aufgedrängter Küsse oder belästigender Briefe und Telefonate. Jede zehnte wurde schon einmal zum Geschlechtsverkehr aufgefordert, wobei jede zwanzigste berufliche Nachteile angedroht bekam, falls sie sich verweigere, und schließlich jede dreißigste gewaltsam zu sexuellen Handlungen gezwungen wurde.

Eine im Frühjahr 2000 durchgeführte Studie zur sexuellen Belästigung am Ausbildungsplatz (DGBJ, 2000) an 1.062 weiblichen Auszubildenden aus 22 Münchner Berufsschulen bestätigt diese Ergebnisse im Wesentlichen. Bereits 42 % der minderjährigen (!) Auszubildenden berichten von sexuellen Belästigungen; bei den 18-19jährigen sind es 49 %, bei den über 19jährigen dann wieder etwas weniger. Besonders häufig wurden anzügliche Bemerkungen (44 %), Po-Kneifen oder -Klapsen (27 %), sowie unerwünschte Einladungen mit eindeutiger Absicht (19 %) und das Zeigen pornografischer Bilder am Arbeitsplatz (18 %) genannt.

Die Alltäglichkeit der Belästigungen wird auch darin deutlich, dass in beiden Studien als häufigste Belästigungssituation „bei der Arbeit“ beziehungsweise „am Arbeitsplatz“ genannt wird. Die weit verbreitete Vorstellung, sexuelle Belästigung fände überwiegend an dunklen, abgelegenen Orten statt, muss somit schlicht als falsch verworfen werden (vgl. Holzbecher, 1990).

3.2.4.3 Typische Opfer, typische Täter?

153 Grundsätzlich kann sexuelle Belästigung am Arbeitsplatz jede Frau treffen. Dennoch zeigen sich einige Auffälligkeiten: Vielfach sind Frauen betroffen, die nicht verheiratet und zwischen 20 und 30 Jahren alt sind. Sie befinden sich noch in der Ausbildung oder der Probezeit, sind erst kurz oder auch nur als Aushilfe im Betrieb. Es ist also ein Personenkreis betroffen, der sich besonders schlecht wehren kann: Die Betreffenden verfügen noch nicht über ein festes soziales Netz in der Kollegenschaft und wissen als „Neue“ nur wenig über die „Gepflogenheiten“ im Betrieb, sind also zusätzlich besonders leicht zu verunsichern. Vielfach trifft sexuelle Belästigung auch Frauen, die in so genannten typischen Männerdomänen arbeiten (z.B. Kfz-Mechanikerinnen, Polizistinnen), wobei gern ins Feld geführt wird, dass sie sich wohl schon an den rauen Ton gewöhnen müssten, wenn sie hier „ihren Mann stehen“ wollten.

Demgegenüber sind die Täter häufig Männer im Alter zwischen 40 und 50 Jahren, die verheiratet sind und Kinder haben und bereits seit mehr als 10 Jahren dem Betrieb angehören. Sie arbeiten in gefestigten Positionen und sind nicht selten im Betrieb bereits als Belästiger bekannt. Diese Konstellation von Täter- und Opfer-Merkmalen macht deutlich, dass es bei sexueller Belästigung viel weniger um Sexualität oder zwischenmenschliche „Annäherung“

geht als um eine Machtdemonstration älterer Männer gegenüber jüngeren Frauen, die gewissermaßen auf ihren Platz verwiesen und eingeschüchtert werden sollen.

Die Mehrheit der Belästiger sind gleichgestellte männliche Kollegen beziehungsweise Mitschüler, an zweiter Stelle werden mit jeweils (!) 20 % Vorgesetzte und Ausbilder genannt, Personen also, zu denen die Belästigte in einem formalen Abhängigkeitsverhältnis steht (Holzbecher, 1990; DGBJ, 2000). Je nach Branche und Tätigkeit spielt auch sexuelle Belästigung durch Kunden oder Patienten eine nicht unerhebliche Rolle. Schließlich wurden immerhin 3 % der Belästigungsvorfälle durch Mitglieder des Betriebs- oder Personalrates begangen, durch Personen also, die den Opfern eigentlich als vertrauenswürdige Ansprechpartner zur Verfügung stehen sollten. *154*

3.2.4.4 Auswirkungen auf Gesundheit und berufliche Situation

Dass die Erfahrung insbesondere wiederholter sexueller Belästigung zu enormen psychischen und gesundheitlichen Problemen führt ist offenkundig. Gefühle wie Angst, Ekel und Wut belasten die Betroffenen, können aber nicht offen gezeigt werden, ohne dass weitere Schikanen und Demütigungen drohen. Die Unterdrückung dieser Emotionen sowie erhöhte Empfindsamkeit, tiefes Misstrauen nicht nur gegen den/die Täter sondern auch gegen andere Kollegen, Aggressivität und ein geschwächtes Selbstvertrauen gehen mit psychosomatischen Beschwerden einher. Die Opfer berichten über chronische Kopfschmerzen, Schweißausbrüche, Magenbeschwerden sowie über gravierende Schlaf- und Essstörungen. Weitere langfristige Folgen sind die Ablehnung des eigenen Körpers, selbst zugefügte körperliche Verletzungen und Depressionen (Holzbecher, 1990). *155*

Es fällt den Betroffenen schwer, sich auf die Arbeit zu konzentrieren, sie verlieren den Spaß an ihrer Tätigkeit und haben Angst, dass man ihnen ihre Verunsicherung anmerkt. Zweifel an der eigenen Belastbarkeit und Berufseignung („Das gehört als Sekretärin nun mal dazu") schränken die Arbeitsfähigkeit zusätzlich ein. In der Folge verschlechtert sich die Arbeitsatmosphäre, es kommt zu Klatsch und Schikanen, die erneut Ängste, Verunsicherung und Isolation nach sich ziehen. Die Symptomatik ist denen von Mobbing-Opfern in weiten Teilen ähnlich, gerade was langfristige Folgen angeht (vgl. Abschnitt 3.2.1.12). Gelingt dem Opfer nicht rechtzeitig, sich bei den kompetenten Stellen Rat und Unterstützung zu holen, gerät es in einen Teufelskreis, da die Unsicherheit die Täter zunehmend provoziert.

3.2.4.5 Sexuelle Belästigung von Männern

156 Obwohl recht selten, werden auch Männer Opfer sexueller Belästigung am Arbeitsplatz, zumeist durch gleichrangige, etwa gleich alte Personen beiderlei Geschlechts. Im Gegensatz zu Frauen berichten die betroffenen Männer jedoch weit weniger über Gefühle der Erniedrigung und Herabwürdigung, obwohl auch sie natürlich verunsichert und peinlich berührt sind. Sie geben an, sich in dem meisten Fällen erfolgreich gewehrt zu haben, erleben sexistische Übergriffe offenbar als weniger bedrohlich und können entsprechend angstfreier und selbstbewusster reagieren als die weiblichen Opfer.

3.2.4.6 Umgang mit sexueller Belästigung

157 Wie gehen die Betroffenen insgesamt mit sexueller Belästigung um und wie können sie dabei unterstützt werden? In den erwähnten Untersuchungen (Holzbecher, 1990; DGBJ, 2000) fand sich, dass die befragten Frauen sich gerne häufiger in aktiver und direkter Weise gegen sexuelle Belästigung wehren würden, als dies letztlich in der Situation auch gelungen ist. Aktive Strategien wie den Belästiger zur Rede zu stellen, sich körperlich zu wehren, sich zu beschweren oder mit Beschwerde zu drohen werden aber zugleich als weitaus wirksamer eingeschätzt als indirekte Taktiken wie Ignorieren, scherzhaftes Lösen der Situation oder Meiden des Belästigers.

Etwa die Hälfte der Betroffenen gab an, sich mit weiblichen Kolleginnen ausgesprochen zu haben, jeweils ein Drittel nannte Freundinnen und den Partner als Gesprächspartner. Demgegenüber traten nur 20 % der befragten Frauen an den eigenen Vorgesetzten und ganze 2 % an Betriebs- oder Personalrat heran (Mehrfachantworten waren möglich). 13 % der Opfer schließlich sagten aus, mit überhaupt niemandem über die Belästigungserfahrung(en) gesprochen zu haben; in der Untergruppe der Sekretärinnen waren dies gar 32 % (Holzbecher, 1990). Diese Zahlen belegen, dass vier von fünf Betroffenen die Angelegenheit gewissermaßen „privat" zu bewältigen versuchen. Bei den Auszubildenden der Münchener Studie waren es mit 16 % der Betroffenen noch weniger, die eine offizielle Beschwerde einreichten (DGBJ, 2000).

Dass das Vertrauen der befragten Frauen in „interne" Problemlösungen noch immer gering, ist, hat eine ganze Reihe von guten Gründen. Auch wenn gesetzlich festgeschrieben ist, dass eine Beschwerde über sexuelle Belästigung mit keinerlei Nachteilen für die Betroffene einhergehen darf, ist die Angst vor eben solchen Nachteilen groß: Angst, nicht ernst genommen oder der Übertreibung oder Lüge bezichtigt zu werden, Angst, der Lächerlichkeit preisgegeben, der Rufschädigung oder des Querulantentums bezichtigt zu werden bringt die Opfer dazu, teilweise eher selbst zu kündigen als den Belästiger anzuzeigen. Diese Ängste spiegeln die Abwehrmechanismen der Täter (bildet sich was ein; hätte sie wohl gerne; hat keinen Humor; will sich rächen) ebenso wie die der Zeugen (Bagatelle; überempfindlich; missglückter Liebesbeweis; so wie die sich kleidet, ist sie selbst schuld; Unruhestifterin) wider und haben somit leider eine durchaus reale Grundlage.

3.2.4.7 Was kann man als Betroffene(r) tun?

Sich gegen sexuelle Belästigung zu wehren erfordert Mut und Selbstvertrauen, *158* zumal die Täter oft das Überraschungsmoment „auf ihrer Seite haben". Entscheidend für eine erfolgreiche Gegenstrategie ist, dass die Opfer nicht resignieren, wenn ihnen nicht direkt eine schlagfertige Antwort einfällt, sondern gegebenenfalls am Tag darauf erneut zu dem Belästiger gehen und ihn zur Rede stellen. Je direkter und geradliniger die Gegenwehr, desto weniger Raum bleibt für Schönfärberei und Gerüchte.

Hier einige konkrete Empfehlungen, die Betroffenen an die Hand gegeben werden können und die sich in der Praxis bewährt haben:

- Die Belästigung sollte energisch und direkt zurückgewiesen werden, und zwar in Form einer Aufforderung, nicht einer Frage oder Bitte („Fassen Sie mich nicht an!", Hör auf mich immer so anzustarren!").
- Ebenso effektiv ist es, den Belästiger bloßzustellen, indem man z.B. nachfragt, was er mit seinem Verhalten bezwecke. Dabei sollte man sich nicht mit weiteren Sprüchen abspeisen, verunsichern oder lächerlich machen lassen, sondern auf einer Antwort beziehungsweise Entschuldigung beharren.
- Wesentlich auch für eventuelle weitere rechtliche Schritte ist es, Beweise zu sichern, den Tathergang schriftlich festzuhalten, was hat sich wann, wo und wie genau abgespielt hat und sich wenn möglich Zeugen zu suchen.
- Es entlastet die Belästigten enorm, mit Personen ihres Vertrauens zu sprechen und sich Verbündete am Arbeitsplatz zu suchen. Vielleicht geht es ja noch mehr Kolleginnen so.
- Das Beratungs- und Unterstützungsangebot von kompetenten Ansprechpartnern wie der Gleichstellungsbeauftragten, dem Betriebs- oder Personalrat, dem eigenen Vorgesetzten, der Gewerkschaft, dem Berufsverband oder einer außerbetrieblichen Beratungsstelle in Anspruch zu nehmen ist oft der entscheidende Schritt zur Beendigung der Belästigung.
- Der Arbeitgeber muss einer Beschwerde über den Täter nachgehen und angemessene Maßnahmen einleiten. Weiterhin sollte bei der Polizei Anzeige erstattet werden und in jedem Fall vorher juristische Beratung eingeholt werden!

159 Eine sehr bewährte Maßnahme ist es auch, dem Belästiger einen Brief zu schreiben. Die Schriftform verleiht dem Anliegen besonderen Nachdruck und erspart dem Opfer zugleich die persönliche Konfrontation, die viele Betroffene scheuen, da sie sich zu verletzt und verunsichert fühlen und fürchten, nicht die richtigen Worte zu finden. Wichtig ist, dass der Brief höflich, gelassen und präzise formuliert ist. Wer sich bei diesem Vorhaben Unterstützung sucht, hat zugleich einen Zeugen dafür, dass der Brief auch wirklich geschrieben und zugestellt wurde, falls es später zu einem Verfahren kommt. Eine Kopie sollte unbedingt bei der Belästigten verbleiben.

Folgende Gestaltungsmerkmale kennzeichnen einen wirksamen Brief:

- Die konkrete Belästigungssituation wird mit Datum, Ort, Umständen, genauem Wortlaut der Äußerung geschildert, ohne bewertet zu werden (z.B. „Gestern, am Mittwoch den 15. Mai, haben Sie mich, als ich Ihnen Unterlagen brachte, in den Po gekniffen und geäußert, Sie ‚könnten schon mal ein gutes Wort für mich einlegen, wenn ich nicht immer so kühl sei'").
- Die Gefühle, die der Vorfall hervorrief, werden benannt (z.B. „Das war mir sehr unangenehm und ich habe mich angeekelt gefühlt.", „Ich kann mich seitdem kaum noch auf meine Arbeit konzentrieren.").
- Der Belästiger wird aufgefordert, sein Verhalten sofort zu einzustellen (z.B. „Ich möchte von Ihnen weder berührt noch auf meine Sexualität angesprochen werden.", „Ich erwarte künftig eine rein berufliche Beziehung sowie eine gerechte Beurteilung meiner Leistungen.", „Ich gehe davon aus, dass Sie die genannten Bilder umgehend aus unserem gemeinsamen Büro entfernen.").
- Es wird eine Frist gesetzt („Ich erwarte binnen einer Woche eine Stellungnahme oder Entschuldigung von Ihnen.") und auch deutlich gemacht, dass die Unterzeichnende nicht davor zurückschreckt, weitere Schritte zu unternehmen (z.B. „Andernfalls sehe ich mich gezwungen, Ihren Vorgesetzten von diesen Vorfällen in Kenntnis zu setzen.").

Ein Vorteil des Briefes an den Belästiger ist, dass der Täter nicht in die Enge getrieben wird, sondern Gelegenheit erhält, selbst (z.B. durch eine Entschuldigung) einen Schlussstrich zu ziehen, und eine Eskalation zu vermeiden. Weiterhin wird ihm vor Augen geführt, dass sein Opfer sich durchaus zu wehren weiß und ihm ernsthafte Konsequenzen drohen, wenn er sein Verhalten nicht ändert.

3.2.4.8 Was kann das Umfeld tun?

160 Es wird deutlich, dass Führungskräfte und betriebliche Ansprechpartner in besonderem Maße gefragt sind, ihre Vertrauenswürdigkeit, Kompetenz und

Handlungsbereitschaft im Zusammenhang mit sexueller Belästigung am Arbeitsplatz zu kommunizieren und umzusetzen. Hier herrschen immer noch eine starke Unsicherheit und ein Hang zum Wegschauen, zur Bagatellisierung und Tabuisierung, wo klare Grenzen und Sanktionen gefordert sind.

Konkret kann bereits das Auslegen entsprechenden Informationsmaterials mit weiterführenden Adressen (wie es z.B. bei Gleichstellungsräten der Stadt, Ministerien und anderen öffentlichen Stellen kostenlos erhältlich ist) Sensibilität und Offenheit für die Thematik signalisieren. Diese Form der Unterstützung ist für die Betroffenen gleichermaßen diskret und anonym wie hilfreich. Eine weitere Möglichkeit besteht darin, Themenabende zu organisieren oder eine Projektgruppe zu bilden, die eine Dienst- oder Betriebsvereinbarung zu sexueller Belästigung erarbeitet und deren Umsetzung begleitet.

Insbesondere besteht die Aufgabe von Vorgesetzten und betrieblichen Ansprechpartnern darin, Betroffene im Zweifelsfall (z.B. auf eigene Beobachtungen oder Gerüchte zu Belästigungsvorfällen hin) anzusprechen und ihnen Gesprächsbereitschaft und Unterstützung zuzusichern, ihnen also beispielsweise ganz konkret beim Verfassen eines Briefes an den Belästiger oder bei einer offiziellen Dienstbeschwerde zur Seite zu stehen. Der Besuch eines Schulungsseminars zum Thema ist dringend zu empfehlen. Weiterhin ist es für Führungskräfte und Ansprechpartner wichtig, die Grenzen ihrer eigenen Handlungsmöglichkeiten zu kennen und den Betroffenen gegenüber aufzuzeigen, sie also rechtzeitig an juristische oder psychotherapeutische Fachkräfte weiter zu vermitteln.

Darüber hinaus ist natürlich die gesamte Belegschaft gefordert, einer belästigerfreundlichen Atmosphäre am Arbeitsplatz konsequent entgegenzuwirken, indem beobachtete Vorfälle weder aktiv (z.B. durch Mitlachen über sexuell anzügliche Witze und Sprüche) noch passiv (durch Ignorieren) mitgetragen wird. Dies gilt in ganz besonderem Maße für Belästigungen durch Ausbilder, Vorgesetzte und andere Personen mit Personalverantwortung, zu denen das Opfer in einem dienstlichen Abhängigkeitsverhältnis steht.

3.3 Emotionale Belastungen

3.3.1 „Psychische Erste Hilfe“ bei intensiven emotionalen Belastungen am Arbeitsplatz

Tätigkeiten, die überwiegend durch soziale Kontakte geprägt sind, können zu 161
psychischen Belastungen führen. Das oben beschriebene Burnout-Syndrom kann beispielsweise als eine langfristige Folge emotionaler Belastungen angesehen werden. Darüber hinaus werden in jüngster Zeit emotionale Belastungen am Arbeitsplatz zunehmend im Zusammenhang mit besonderen Not-,

Konflikt- oder Krisensituationen diskutiert. Es gibt eine nicht unerhebliche Gruppe von Berufen, in denen die Arbeitnehmer mehr oder minder häufig mit besonderen Belastungssituationen konfrontiert sind. Auf der Hand liegt dies beispielsweise für Polizisten, Rettungskräfte der Feuerwehr oder Sanitäter. Diese werden häufig dann gerufen, wenn es zu außergewöhnlichen Situationen (Unfälle, Überfälle, Umwelt- oder Naturkatastrophen etc.) gekommen ist. Die herbeigerufenen Helfer müssen dann professionell und schnell Entscheidungen treffen und in angemessenes Verhalten umsetzen, sie müssen aber auch Beteiligte schützen, versorgen und ggf. trösten. Dabei berichten Helfer immer wieder über die erheblichen Belastungen, die sich aus dieser Tätigkeit ergeben. Das miterlebte Leid, die Angst und Trauer der Beteiligten, die erheblichen Konsequenzen solcher außergewöhnlichen Ereignisse, all' das erfordert auch auf Seiten der Helfer eine Aufarbeitung und Verarbeitung, um schädigende Konsequenzen aus der Arbeitstätigkeit insbesondere für den psychischen Gesundheitszustand zu vermeiden. Maßnahmen zur Verarbeitung solcher durch Unfälle, Verbrechen und Katastrophen gegebenen Belastungen am Arbeitplatz werden unter dem Stichwort „Psychische Erste Hilfe“, „Krisenintervention“ oder „Traumataprävention“ zusammengefasst (Bengel, 1997).

Mehr und mehr geraten aber auch andere Berufsgruppen in den Anwendungsbereich der „Psychischen Ersten Hilfe“. So ist z.B. an die Mitarbeiter von Finanzdienstleistungsunternehmen, aber auch Einzelhandelsgeschäften und Tankstellen zu denken, die in der Gefahr stehen, Opfer eines Überfalls zu werden (Poppelreuter & Wetzels, 2000). Die Deutsche Bahn AG hat spezielle Hilfs- und Unterstützungsangebote für Mitarbeiter des fahrenden Personals vorbereitet für den Fall, dass diese Augenzeuge eines Suizids werden. Nicht zuletzt können aber auch Millionen anderer Arbeitnehmer in eine Situation geraten, die psychische erste Hilfe nötig macht, beispielsweise wenn sie Betroffener oder Beteiligter eines Arbeitsunfalls werden (Gasch & Lasogga, 1994; Lasogga & Gasch, 2002).

3.3.2 Emotionale Arbeit als spezielle emotionale Belastung

162 Vom Konzept der emotionalen Belastung ist die emotionale Arbeit abzugrenzen. Emotionale Arbeit ist bei Tätigkeiten erforderlich, deren Ausübung bestimmte, in der Regel demonstrativ nach außen gezeigte positive Gefühlszustände erfordert. Beispiele sind Flugbegleiter, Krankenpflegepersonal, Kindergärtnerinnen oder Ärzte. Berufe dieser Art erfordern emotionale Arbeit. So wird von Flugbegleiterinnen erwartet, dass sie bei der Ausführung ihrer Tätigkeit stets ein freundliches Lächeln den Passagieren entgegenbringen, obwohl die eigenen Gefühle, die eigene Stimmungslage einem derartigen Gesichtsausdruck möglicherweise im Wege stehen. Dieses Verhalten über Stunden und gegenüber jedem Passagier zu zeigen ist emotionale Arbeit, die gleichsam zu einer emotionalen Belastung werden kann (Hochschild, 1990).

Krankenpflegepersonal und Ärzte sollten im Sinne des therapeutischen Erfolges und des menschlichen Umgangs ein freundliches einfühlsames und anteilnehmendes Verhalten Patienten gegenüber zeigen, gleichgültig wie sie sich selbst fühlen. Ärzte sowie Kranken- oder Altenpflegepersonal können – wie oben gesehen – sowohl emotional belastet als auch durch Rollenerwartungen zu emotionaler Arbeit gezwungen sein. Gewissermaßen liegt hier sogar eine emotionale Doppelbelastung vor. Dauerhaft sind emotionale Belastungen nur bewältigbar und emotionale Arbeit nur möglich, wenn vom Arbeitgeber entsprechende Unterstützungsstrukturen geschaffen werden. Beispiele sind Supervision oder krisentherapeutische Hilfen wie sie bei Feuerwehrleuten geleistet werden. Psychische Erste Hilfe ist somit jedoch nicht nur ein Konzept, dessen Anwendung sich bei außergewöhnlichen Ereignissen oder nur für besondere Berufsgruppen anbietet (Bengel, 1997). Auch bei dauerhafter emotionaler Belastung, und diese dürfte in einer Dienstleistungsgesellschaft bei viel mehr Berufsgruppen als bislang erwähnt gegeben sein, sind entsprechende unterstützende Maßnahmen wichtig und zielführend, um das vorzeitige Ausbrennen der Mitarbeiter zu verhindern. *163*

3.3.3 Kritische Lebensereignisse

Emotionale Belastungen, die mit kritischen Lebensereignissen verbunden sind, kommen im Leben eines jeden Menschen vor, sie lassen sich nicht vermeiden. Beispiele sind der Tod von nahen Angehörigen, schwere Krankheiten oder Unfälle, Trennung oder Scheidung. Psychiater der University of Washington School of Medicine haben schon vor fast 40 Jahren zur Ermittlung der von kritischen Lebensereignissen ausgehenden Belastungen eine Schätzskala für 43 verschiedene angenehme und unangenehme Lebensereignisse entwickelt (Rahe & Holmes, 1966). Demnach ist das Risiko einer ernsthaften Erkrankung innerhalb der nächsten 2 Jahre erhöht, wenn der individuelle LCU („Life Change Unit“ = Lebensveränderungseinheit) Wert einer Person 300 LCU-Punkte überschreitet. Anhand von Tabelle 3.3.3.1 kann man den individuellen LCU-Wert abschätzen und damit die Wahrscheinlichkeit einer erhöhten Krankheitsanfälligkeit infolge von sogenannten kritischen Lebensereignissen bemessen. *164*

Tab. 3.3.3.1: Kritische Lebensereignisse und deren Stressrelevanz (Rahe & Holmes, 1966)

Ereignis	**Punkte auf Belastungs-skala**	**Ereignis**	**Punkte auf Belastungs-skala**
Tod des Ehepartners	100	Schwierigkeiten mit den Schwiegereltern	29
Scheidung	73	Außergewöhnlicher persönlicher Erfolg	28
Trennung vom Ehepartner	65	Arbeitsbeginn oder –niederlegung des Ehepartners	26
Gefängnisstrafe	63	Schuleintritt/-austritt	26
Tod eines nahestehenden Familienmitglieds	63	Veränderungen in den (äußeren) Lebensbedingungen	25
Verletzung oder Krankheit	53	Korrektur der eigenen Lebensgewohnheiten	24
Heirat	50	Ärger mit Vorgesetzten	23
Entlassung aus dem Arbeitsverhältnis	47	Veränderungen der Arbeitszeit oder Arbeitsbedingungen	20
Wiederversöhnung in der Ehe	45	Wohnsitzwechsel	20
Eintritt in den Ruhestand	45	Schulwechsel	20
Erkrankung eines Familienmitglieds	44	Veränderung, die Freizeit/Erholung betrifft	19
Schwangerschaft	40	Veränderung in kirchlichen Aktivitäten	19
Sexuelle Probleme	39	Veränderung in gesellschaftlichen Aktivitäten	18
Neues Familienmitglied	39	Hypothek unter $ 10.000,-	17
Berufliche Neuorientierung	39	Veränderte Schlafgewohnheiten	16
Veränderung finanzielle Verhältnisse	38	Mehr oder weniger Familienzusammenkünfte	15
Tod eines engen Freundes	37	Veränderte Essgewohnheiten	15
Beruflicher Wechsel	36	Urlaub	13
Mehr Streit mit dem Ehepartner	35	Weihnachten	12
Hypothek über mehr als $ 10.000,-	31	Kleine Gesetzesübertritte	11
Verfall von Hypothek/Darlehen	30		
Veränderte Verantwortung im Arbeitsbereich	29		
Kind verlässt das Elternhaus	29		

Die Erkenntnisse von Rahe und Holmes (1966) haben zu vielfältigen kritischen Diskussionen über die Brauchbarkeit des LCU-Wertes geführt. Auch wenn feststeht, dass das Konzept aus methodischen und theoretischen Gründen – und inzwischen wohl auch aus Aktualitätsgründen – mit Skepsis betrachtet werden muss, so verdeutlicht der LCU-Wert aber, dass sich sowohl negative wie auch positive kritische Lebensereignisse belastend auf die Gesundheit auswirken können. Zudem wird deutlich, dass auch regelmäßig wiederkehrenden Ereignissen wie z.B. Weihnachten ein bestimmtes negatives Stresspotenzial nicht abgesprochen werden kann. *165*

Bei von gravierenden und/oder unerwartet auftretenden kritischen Lebensereignissen betroffenen Personen können sich Schockreaktionen, Trauer, Niedergeschlagenheit, Ängste oder Depressionen als Reaktion einstellen. Häufig kommt es dadurch auch zur Arbeitsunfähigkeit. Wird in einer solchen Verfassung weiterhin gearbeitet, kann sich die Unfallgefährdung erhöhen, während sich die Arbeitsleistung verringert. Im Sinne der Fürsorgepflicht sind Vorgesetzte gefordert, und das in mehrfacher Hinsicht: *166*

- Führungskräfte müssen einfühlsam mit emotional belasteten Mitarbeitern umzugehen verstehen. Fähigkeiten in der Gesprächsführung, die sich sowohl an dem sachlich Notwendigen als auch an der emotionalen Verfassung des Mitarbeiters orientieren, sollten beherrscht werden.
- Die Situation muss bezüglich der Arbeitsfähigkeit des Mitarbeiters eingeschätzt werden. Aufgrund der Fürsorgepflicht des Arbeitgebers kann es notwendig werden, dass der Arbeitnehmer, der seine Tätigkeit vorübergehend nicht mehr ausführen kann, aus dem Arbeitsbetrieb herausgenommen werden muss, weil beispielsweise die erforderliche Konzentrationsleistung nicht mehr erbracht wird. Es darf durch emotionale Belastungen zu keiner Selbst- oder Fremdgefährdung des Mitarbeiters kommen. Die Feststellung der Arbeitsfähigkeit wird von Vorgesetzten als schwierig empfunden, insbesondere dann, wenn die Arbeitsbereitschaft beim Mitarbeiter weiterhin vorhanden ist.
- Notwendige Maßnahmen sind einzuleiten. Abweichend vom Urlaubsplan kann z.B. eine vorübergehende Arbeitsbefreiung notwendig werden.

Durch solche Maßnahmen, die eindeutig in den Zuständigkeitsbereich der Vorgesetzten und Führungskräfte fallen, können nicht nur Folgeschäden aus einem psychisch belastenden Ereignis vermieden werden. Es hat sich auch gezeigt, dass ein solches Führungsverhalten nachhaltig positive Auswirkungen auf die Arbeitsmotivation der Mitarbeiter hat. Dem Vorgesetztenverhalten kommt motivationspsychologisch betrachtet im Umgang mit Belastungs- und Krisensituationen eine Schlüsselfunktion zu (Poppelreuter, 2003).

3.3.4 Belastungen durch Ängste

167 Angst ist wie Wut, Freude oder Traurigkeit eine grundlegende Emotion, die Menschen aller Kulturen gemeinsam ist. Die Fähigkeit Angst zu empfinden ist uns angeboren, sie soll uns normalerweise vor Gefahren schützen. Danach sind Ängste vorübergehende Erscheinungen, die verschwinden, wenn eine Bedrohung oder Gefahr vorüber ist. Für viele Menschen sind Ängste jedoch zu dauerhaften Begleitern geworden. Diese Ängste haben dann andere Ursachen, sie sind Zeichen von unbewältigten Konflikten, seelischen Spannungen oder andauernden psychischen Belastungen.

168 Die Erscheinungsformen dieser Ängste sind sehr unterschiedlich:

- Sie können diffus und ohne erkennbare Ursache sein, z.B. als Begleiterscheinung von Konflikten.
- Sie können in Zusammenhang mit Belastungssituationen auftreten, z.B. dem Verlust des Arbeitsplatzes, der Übertragung neuer Aufgaben oder bevorstehenden Prüfungen.
- Sie können in Zusammenhang mit Alkohol, Drogen oder Medikamenten stehen.
- Sie können Begleiterscheinungen von Krankheiten sein, z.B. Schilddrüsenüberfunktion, Tumore, Epilepsie.
- Sie können in Zusammenhang mit bestimmten Orten, Objekten, oder Menschen stehen, z.B. geschlossenen Räumen, Menschenansammlungen, Spinnen, Flugzeugen, Dunkelheit oder anderem.

Ängste selbst, seien sie rational oder irrational begründet, führen schnell zu psychischen Belastungen. Treten Ängste wiederholt auf, kann sogar eine Angst vor der Angst entstehen. Ängste führen zu Belastungen, ebenso wie Belastungen zu Ängsten führen können (Abbildung 3.3.4.1). Sie können durch Befürchtungen negativer Ereignisse oder Entwicklungen hervorgerufen werden, obwohl das Angst auslösende Ereignis noch nicht eingetreten ist, kann bereits die Angst davor real sein.

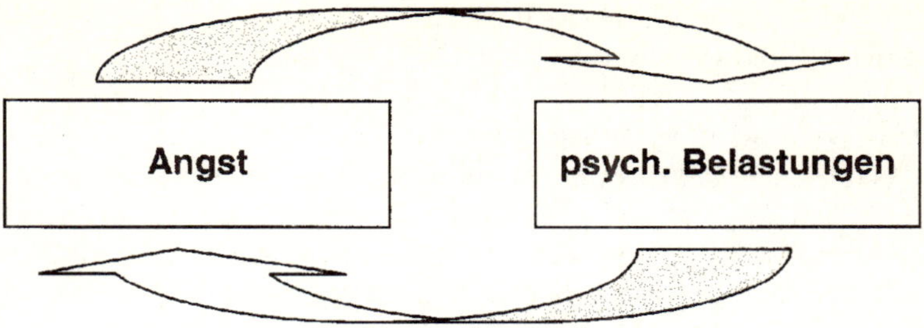

Abb. 3.3.4.1: Wechselseitiger Zusammenhang von Angst und psychischen Belastungen

In einer jährlich durchgeführten repräsentativen Umfrage der R+V Versicherung (2004) wurden auch im Jahr 2003 wieder über 2.400 Bundesbürger über 14 Jahren zu deren Ängsten befragt. Tabelle 3.3.4.1 gibt die sieben größten Ängste der Deutschen im Überblick wieder. *169*

Tab. 3.3.4.1: Die sieben größten Ängste der Deutschen im Jahr 2003

1.	Verschlechterung der Wirtschaftslage	5,09
2.	Anstieg der Lebenshaltungskosten	5,08
3.	Arbeitslosigkeit in Deutschland	5,07
4.	Fehlende Bürgernähe der Politiker	4,87
5.	Terroranschläge	4,73
6.	Pflegefall im Alter	4,69
7.	Schwere Erkrankung	4,66

(angegeben sind jeweils die Mittelwerte auf einer Skala von 1–7, wobei der Wert 1 für „gar keine Angst" und der Wert 7 für „sehr große Angst" steht)

Im Vergleich zu früheren, seit 1991 regelmäßig durchgeführten Befragungen zeigt sich, dass die Stimmung noch nie so schlecht war wie im Jahr 2003. Die zentralen Ergebnisse der aktuellen Untersuchung lauten (R+V Versicherung, 2004):

- Wirtschaftliche Themen stehen ganz oben auf der Sorgenskala der Deutschen

  Die Ängste, die Wirtschaftslage könne sich weiter verschlechtern, das tägliche Leben immer teurer werden und die Arbeitslosenzahlen noch höher klettern, stehen auf den Plätzen eins bis drei. Dabei trauen die Deutschen offenbar auch den Politikern nicht zu, die Probleme in den Griff zu bekommen. Die Angst davor, dass sich die Politiker nicht ausreichend für die Interessen der Bürger einsetzen, folgt auf Rang vier.

- Furcht vor Terror am stärksten gestiegen

  Im Vergleich zu 2002 ist die Furcht vor terroristischen Anschlägen erneut mit großem Abstand am stärksten gestiegen und liegt jetzt auf Platz fünf. Jeder dritte Deutsche fühlt sich durch den weltweiten Terror sehr bedroht. Auch der Irakkrieg hat tiefe Spuren hinterlassen: So ist die Angst vor einem Krieg stark gestiegen. Ein Viertel der Befragten befürchtet einen Konflikt mit deutscher Beteiligung.

- Persönliche Probleme treten in den Hintergrund

  Stärker als in den Jahren zuvor haben die wirtschaftlichen und politischen Probleme persönliche Themen in den Hintergrund gedrängt. Trotzdem spielen für viele Menschen gesundheitliche Ängste eine Rolle. Dazu gehört die Befürchtung, im Alter pflegebedürftig zu sein oder schwer zu erkranken. Diese Themen stehen an sechster und siebter Stelle. Die Sorge um den eigenen Arbeitsplatz folgt auf Platz acht. Dass die Partnerschaft zerbrechen könnte, fürchten die Deutschen kaum – dieser Aspekt befindet sich 2003 auf dem letzten Rang.

- Ostdeutsche haben mehr Zukunftsangst – vor allem vor Arbeitslosigkeit

  Die Menschen in den neuen Bundesländern sorgen sich mehr um ihre Zukunft als die Westdeutschen. Vor allem machen sie sich wesentlich mehr Sorgen um den Verlust des eigenen Arbeitsplatzes. Bei der Furcht vor Umweltkriminalität und einer Drogen- und Alkoholabhängigkeit der eigenen Kinder liegen dagegen die Westdeutschen vorn.

- 30- bis 49-Jährige machen sich die meisten Sorgen

  Mehr als die anderen Altersgruppen beunruhigt die 30- bis 49-Jährigen die mögliche Verschlechterung der wirtschaftlichen Situation und die Aussicht auf einen geringeren Lebensstandard als Rentner.

170 Solche Umfragen belegen, dass Ängste vielfältig sein können, aus verschiedenen Lebensbereichen stammen und sich ebenso auch in unterschiedlichen Lebensfeldern auswirken können. Schätzungen zufolge verursacht die Angst von Mitarbeitern einen volkswirtschaftlichen Schaden von jährlich etwa 50 Milliarden Euro. Es handelt sich dabei im wesentlichen um die Angst vor Arbeitslosigkeit und die Angst vor Fehlern bei der Arbeit. Dadurch wird produktives und kreatives Arbeiten verhindert. Fehlzeiten und Krankheiten sind ebenso die Folge wie Tabletten- oder Alkoholkonsum. Das Resultat ist verminderte

Arbeitsleistung und damit auch verminderte Wertschöpfung (Panse & Stegmann, 1998). Mittlerweile gibt es Hinweise, dass die Globalisierung der Wirtschaft bei immer mehr Leuten zu Angstgefühlen führt, weil sie ihr Schicksal nicht mehr in der Hand zu haben glauben. Kosten durch Ängste können am besten dadurch vermieden werden, das die Ängste selbst vermieden werden. Wie kann das, bezogen auf die Arbeits- und Berufswelt, erreicht werden?

- Sicherheit und Transparenz
  Wenn Angst die Folge von Unsicherheit ist, dann muss ein Mindestmaß an Sicherheit geschaffen werden. Sicherheit lässt sich in Zeiten vielfältiger und schneller Veränderungen nur erreichen, wenn Mitarbeiter frühzeitig informiert und möglichst ebenso frühzeitig an Entscheidungsprozessen beteiligt werden. Die Schaffung von Transparenz und die Beteiligung von Mitarbeitern ist originär als Führungsaufgabe zu verstehen, die insbesondere kommunikative Kompetenzen auf Seiten des Vorgesetzten erfordert. Gerade in Zeiten größer werdender Unsicherheiten und wachsender Risiken für den Einzelnen müssen Führungskräfte sensibel auf die Ängste ihrer Mitarbeiter eingehen können, um diesen angemessen zu begegnen (Poppelreuter, 2003). *171*

- Ansprechpartner
  Durch die Einrichtung von Sozialen Ansprechpartnern (SAP) oder die Einführung z.B. eines Mitarbeiterberatungstelefons können Kommunikationsangebote für die Mitarbeiter geschaffen werden, die ihnen helfen können, ihre persönlichen Belastungen am Arbeitsplatz, aber auch in ihrem privaten Umfeld (denn auch diese wirken sich häufig empfindlich auf die individuelle Arbeitsleistung und -fähigkeit aus) anzusprechen. So wird Führungskräften dabei geholfen, Mitarbeitern in psychosozialen Problemlagen angemessen zu begegnen, zum anderen werden Mitarbeiter seitens des Arbeitgebers aktiv unterstützt und bleiben dadurch häufig in ihrer Arbeits- und Leistungsfähigkeit erhalten (Poppelreuter & Gallisch, 2002). *172*

- Coaching
  Auf der Ebene der Führungskräfte hat sich das Angebot individueller Coachingmaßnahmen als hilfreiches Instrument zur Erhaltung der Arbeits- und Leistungsfähigkeit der Vorgesetzten bewährt. Im Rahmen solcher Einzel- oder Gruppencoachingmaßnahmen werden auch individuelle Belastungs- und Verunsicherungsfaktoren der Führungskräfte innerhalb und außerhalb der Arbeitswelt thematisiert und bearbeitet (Rauen, 2002). *173*

- Therapeutische Hilfe
  Lassen sich auch durch Interventionen seitens der Führungskraft, durch individuelle Kommunikationsangebote oder durch Coachingmaßnahmen *174*

Ängste auf Seiten der Mitarbeiter nicht beseitigen, sollte in Einzelfällen auch die Hinzuziehung eines therapeutischen Spezialisten, in der Regel eines psychologischen Psychotherapeuten, in Erwägung gezogen werden. Dies setzt allerdings einen besonderen Leidensdruck und damit auch eine Therapiebereitschaft auf Seiten des Betroffenen voraus.

3.4 Arbeitssucht und Work-Life-Balance – neue (?) Konzepte in der Belastungs- und Beanspruchungsforschung

175 Einerseits sind die Begriffe „Workaholics" und „Arbeitssucht" selbstverständlicher Bestandteil unserer Alltagssprache geworden. Wo man auch hinhört, findet man Menschen, die sich selbst oder andere mit diesen Begrifflichkeiten beschreiben, auf die Schippe nehmen oder glorifizieren. Bezeichnet man jemand anderen als arbeitssüchtig, kann das Beleidigung oder höchstes Lob sein. Benutzt man diesen Begriff, um sich selbst zu charakterisieren, so kann dies Hinweis auf eine schwerwiegende Problematik, aber auch der Versuch sein, sich selbst als besonders wertvolles Mitglied der Arbeitsgesellschaft darstellen zu wollen. Andererseits finden sich in vielen Magazinen, Büchern und nicht zuletzt auch Trainings und Seminaren häufig Inhalte, die zu einem ausgewogeneren Lebensstil bei Berufstätigen, zu einer Work-Life-Balance beitragen wollen.

Das Phänomen der Arbeitssucht ist vielschichtig und vor allem in seiner Bewertung höchst umstritten. Dennoch ist es in den letzten Jahren verstärkt in die öffentliche Aufmerksamkeit geraten. Ebenso ist die Etablierung und Beibehaltung eines ausgewogenen Arbeitsverhaltens – einer Work-Life-Balance – nicht nur als Reaktion oder Präventionsmaßnahme gegenüber einer Arbeitssucht, sondern im Prinzip für jeden arbeitenden Menschen ein wichtiges Ziel, um physische und psychische Überbelastungen durch die Arbeit zu vermeiden.

176 Die alltäglichen Begriffe von der Arbeitssucht und dem Workaholic haben inzwischen auch Eingang in den Bereich wissenschaftlicher Forschung gefunden. Frieling und Sonntag (1999) beispielsweise widmen der Arbeitssucht in ihrem Lehrbuch Arbeitspsychologie ein eigenes (Unter-) Kapitel von immerhin sechs Seiten. Allerdings ist bislang weitestgehend ungeklärt, ob der allgemeine Gebrauch des Begriffs Arbeitssucht – sozusagen das „Laienverständnis" – mit den Standpunkten von Wissenschaftlern und deren empirischen Erkenntnissen übereinstimmt. Für die meisten Menschen ist Arbeitssucht gleichzusetzen mit einer hohen Hingabe an die Arbeit, wobei mit Arbeit in der Regel die Erwerbs-/Berufsarbeit gemeint ist. Arbeitssucht – dies sei hier nur am Rande erwähnt – ist aber nicht ausschließlich an Erwerbs- oder Be-

rufsarbeit gebunden. Ebenso können Rentner, Studenten, Hausfrauen und Mütter, ja selbst Arbeitslose arbeitssüchtig werden (Poppelreuter, 1997). Die allermeisten Publikationen zu dieser Problematik beschäftigen sich allerdings mit einem auffälligen Arbeitsverhalten von berufstätigen Menschen.

McMillan, O'Driscoll und Burke (2003) nennen als kennzeichnende Merkmale der Arbeitssucht die Unfähigkeit, sich von seiner Arbeit zu lösen, ein starkes Verlangen zu arbeiten, ein hohes Vergnügen an der Arbeit und eine im Vergleich zu nicht-arbeitssüchtigen Menschen andere Art, Freizeit zu verbringen.

Ob jemand arbeitssüchtig ist oder nicht, hängt nach der Auffassung nicht weniger jedoch einzig und allein von der Zahl der Stunden ab, die jemand pro Woche arbeitet. Dass diese Einschätzung irreführend ist, ist in wissenschaftlichen Studien zwar immer wieder betont worden (z.B. Poppelreuter, 1996, 1997), hat sich aber noch nicht in der kollektiven Wahrnehmung durchsetzen können. Obschon der Begriff vom Workaholic vor über 30 Jahren von Wayne E. Oates (1971), einem US-amerikanischen Professor für Religionspsychologie, erstmals benutzt wurde, weiß man nach wie vor recht wenig über das Phänomen. Auffällig ist insbesondere, dass es anfänglich kaum Bemühungen gegeben hat, sich der Arbeitssucht wissenschaftlich und vor allem empirisch zu nähern. Viele Publikationen zur Thematik basieren weder auf einer klaren Definition von Arbeitssucht, noch auf zuverlässigen Messinstrumenten zu deren Erfassung. Ebenso finden sich kaum Studien, die anhand empirischer Erhebungen das Phänomen der Arbeitssucht zu fassen versucht haben.

3.4.1 Arbeitssucht – und was man darüber (nicht) weiß

Arbeitssucht – das Wort ist durchaus geläufig, es ist Bestandteil der Alltagssprache geworden. Gerne wird ein Mensch mit zahlreichen Überstunden als „Workaholic" bezeichnet, als Arbeitssüchtiger. Doch woher stammen diese Begriffe überhaupt? Und was bedeuten sie eigentlich?

Für den angloamerikanischen Sprachraum wird immer wieder Oates (1971) *177*
als „Erfinder" des Begriffs „Workaholism" genannt. Allerdings fand der Begriff auch schon in einem Artikel des „Wall Street Journals" vom 02. 02. 1971 Erwähnung, der sich mit der Problematik von Unternehmen befasste, ihre Belegschaft zum Nach-Hause-gehen zu bewegen, wenn diese befürchten musste, aufgrund einer wirtschaftlich schlechten Lage ihre Arbeit zu verlieren. Schon in diesem Artikel werden Arbeitssüchtige als Persönlichkeiten beschrieben, die dringend therapeutische Hilfe benötigen, da sie sich ansonsten zu Tode arbeiten würden. Der bereits erwähnte Oates (1971) gibt an, dass „Workaholism" ein von ihm geschaffener Neologismus sei, der – in Anlehnung an den Begriff

„alcoholism“ – ein exzessives Bedürfnis nach Arbeit bezeichnet, welches ein solches Ausmaß erreicht hat, dass es zu unübersehbaren Beeinträchtigungen der körperlichen Gesundheit, des persönlichen Wohlbefindens, der interpersonalen Beziehungen und/oder des von Oates (1971) so bezeichneten „sozialen Funktionierens“ allgemein kommt.

178 Für den deutschsprachigen Raum wird häufiger Mentzel (1979) als erster Autor benannt, der sich mit dem Phänomen der „Arbeitssucht“ befasst bzw. den Begriff in Deutschland bekannt gemacht hat. Eine genauere Analyse zeigt jedoch, dass die „Arbeitssucht“ schon sehr viel früher in wissenschaftlichen Aufsätzen Erwähnung fand, obgleich die beobachteten und beschriebenen Phänomene z.T. nicht unter diesem Stichwort fungierten. Auch wurde der Begriff der „Arbeitssucht“ zuvor schon aufgegriffen (so z.B. bei Kielholz, 1973; bei v. Gebsattel, 1954 oder Laubenthal, 1964 ist von „Arbeitswut“ die Rede). In der Literatur schließlich wird bei anderen oder an sich selbst beobachtetes arbeitssüchtiges Verhalten häufig und in unterschiedlichen Epochen beschrieben (siehe dazu auch Poppelreuter, 2004).

179 Wissenschaftlich-empirische Studien zur Arbeitssucht findet man nur sehr vereinzelt. Häufig zitiert wird eine Studie der amerikanischen Psychologin Marilyn Machlowitz aus dem Jahr 1978, die diese im Rahmen ihrer Doktorarbeit durchgeführt hat. Interessanterweise wurde diese Arbeit in Auszügen auch in Deutschland veröffentlicht (Machlowitz, 1981). Der gravierende Nachteil der Untersuchung von Machlowitz (1978) ist darin zu sehen, dass sie sich keineswegs um eine einheitliche Definition und Erfassung der Arbeitssuchtsymptomatik bemüht hat. Die Kategorisierung von befragten Personen in die Gruppe der Arbeitssüchtigen bzw. der Nicht-Arbeitssüchtigen erfolgte nach subjektiven Kriterien von Journalisten, Betroffenen und der Autorin selbst, die letztlich unklar bleiben. Es nahmen Personen an der Untersuchung teil, von denen man *annahm* oder die, ohne „Leidensdruck“ zu empfinden, *von sich behaupteten*, dass sie arbeitssüchtig seien. Die Kategorisierung arbeitssüchtig vs. nicht-arbeitssüchtig erfolgte anhand einer subjektiven Gesamtbeurteilung nach Abschluss eines Interviews und dem Antwortverhalten bei einigen nicht weitergehend validierten Fragen aus dem Fragebogen, die als Schlüsselitems festgelegt wurden. Schlüsselitems für die „Diagnose“ einer Arbeitssucht waren z.B. „Um wie viel Uhr stehen Sie wochentags bzw. am Wochenende auf?“, „Freuen Sie sich auf Ihre Pensionierung?“, „Hat irgend jemand Sie schon einmal arbeitssüchtig genannt?“. Zentral für die Unterscheidung von arbeitssüchtigen und nicht-arbeitssüchtigen Untersuchungsteilnehmern waren offensichtlich insbesondere *quantitative Merkmale* des Arbeitsverhaltens.

Eine der ersten empirischen Studien im deutschsprachigen Raum zur Arbeits- *180*
sucht wurde 1996 von Poppelreuter vorgelegt. Hier wurde versucht, die dargelegten Forschungsdefizite – insbesondere durch einen anderen Zugang zur Gewinnung der Untersuchungsstichprobe – zumindest in Ansätzen auszugleichen. Die Studie hatte somit zwei Ziele:

- Als für den deutschsprachigen Raum erste umfassende Forschungsarbeit sollte sie einen Beitrag dazu leisten, das Thema Arbeitssucht aus unterschiedlichen Perspektiven integrativ zu beschreiben.
- International gesehen konnte die Studie zudem als erster Versuch überhaupt gesehen werden, solche Personen zu untersuchen, die unter ihrer Arbeitssucht leiden und die aufgrund dieses Leidensdrucks externe Hilfe in Form von ambulanten und/oder stationären (psycho-) therapeutischen Maßnahmen in Anspruch nehmen bzw. genommen haben. Der Zugang zur Erforschung der Arbeitssuchtproblematik war somit im Vergleich zu den US-amerikanischen Studien ein gänzlich anderer: Die „Verantwortlichkeit" für die Diagnose Arbeitssucht übernahm nicht der Forscher, sondern die/der Betroffene selbst.

Auf der Basis von Literaturrecherchen und Pilotinterviews wurde ein 265 Items umfassender Fragebogen entwickelt, der insgesamt 12 Themenbereiche abdeckte:

- quantitative Merkmale des Arbeits- und Freizeitverhaltens
- Bedeutung/Zentralität der Arbeit
- emotionale Haltung gegenüber der Arbeit
- Freizeitgestaltung und Freizeiterleben
- Typ-A-Verhalten (bekannt aus Forschungen zu Gründen und Ursachen kardiovaskulärer Erkrankungen)
- Merkmale süchtigen Verhaltens
- Leistungsanforderungen und perfektionistische Ansprüche
- Beurteilung zentraler Inhalte der protestantischen Arbeitsethik (in deren Rahmen Arbeit, Leistung, Pflichterfüllung und Disziplin als hochangesehene Tugenden gelten)
- Delegationsverhalten
- Zwanghaftigkeit und zwanghaftes Verhalten (aber nicht im Sinne einer klinisch relevanten Zwangsstörung, sondern im Sinne einer zwanghaften Persönlichkeitsstörung)
- interpersonelle Beziehungen (allgemeiner Sozialkontakt, Partnerschaft)
- Gesundheitsbeschwerden und gesundheitsbezogenes Verhalten

181 Da die Studie darauf abzielte, Unterschiede in den Einstellungs- und Verhaltensmustern von Arbeitssüchtigen und Nicht-Arbeitssüchtigen zu überprüfen, welche in der Literatur immer wieder behauptet, aber nie empirisch getestet wurden, wurde der Fragebogen insgesamt 52 Personen vorgelegt, die sich wegen einer Arbeitssuchtproblematik in (psycho-) therapeutischer Behandlung befanden oder befunden haben. Gleichzeitig wurde eine anhand ausgewählter soziodemographischer Variablen parallelisierte Stichprobe von 52 Nicht-Arbeitssüchtigen mit ebendiesem Fragebogen konfrontiert. Über einen Vergleich der Antwortmuster in beiden Stichproben wurden unterschiedliche Annahmen über arbeitssüchtige bzw. nicht-arbeitssüchtige Personen analysiert. Die Vielzahl der dabei überprüften Hypothesen bringt es mit sich, dass die empirischen Ergebnisse hier nur überblicksartig dargestellt werden können.

Der Vergleich der Mittelwerte der Antworten beider Stichproben auf Itemebene ergab:

- Arbeitssüchtige sind nach ihrer subjektiven Einschätzung einer quantitativ höheren Arbeitsbelastung ausgesetzt als Nicht-Arbeitssüchtige. Arbeitssüchtige verfügen über weniger Freizeit und weniger arbeitsfreie Tage als Nicht-Arbeitssüchtige, sie arbeiten häufiger nachts durch und weisen eine arbeitszentrierte Hobby- und Urlaubsgestaltung auf.
- Arbeitssüchtige schätzen die Bedeutung/Zentralität der Arbeit in ihrem Leben höher ein als Nicht-Arbeitssüchtige. Überraschenderweise wird die Wichtigkeit der Arbeit für die Erreichung zentraler Lebensziele von den Arbeitssüchtigen jedoch geringer eingeschätzt als von den Nicht-Arbeitssüchtigen.
- Arbeitssüchtige haben eine deutlich negativere Haltung gegenüber ihrer Arbeit als Nicht-Arbeitssüchtige. Sie sind signifikant unzufriedener mit ihrer Arbeit, sie sind im Hinblick auf ihren Beruf/ihre Arbeitsstelle eher wechselbereit, resignativer und gestresster als Nicht-Arbeitssüchtige.
- Ein auch in der Freizeit feststellbares ausgeprägtes Bedürfnis der Arbeitssüchtigen nach Kontrolle, Planung und Struktur macht es ihnen unmöglich, „abzuschalten". Arbeitssüchtige erleben sich selbst bezüglich ihrer Freizeit als „genussunfähig", in ihrem Leben liegt ein unbalanciertes Verhältnis von Anspannung und Entspannung vor.
- Arbeitssüchtige weisen nach ihrer subjektiven Einschätzung stärker ausgeprägt Typ-A-Verhaltensmuster auf als Nicht-Arbeitssüchtige.
- Generelle Merkmale süchtigen Verhaltens, die sich auch in Bezug auf andere Suchtformen feststellen lassen, schreiben sich Arbeitssüchtige in viel stärke-

rem Maße selbst zu als Nicht-Arbeitssüchtige dies tun. Arbeitssüchtige berichten über Entzugserscheinungen, wenn sie nicht arbeiten, sie beobachten bewusst selbstschädigende Verhaltensmuster an sich selbst. Weiterhin berichten sie über den Verlust der Kontrolle über das eigene Arbeitsverhalten, die Interessenabsorption sowie die Funktionalisierung der Arbeit zur Abschottung bzw. zur Verdrängung unangenehmer Gefühle und Gedanken.

- Arbeitssüchtige beschreiben sich selbst als übermäßig perfektionistisch. Gleichzeitig neigen sie viel stärker als Nicht-Arbeitssüchtige zu immens hohen Leistungsanforderungen an die eigene Person sowie zu unrealistischen Zielsetzungen.
- Teamarbeit wird von Arbeitssüchtigen gemieden. Sie vertrauen nicht auf die Arbeitserledigung durch Kollegen und/oder Mitarbeiter, sie neigen zum „Einzelkämpferdasein".
- Arbeitssüchtige sind im Vergleich zu Nicht-Arbeitssüchtigen in zweierlei Hinsicht als zwanghaft zu bezeichnen: Sie beobachten zum einen an sich selbst einen massiven Zwang zu arbeiten. Zum anderen sticht bei ihnen auch eine zwanghafte Gestaltung der Arbeitsabläufe mit deutlichen Hinweisen auf ausgeprägte Rigidität und Kontrollmotivation ins Auge.
- Die interpersonellen Beziehungen von Arbeitssüchtigen sind arbeitsbedingt in stärkerem Maße beeinträchtigt als die der Nicht-Arbeitssüchtigen. Dies gilt sowohl für allgemeine Sozialkontakte als auch für den Bereich Partnerschaft/Familie.
- Gesundheitsgefährdende Verhaltensweisen (Alkohol-, Nikotin-, Medikamentenkonsum, Bewegungsmangel) werden von den befragten Arbeitssüchtigen und Nicht-Arbeitssüchtigen nicht in signifikant unterschiedlichem Maß praktiziert. Allerdings berichten die Arbeitssüchtigen über vergleichsweise viel stärkere gesundheitliche Beschwerden und über häufigere Krankenhaus- und Kuraufenthalte als die Nicht-Arbeitssüchtigen.

Lediglich hinsichtlich der Beurteilung der zentralen Inhalte der protestantischen Arbeitsethik, in der Arbeitsertrag und Arbeitserfolg als Zeichen göttlicher Auserwähltheit betrachtet werden, fanden sich keine signifikanten Unterschiede in den Antwortmustern von Arbeitssüchtigen und Nicht-Arbeitssüchtigen, so dass von den zwölf angenommenen Unterschieden in den Antwortmustern der beiden Untersuchungsstichproben elf empirisch bestätigt werden konnten.

Im Rahmen der von Poppelreuter (1996, 1997) vorgelegten Studie wurden *182*
auch „Typen" von Arbeitssüchtigen ermittelt, da nicht davon ausgegangen

werden kann, dass es sich bei der Arbeitssucht um ein homogenes Konzept mit einigen wenigen immer auftretenden Symptomen handelt. Vielmehr ist die Annahme realistischer, dass sich bei Arbeitssüchtigen unterschiedliche Formen von Arbeitssucht ausmachen lassen, die differenziert zu charakterisieren und individuell zu therapieren sind. Das Ergebnis dieser Typisierungsversuche soll deskriptiv-exemplarisch dargestellt werden. Es ließen sich vier unterschiedliche Typen von Arbeitssüchtigen ermitteln:

1. Die entscheidungsunsicheren Arbeitssüchtigen

Gemessen an den übrigen drei Arbeitssüchtigen-Typen lassen sich bei den entscheidungsunsicheren Arbeitssüchtigen auf den ersten Blick relativ wenige Arbeitssuchtmerkmale feststellen. Sie weisen zwar eine vergleichsweise hohe quantitative Arbeitsbelastung auf, verfügen gleichzeitig aber auch über eine große Menge an freier Zeit. In allen übrigen abgefragten Themenbereichen lassen die entscheidungsunsicheren Arbeitssüchtigen kaum ausgeprägte arbeitssüchtige Einstellungs- und Verhaltensmuster erkennen. Dabei ist jedoch zu berücksichtigen, dass diese Aussage nur in Relation zu den übrigen hier ermittelten Typen von Arbeitssüchtigen zu sehen ist. Vergleicht man nämlich die Antwortmuster der entscheidungsunsicheren Arbeitssüchtigen mit denen aus der Nicht-Arbeitssüchtigen-Stichprobe, so zeigen sich signifikante Unterschiede hinsichtlich zahlreicher abgefragter Themenbereiche, und zwar ausschließlich in Richtung einer stärkeren Arbeitssuchtorientierung der Personen des ersten Typs. Insofern liegt es nahe, die entscheidungsunsicheren Arbeitssüchtigen als „die Einäugigen unter den Blinden“ zu betrachten. Sie sind aber keinesfalls als ein unproblematischer Personenkreis zu sehen, zumal auch die entscheidungsunsicheren Arbeitssüchtigen über zahlreiche physische und psychische Beschwerden berichten.

2. Die überfordert-unflexiblen Arbeitssüchtigen

183 Diese Personen lassen sich durch starke Angst- und Überforderungsgefühle bzgl. ihrer Arbeit sowie durch eine ausgeprägte Unflexibilität und fehlende Spontaneität (nicht nur im Arbeitsbereich) kennzeichnen. Sie sind allerdings nicht ausgeprägt zwanghaft im Hinblick auf ihre Arbeitserledigung. Die überfordert-unflexiblen Arbeitssüchtigen berichten über eine Vielzahl von auf eine Arbeitssuchtsymptomatik hindeutenden Beeinträchtigungen, insbesondere im interpersonellen und im gesundheitlichen Bereich.

3. Die verbissenen Arbeitssüchtigen

Die verbissenen Arbeitssüchtigen fühlen sich nicht überfordert oder ängstlich in bezug auf ihre Arbeit. Sie sind weder zwanghaft noch unflexibel und entscheidungsunsicher, neigen aber dazu, ihre Überzeugungen und Absichten

„um jeden Preis" durchzusetzen. Sie arbeiten viel (sowohl im Beruf als auch im Haushalt), haben wenig Freizeit und sind auffallend zufrieden mit ihrer Arbeit. Ausgeprägt sind bei den verbissenen Workaholics süchtige Arbeitsmuster. Auffallend ist ihre vergleichsweise große Nähe zu den zentralen Inhalten und Werten der protestantischen Arbeitsethik, ihre ablehnende Haltung gegenüber Verantwortungsabgabe und Arbeitsdelegation sowie ihre ausgeprägten Probleme im interpersonellen und insbesondere im partnerschaftlichen Bereich.

4. Die überfordert-zwanghaften Arbeitssüchtigen

Sie weisen die stärksten Zwanghaftigkeitsanzeichen aller untersuchten Ar- *184*
beitssüchtigen-Typen auf. Kennzeichnend für sie sind Überforderungs- und Angstgefühle bzgl. der Arbeit, ein zwanghaft-ritualisiertes Arbeiten, Entscheidungsschwierigkeiten bei der Arbeit und eine verbissene Haltung bei der Arbeitserledigung. Dabei weisen die überfordert-zwanghaften Arbeitssüchtigen die vergleichsweise geringste Arbeitsstundenzahl auf. Gleichzeitig verfügen sie über relativ viel Freizeit. Sie sind auffällig unzufrieden mit ihrer Arbeit, tendieren deutlich zu Typ-A-Verhaltensmustern und sind extrem perfektionistisch in ihrem Anspruchsniveau.

Aus den Ergebnissen der Typisierungen von Arbeitssüchtigen wurde deutlich, dass nicht pauschal von der Arbeitssuchtproblematik oder dem Arbeitssüchtigen gesprochen werden sollte. Schon rein deskriptiv handelt es sich bei der Arbeitssucht um ein facettenreiches und vielschichtiges Phänomen. Dies sollte unbedingt berücksichtigt werden, wenn man sich mit Fragen der Entstehung, der Diagnose sowie der Prävention von und der Intervention bei Arbeitssucht beschäftigt.

Zahlreiche weiterführende Informationen zu dieser Studie und zu Detailergebnissen, aber auch eine umfängliche Darstellung weiterer deutschsprachiger und internationaler Forschungsstudien zum Thema Arbeitssucht finden sich bei Poppelreuter (1996, 1997).

Zusammengefasst bedeutet dies: Arbeitssucht ist ein nur vordergründig neu- *185*
zeitliches Phänomen. Wahrscheinlich gibt es übertriebene Fokussierungen auf die Arbeit schon solange wie es die Arbeit selbst gibt, also seit dem Beginn der Menschheit. Dennoch steht die wissenschaftliche Erforschung des Phänomens noch ganz am Anfang. Es gibt weder eine einheitliche Definition der Problematik, noch gibt es allgemein akzeptierte Kriterien zur Diagnose einer solchen Auffälligkeit. Daher wird bislang auf generelle Merkmale süchtigen und abhängigen Verhaltens auch zur Diagnose und Beschreibung von Arbeitssucht zurückgegriffen (Schumacher, 1986). Auf die Arbeitssucht bezogen bedeutet dies im einzelnen:

- Der Betroffene ist der Arbeit völlig verfallen, sein gesamtes Denken und Handeln kreist mehr oder weniger um sie.
- Der Betroffene hat die Kontrolle über sein Arbeitsverhalten verloren, er ist nicht (mehr) in der Lage, Umfang und Dauer des Arbeitens zu bestimmen. Er arbeitet länger als er eigentlich will. Er arbeitet auch zu Zeiten, die eigentlich der Entspannung und dem Abschalten vorbehalten sind.
- Der Betroffene ist abstinenzunfähig. Er erlebt es subjektiv als unmöglich, kürzere oder längere Zeit nicht zu arbeiten, z.B. am Wochenende oder im Urlaub.
- Beim Betroffenen treten Entzugserscheinungen auf, wenn er nicht arbeitet, bis hin zu vegetativen Symptomen wie Schweißausbrüchen, Herzrasen und Atemnot.
- Der Betroffene entwickelt eine gewisse Toleranz gegenüber der Arbeitsmenge, das heißt, um das Gefühl des „Arbeitsrausches“ zu bekommen, muss immer mehr gearbeitet werden.
- Beim Betroffenen treten soziale und/oder psychische Störungen auf. Partnerschaften werden brüchig, die Beziehung zu den Kindern geht verloren, alte Hobbys und Freunde werden vernachlässigt.

Bei der Diskussion um die Arbeitssucht ist schließlich noch nicht einmal unumstritten, ob es sich bei Arbeitssucht überhaupt um eine Problematik, oder sogar eine Krankheit handelt. In diesem Zusammenhang ist ein Beitrag von Smith (2002) interessant, der sich mit der Frage beschäftigt, was überhaupt eine Krankheit ist und was nicht. Denn schon Ivan Illich (1976) schrieb, dass jede Gesellschaft ihre eigenen Krankheiten definiert. Was eine Krankheit in der einen Gesellschaft sei, sei in einer anderen möglicherweise eine chromosomale Abnormität, ein Verbrechen, Heiligkeit oder Sünde. Insofern, so Smith (2002), sei es von erheblicher Bedeutung festzustellen, welche Auffälligkeiten oder Probleme in einer Gesellschaft als Krankheiten begriffen würden, oder auch nicht. Eine sicherlich nicht repräsentative, aber dennoch bemerkenswerte Umfrage unter den Lesern des British Medical Journal (in der Regel Mediziner unterschiedlichster Fachrichtungen, insgesamt beteiligten sich 570 Personen an der Befragung) ergab nämlich eine „Hitliste“ der „Nicht-Krankheiten“ (siehe Kasten 3.4.1.1). Die Arbeit belegt auf dieser Liste Platz 2. Mit anderen Worten wird von den Teilnehmern dieser Umfrage die Arbeit nicht als Krankheit begriffen. Leider bleibt unklar, ob sich diese Einschätzung nur auf die Arbeit allgemein, oder aber auch auf Arbeitsstörungen wie z.B. die Arbeitshemmung oder eben auch die Arbeitssucht bezieht. Betrachtet man jedoch die weiteren genannten „Nicht-Krankheiten“, so liegt die Vermutung nahe, dass die Arbeitssucht hier sicher nicht den Status einer Krankheit hat.

Kasten 3.4.1.1: Die Hitliste der „Nicht-Krankheiten“ (Smith, 2002)

1. Älterwerden
2. Arbeit
3. Langeweile
4. Tränensäcke
5. Ignoranz
6. Haarausfall
7. Sommersprossen
8. Große Ohren
9. Graues/Weißes Haar
10. Hässlichkeit
11. Geburt eines Kindes
12. Allergie gegen das 21. Jahrhundert
13. Jetlag
14. Unglücklichsein
15. Zellulitis
16. Kater
17. Angst bezüglich der Penisgröße/Penisneid
18. Schwangerschaft
19. Ausrasten beim Autofahren
20. Einsamkeit

Die öffentliche Resonanz, und auch die Präsenz der Thematik in allen Epochen der Menschheit lassen es jedoch notwendig und sinnvoll erscheinen, sich der Arbeitssucht intensiver zu widmen, und wenn es nur zum Nutzen derer geschieht, die unter der Problematik leiden. Dass dies nicht nur die Betroffenen selbst, sondern auch deren näheres und weiteres Umfeld – also z.B. die Angehörigen, Freunde, Kollegen, Mitarbeiter und Vorgesetzten – und schließlich auch die gesamte Gesellschaft sind, macht das Anliegen nur dringlicher.

3.4.2 Wie kann man Arbeitssucht erkennen?

Bislang gibt es noch keine einheitlichen Kriterien oder Fragenkataloge, die zu *186*
einer eindeutigen Diagnose von Arbeitssucht herangezogen werden können. Es kann aber auf einige Screening-Instrumente verwiesen werden, d.h. auf Fragebögen, die dabei helfen können, eine möglicherweise vorliegende Arbeitssuchtproblematik bei sich oder anderen besser erkennen zu können. Zwei dieser Instrumente sollen hier kurz vorgestellt werden. Zum einen handelt es

sich um den Fragebogen zur Arbeitssucht von Mentzel (1979) (Kasten 3.4.2.1). Zum anderen hat sich als Screening-Verfahren auch der Risikotest zur Arbeitssucht von Robinson (2000) bewährt (Kasten 3.4.2.2).

Kasten 3.4.2.1: Fragebogen Arbeitssucht (Mentzel, 1979)

		Ja	Nein
1.	Arbeiten Sie heimlich (z.B. in der Freizeit, im Urlaub)?	❍	❍
2.	Denken Sie häufig an Ihre Arbeit (z.B. wenn Sie nicht schlafen können)?	❍	❍
3.	Arbeiten Sie hastig?	❍	❍
4.	Haben Sie wegen Ihrer Arbeit Schuldgefühle?	❍	❍
5.	Vermeiden Sie in Gesprächen Anspielungen auf Ihre Überarbeitung?	❍	❍
6.	Haben Sie mit Beginn der Arbeit ein unwiderstehliches Verlangen weiterzuarbeiten?	❍	❍
7.	Gebrauchen Sie Ausreden, warum Sie arbeiten?	❍	❍
8.	Zeigen Sie ein besonders unduldsames, aggressives Verhalten gegenüber Ihrer Umwelt?	❍	❍
9.	Versuchen Sie periodenweise nicht zu arbeiten?	❍	❍
10.	Neigen Sie zu innerer Zerknirschung und dauernden Schuldgefühlen wegen des Arbeitens?	❍	❍
11.	Versuchen Sie, sich an ein Arbeitssystem zu halten (z.B. zu bestimmten Zeiten nicht zu arbeiten)?	❍	❍
12.	Haben Sie häufiger den Arbeitsplatz oder das Arbeitsgebiet gewechselt?	❍	❍
13.	Richten Sie Ihren gesamten Lebensstil auf die Arbeit aus?	❍	❍
14.	Haben Sie bemerkt, dass Sie sich außer für die Arbeit für nichts mehr interessieren?	❍	❍
15.	Zeigen Sie auffallendes Selbstmitleid?	❍	❍
16.	Haben sich Veränderungen in Ihrem Familienleben ergeben?	❍	❍
17.	Neigen Sie dazu, sich einen Vorrat an Arbeit zu sichern?	❍	❍
18.	Vernachlässigen Sie Ihre Ernährung?	❍	❍
19.	Arbeiten Sie regelmäßig am Abend?	❍	❍
20.	Haben Sie mitunter Tage und Nächte durchgearbeitet?	❍	❍

21.	Beobachten Sie einen moralischen Abbau an sich selber?	❍	❍
22.	Führen Sie Arbeiten aus, die eigentlich unter Ihrem Niveau sind?	❍	❍
23.	Wurde Ihre Arbeitsleistung geringer?	❍	❍
24.	Wurde Ihnen das Arbeiten zum Zwang?	❍	❍
25.	Wurden Sie wegen der Folgen Ihres Arbeitsstils schon einmal medizinisch und/oder psychologisch behandelt?	❍	❍

Dieser Fragebogen basiert auf einem diagnostischen Instrument zur Erfassung von Alkoholproblemen. Nach Auffassung des Autors (Mentzel, 1979) deuten fünf Ja-Antworten auf eine Arbeitssuchtgefährdung hin. Bei zehn oder mehr Ja-Antworten liegt eine Arbeitssuchtproblematik vor. Der diagnostische Aussagegehalt dieses Fragebogens ist jedoch nicht wissenschaftlich überprüft. Daher sollte das Instrument eher als Anregung zur Reflektion bestimmter Verhaltensmuster denn als hartes diagnostisches Messverfahren begriffen werden.

Kasten 3.4.2.2: Risikotest zur Arbeitssucht (Robinson, 2000)

Um herauszufinden, ob Sie ein Workaholic sind, bewerten Sie die folgenden Aussagen mit 1 für „trifft nie zu“, 2 für „trifft manchmal zu“, 3 für „trifft oft zu“ und 4 für „trifft immer zu“. Schreiben Sie die Zahl, die Ihre Arbeitgewohnheiten am besten beschreibt, links vor die einzelnen Aussagen, und zählen Sie diese Punkte zusammen.

1. Ich mache lieber alles selbst, anstatt um Hilfe zu bitten.
2. Ich werde ungeduldig, wenn ich auf andere warten muss oder etwas zu lange dauert.
3. Ich habe es eilig und renne gegen die Uhr.
4. Ich werde gereizt, wenn man mich mitten bei der Arbeit unterbricht.
5. Ich bin immer beschäftigt und habe viele Eisen im Feuer.
6. Ich erledige zwei oder drei Dinge auf einmal (Beispie: Ich esse, schreibe ein Memo und telefoniere).
7. Ich übernehme mehr Arbeit als ich verkrafte.
8. Ich habe ein schlechtes Gewissen, wenn ich mal nicht arbeite.
9. Wenn ich eine Arbeit erledigt habe, will ich konkrete Ergebnisse sehen.
10. Ich bin mehr am Endergebnis meiner Arbeit als an der Arbeit selbst interessiert.
11. Es geht mir nie schnell genug.
12. Ich werde wütend, wenn etwas nicht nach meinem Kopf geht.

13. Ich stelle immer wieder die gleiche Frage, ohne zu merken, dass ich die Antwort bereits bekommen habe.
14. Ich verbringe viel Zeit damit, Zukunftspläne zu schmieden, und vergesse dabei das Hier und Jetzt.
15. Ich arbeite länger als meine Kollegen.
16. Ich werde wütend, wenn andere nicht meinen hohen Anforderungen entsprechen.
17. Ich werde nervös, wenn ich eine Situation nicht im Griff habe.
18. Ich setze mich oft mit knappen Terminen unter Druck.
19. Wenn ich nicht arbeite, fällt es mir schwer, mich zu entspannen.
20. Ich verbringe mehr Zeit mit meiner Arbeit als mit Freunden, Hobbys oder Erholung.
21. Ich stürze mich auf ein Projekt, um einen Vorsprung zu haben, auch wenn noch nicht alle Phasen beendet sind.
22. Ich ärgere mich selbst über die kleinsten Fehler, die ich mache.
23. Ich opfere mehr Zeit und Energie für meine Arbeit als für meine Beziehungen.
24. Ich vergesse oder ignoriere Geburtstage, Familientreffen, Jahrestage oder Feiertage und finde sie unwichtig.
25. Ich treffe wichtige Entscheidungen, bevor ich alle Fakten kenne und durchdacht habe.

Die Auswertung des Risikotests zur Arbeitssucht (Robinson, 2000) sieht vor, dass das Erreichen eines Punktwertes zwischen 67–100 Punkten als Indikator für das Vorliegen einer ausgeprägten Arbeitssucht gilt. Ein Wert zwischen 57–66 Punkten kennzeichnet nach Robinson (2000) den „gemäßigten Workaholic“. Unterhalb des Punktwertes von 57 Punkten gilt man nicht als arbeitssüchtig.

Nochmals sei betont, dass solche Fragebögen eher einen anregenden, zur Selbstreflexion animierenden Charakter haben und keineswegs als belastbare diagnostische Instrumente betrachtet werden sollten.

3.4.3 Wie viele sind betroffen? Das Problem der Prävalenzaussage bei Arbeitssucht

187 Eine der beliebtesten – und auch berechtigten – Fragen, wenn man über Krankheiten, psychische Auffälligkeiten oder Abweichungen spricht, ist die nach der Häufigkeit des Vorkommens. Wie viele Menschen sind betroffen, z.B. von Krebserkrankungen, von Gedächtnisproblemen und eben auch von Symptomatiken wie der Arbeitssucht? Eine Auffälligkeit gilt dabei um so gravierender, je mehr Menschen damit zu tun haben. Prävalenzaussagen zur Arbeitssucht sind besonders schwierig, weil bislang noch nicht einmal eine einheitliche Auffassung über definitorische Merkmale und diagnostische Kriterien zur Arbeitssucht vorliegen. Wie soll man aber angeben, wie viele Menschen von einer Problematik betroffen sind, wenn man noch nicht einmal einig darüber ist, wodurch sich die Problematik genau kennzeichnen und feststellen lässt?

Zahlreiche in jüngerer Zeit beobachtbare Entwicklungen belegen jedoch *188* deutlich, dass das Phänomen des süchtigen Arbeitens individuell, gesamtgesellschaftlich und auch wissenschaftlich zunehmend bedeutsam wird. Zu nennen wäre hier eine steigende Zahl von Betroffenen sowie die gehäufte Gründung von Selbsthilfegruppen für Arbeitssüchtige nach dem Vorbild der Anonymen Alkoholiker insbesondere in den USA und Deutschland. Zahlreiche psychosomatische und Rehabilitationskliniken in der Bundesrepublik Deutschland öffnen sich zudem mehr und mehr für den Problembereich des süchtigen Arbeitens, obschon die Arbeitssucht bislang nicht als Krankheit im Sinne der Sozialversicherungsordnung anerkannt ist. Auffällig ist zudem eine starke Präsenz des Themas in den Massenmedien, aber auch zunehmend in der wissenschaftlichen Forschung und Lehre, was auf ein wachsendes Interesse an der Arbeitssuchtproblematik schließen lässt.

Über die Prävalenz der Arbeitssucht kann angesichts der defizitären For- *189* schungslage bislang also nur spekuliert werden. Angaben aus US-amerikanischen Studien, wonach 5 % (Machlowitz, 1980) bzw. 10 % (Cherrington, 1980; Naughton, 1987) der berufs- bzw. erwerbstätigen Bevölkerung von Arbeitssucht betroffen sind, müssen nach gegenwärtigem Forschungsstand allerdings als übertrieben betrachtet werden. Diese Einschätzung wird auch nicht durch die Tatsache geändert, dass Doerfler und Kammer (1986) in einer Stichprobe von Ärzten, Rechtsanwälten und Psychiatern/Therapeuten einen Anteil von 23 % Arbeitssüchtigen ausmachten. Kanai, Wakabayashi und Fling (1996) ermittelten in einer großen Stichprobe von japanischen Managern 21 % Arbeitssüchtige. Erst recht überzogen muss eine von Burke (1999) genannte Zahl gelten: Er geht davon aus, dass bis zu 49 % (!) der US-amerikanischen Bevölkerung am Syndrom der Arbeitssucht leiden. Ein Studie von Windholz (1997; siehe auch Poppelreuter & Windholz, 2001) kommt zu dem Ergebnis, dass – legt man die von Poppelreuter (1996, 1997) definierten Kriterien zur Diagnose von Arbeitssucht an – ca. 13 % der untersuchten Mitarbeiterinnen und Mitarbeiter (N=185) zweier großer deutscher Industrieunternehmen als zumindest arbeitssuchtgefährdet gelten können. Dies würde bedeuten, dass ungefähr jeder siebte Mitarbeiter von der Arbeitssuchtproblematik betroffen ist oder zumindest gefährdet ist, eine solche Problematik zu entwickeln. Insgesamt jedoch ist die empirische Basis zur Aussage der Häufigkeit von Arbeitssucht immer noch sehr dünn. Angesichts der unterschiedlichen Definitionen und diagnostischen Kriterien zur Differenzierung von Arbeitssüchtigen und Nicht-Arbeitssüchtigen verwundern die immens großen Variationen in der Prävalenz der Symptomatik nicht. Solange es jedoch keine einheitliche Auffassung dessen was Arbeitssucht ist und sie kennzeichnet gibt, wird eine zuverlässige Schätzung der Häufigkeit des Phänomens auch schwierig bleiben.

3.4.4 Wer ist betroffen? Und wer ist gefährdet?

190 Arbeitssucht wurde (und wird auch immer noch) gerne als ein „Leiden der Leitenden“ (Hofstetter, 1987) betrachtet, als typische „Managerkrankheit“. Die empirischen Erkenntnisse hierzu sehen allerdings anders aus. Poppelreuter (1996, 1997) kam zu dem Ergebnis, dass sowohl Männer als auch Frauen, leitende Angestellte, Selbstständige und einfache Arbeiter, jüngere wie ältere Menschen, und selbst Nicht-Berufstätige im klassischen Sinne wie beispielsweise Hausfrauen, Rentner oder Studenten arbeitssüchtig sein können (siehe dazu auch Heide, 2000). Die Arbeitssucht ist mithin ein universelles Phänomen, das letztlich jeden betreffen kann, der in irgendeiner Form produktiv tätig ist (oder sein möchte), unabhängig von Alter, Geschlecht, Beruf. Hier ist die Arbeitssucht durchaus vergleichbar mit anderen Abhängigkeitsformen, beispielsweise der Alkoholabhängigkeit. Auch sie ist ein universelles Phänomen. Zahlreiche Versuche nachzuweisen, dass bestimmte Berufsgruppen (wie z.B. Seeleute, Wirte oder Außendienstmitarbeiter) signifikant häufiger mit Alkoholproblemen belastet sind als andere, schlugen ebenso fehl, wie die oftmals angestrebte Definition einer „Suchtpersönlichkeit“ (siehe dazu auch Hobi, 1982). Hier wurde davon ausgegangen, dass Personen mit bestimmten Persönlichkeitsmerkmalen (z.B. geringe Frustrationstoleranz, hohes Anspruchsniveau an die eigene Leistungsfähigkeit) eher dazu neigen, Sucht- und Abhängigkeitsprobleme zu entwickeln als andere.

191 Es lässt sich also nicht sagen, dass bestimmte Berufsgruppen oder Menschen mit speziellen Persönlichkeitscharakteristika als besonders arbeitssuchtgefährdet betrachtet werden können. Heide (2000) geht aufgrund seiner Studien zum Thema „Arbeitssucht“ allerdings davon aus, dass die an Arbeitssucht erkrankten Personen in drei Gruppen eingeteilt werden können. Zunächst sind da die Erwerbstätigen, die einer relativ selbstständigen Arbeit nachgehen (Ärzte, Handwerker, Bauern, Politiker, Manager) bzw. die sich in einem sozialen Berufsfeld bewegen (Seelsorger, Sozialarbeiter, Lehrer). Die persönliche Identität dieses Personenkreises hängt sehr stark mit ihrer Erwerbsarbeit zusammen – oft wird auch von Berufung zur Arbeit gesprochen. Als zweite Gruppe identifiziert Heide (2000) die abhängig Beschäftigten, die durch ein besonderes Vielarbeiten den oftmals geringen Entscheidungsspielraum und die Unselbstständigkeit der eigenen Arbeit kompensieren wollen. Durch neue Arbeitsformen (Teamarbeit, „flache Hierarchien", Heimarbeitsplätze) etabliert sich aber auch bei den abhängig Beschäftigten eine neue Selbstständigkeit, nicht zuletzt auch gefördert durch flexible Arbeitszeiten und mehr Verantwortung hinsichtlich des Unternehmensgewinns (Bohmeyer, 2002). Die dritte Gruppe umfasst nach Heide (2000) Personen außerhalb des Erwerbslebens. Hierzu zählen Hausfrauen und Rentner. Besonders am Beispiel der Rentner lässt sich die hohe Bedeutung der Arbeit für die soziale Anerkennung und damit verbundene Selbstachtung verdeutlichen (Bohmeyer, 2002).

3.4.5 Warum Arbeitssucht den Unternehmen schadet

Bislang wurde implizit angenommen, dass es sinnvoll und notwendig ist, et- *192*
was gegen das exzessive Vielarbeiten zu unternehmen. Diese Annahme erscheint angesichts der aktuellen Situation überraschend, denn Überstunden und Mehrarbeit belegen es: Vielarbeit ist „in". In Zeiten, wo wegen hoher Personalnebenkosten mit immer weniger Arbeitskräften immer mehr Produktivität erzielt werden soll, ist es nicht verwunderlich, dass die Unternehmen und Organisationen bislang für das Thema „Arbeitssucht" kaum sensibilisiert sind. Der renommierte Freizeitforscher Horst W. Opaschowski (2001) hat diese Entwicklung des Arbeitskräfteabbaus einerseits und der Produktivitätssteigerung andererseits auf die interessante Formel „0,5 x 2 x 3" gebracht. Damit wird zum Ausdruck gebracht, dass in der heutigen Zeit mit der Hälfte der Mitarbeiter, die doppelt so viel verdienen, dreimal so viel geleistet wird wie früher. Dies führt automatisch dazu, dass aus dem einzelnen Mitarbeiter immer mehr „herausgepresst" werden muss.

Viele Unternehmen scheinen nicht nur nicht sensibilisiert zu sein für die Problematik der Arbeitssucht, im Gegenteil scheinen sie offensichtlich immer noch daran zu glauben, dass der Vielarbeiter gleichzeitig immer auch ein guter Arbeiter ist. Dass dies keineswegs generell angenommen werden kann, haben zahlreiche psychologische Forschungsarbeiten eindrucksvoll unter Beweis stellen können. Arbeitszeit und Arbeitsoutput stehen eben nicht in einem linearen Verhältnis zueinander, und schon gar nicht in einem exponentiellen, wie manche Arbeitssüchtige eigenen Angaben zufolge manchmal zu denken geneigt sind. Arbeitssucht schadet nicht nur dem Betroffenen, sondern auch und gerade dem Unternehmen, für das er arbeitet. Unternehmen täten also gut daran, arbeitssüchtige Verhaltensmuster ihrer Mitarbeiter frühzeitig zu erkennen und entsprechende Gegenmaßnahmen zu ergreifen. Dabei sind die Gründe dafür, eine arbeitssüchtige Belegschaft zu vermeiden, vielfältig (vgl. Steinmann, Richter & Großmann, 1984):

- Arbeitssucht hat einen negativen Einfluss auf die Aufgabenerfüllung (betroffene Mitarbeiter halten sich nicht an Arbeitsteilungen und Kompetenzzuweisungen, sie mischen sich in alles ein, glauben, alles besser zu können).
- Arbeitssucht hat einen negativen Einfluss auf das Interaktionsverhalten (betroffene Mitarbeiter werden zunehmend kommunikationsunfähig, sie ziehen sich zurück, als Vorgesetzte überfordern sie ihre Mitarbeiter, sie delegieren nicht).
- Arbeitssucht hat einen negativen Einfluss auf die individuelle Leistungsfähigkeit (der problematische Arbeitsstil führt mit fortschreitender Zeit zu physischen und psychischen Auffälligkeiten, die krankheitsbedingte Abwesenheit nimmt zu, längere Arbeitsunfähigkeit und/oder Frühinvalidität droht).

3.4.6 Was kann ein Unternehmen gegen Arbeitssucht tun?

193 Ziel aller Maßnahmen zur Vermeidung oder Bewältigung einer Arbeitssuchtproblematik ist immer die Beibehaltung oder (Wieder-) Herstellung einer ausgeglichenen Work-Life-Balance. Darunter versteht man ein ausgewogenes Verhältnis der Belastungen und Beanspruchungen aus dem Arbeitsleben einerseits (Arbeitsinhalte, Rhythmus, Ausmaß der Arbeit etc.) und den sonstigen Verantwortungs- und Lebensbereichen (Familie, sozialer Kontakt, Hobbies etc.) andererseits. Hinter dem Work-Life-Balance-Gedanken steht die Erkenntnis, dass auch die privaten Lebensverhältnisse des Mitarbeiters im Interesse des Unternehmens stärker berücksichtigt werden müssen. Dabei geht es nicht nur darum, dem Mitarbeiter mehr Freizeit einzuräumen. Ziel ist vielmehr, auf Mitarbeiterseite eine persönliche Zufriedenheit und Leistungsstärke durch eine ausgewogene Lebensgestaltung zu erreichen, in der alle für einen Mitarbeiter bedeutsamen Lebensbereiche gleichermaßen Berücksichtigung und Anerkennung finden. Die Erreichung einer ausgewogenen Work-Life-Balance ist daher nicht nur wichtig im Rahmen der Prävention und Behandlung von Arbeitssucht, sondern sie ist eine generelle Zielsetzung im Bemühen um die Etablierung einer humanen Arbeitswelt.

Was aber können Unternehmen konkret tun, um arbeitssüchtige Verhaltensmuster im eigenen Haus gar nicht erst entstehen zu lassen, oder um bei Vorliegen einer Arbeitssuchtproblematik Schaden vom betroffenen Mitarbeiter, von Kollegen, aber auch vom Gesamtunternehmen abzuwenden? Zunächst sollten Unternehmen ihre Personalauswahlverfahren und ihre Anforderungsprofile bei Stellenbesetzungen überdenken, um zu vermeiden, dass eine arbeitssüchtiges Verhalten fördernde Organisationsumgebung entsteht. Es ist durchaus mit Skepsis zu betrachten, wenn Unternehmen in Stellenanzeigen nach „hochmotivierten Workaholics" fragen. Dies käme einer Brauerei gleich, die einen „trinkfesten Geschäftsführer" sucht. Zusätzlich sollten die Anreizsysteme, aber auch Arbeitszeit-, Pausen- und Urlaubsregelungen im Hinblick auf suchtfördernde Aspekte untersucht werden. Die zugesagten Urlaubstage sollten beispielsweise auch tatsächlich genommen, und nicht ausbezahlt werden. Schließlich sollten Unternehmen sich bemühen, Arbeitssüchtige in ihrer Organisation zu identifizieren, die Mitarbeiter insgesamt für die Problematik zu sensibilisieren und geeignete Maßnahmen zur Prävention und Rehabilitation bei Arbeitssucht zu realisieren.

Auf Unternehmensseite können solche Maßnahmen z.B. abzielen auf die *194* anforderungs- und leistungsgerechte Aufgabenstrukturierung und -verteilung, auf die stärkere Betonung der Partizipation und des Arbeitens in Gruppen, auf die Einrichtung sinnvoller Karriereentwicklungsprogramme und auf die Arbeitsumfeldgestaltung. Durch Maßnahmen wie Rollenanalysen, Zielvereinbarungen, soziale Unterstützung und Teamentwicklung können zudem die Arbeitsplatzbeziehungen verbessert werden. Schließlich können Mitarbeiter darin unterstützt werden, zu einer angemesseneren Koordination von Arbeitsanforderungen und persönlichen Bedürfnissen zu gelangen, z.B. über Stressbewältigungsprogramme, eine individuelle Gestaltung der persönlichen Arbeitsumgebung sowie Maßnahmen zur Lebensstilplanung. Entspannungstrainings, körperliche Übungen und Coaching sind ebenfalls denkbar. Wichtig ist, dass organisationale Maßnahmen nur dann Erfolg haben werden, wenn auch der Arbeitssuchtgefährdete oder -betroffene prinzipiell bereit ist, die Problematik aktiv zu bewältigen.

3.4.7 Was kann der Einzelne gegen Arbeitssucht tun?

Ohne eine gewisse reflektierende Einsicht in die Problemhaftigkeit des eige- *195* nen Arbeitsverhaltens kann die Arbeitssucht nicht erfolgreich überwunden werden. Ist jedoch eine erste Einsicht entstanden, dass mit dem eigenen Arbeitsverhalten etwas „nicht stimmt" und man „etwas tun" möchte, so sind gute Voraussetzungen zur Behebung der Problematik gegeben. Bislang gibt es keine spezifischen therapeutischen Interventionen oder gar spezielle Trainings zur Überwindung einer Arbeitssuchtproblematik. Die Aufnahme einer individual- oder gruppentherapeutischen Maßnahme oder auch der Besuch einer Selbsthilfegruppe für Personen mit Arbeitsstörungen dürfte jedoch in jedem Fall hilfreich und auch unumgänglich sein, um sich der persönlichen Arbeitssuchtproblematik und insbesondere den dahinterstehenden Gründen und Ursachen anzunähern, um dann darauf aufbauend zu einer Einstellungs- und Verhaltensänderung im Problembereich zu gelangen. Unterschiedliche therapeutische Schulen wenden dabei unterschiedliche Vorgehensweisen an. Letztlich gilt es wie bei jeder Therapiemaßnahme individuell und selbstverantwortlich zu prüfen, ob durch die angefragte Hilfe der Betroffene eigene Wünsche, Bedürfnisse und Zielsetzungen realisieren kann oder nicht. Die zunehmende Zahl von Selbsthilfegruppen für Arbeitssüchtige, aber auch die Spezialisierung von ambulant tätigen Psychotherapeuten und stationär arbeitenden Kliniken verdeutlichen, dass es einerseits offensichtlich sowohl eine Nachfrage nach solchen Leistungen, aber auch eine verstärkte Professionalisierung bei der Bewältigung der Arbeitssuchtproblematik gibt.

3.4.8 Was kann die Gesellschaft gegen Arbeitssucht tun?

196 Es fehlt im primärpräventiven Bereich bzgl. der Verhinderung, Vermeidung und/oder Eindämmung süchtigen Arbeitens an Hilfsangeboten und unterstützenden Maßnahmen. Hier wären wünschenswert:

- eine offensivere Öffentlichkeitsarbeit, die auch die möglichen individuellen und gesellschaftlichen Folgekosten eines arbeitssüchtigen Verhaltensstiles berücksichtigt,
- eine Verbesserung des Angebots entsprechender Präventions- und Interventionsmaßnahmen z.B. durch Krankenkassen, die Bundeszentrale für gesundheitliche Aufklärung, Wohlfahrtsverbände, den Berufsverband Deutscher Psychologinnen und Psychologen, Ärztevereinigungen etc.,
- eine stärkere Berücksichtigung des Problems des süchtigen Arbeitens sowohl in der medizinischen als auch in der psychologischen Therapie. Dies erfordert ebenfalls eine stärkere Sensibilisierung der im Gesundheitswesen tätigen Personen für die Arbeitssuchtproblematik, und schließlich
- die Entwicklung und Etablierung geeigneter, zum süchtigen Arbeiten alternativer, auch langfristig stabiler Verhaltensmuster unter besonderer Berücksichtigung der für den Suchtbereich immer wesentlichen Rückfallproblematik.

Eine gesamtgesellschaftliche Diskussion der Arbeitssucht sollte zum einen dazu beitragen, dass *interdisziplinäre* Forschungsaktivitäten zur Arbeitssuchtproblematik angeregt werden. Zum anderen erscheint – nicht zuletzt unter Berücksichtigung einer immer größer werdenden Zahl von Arbeitslosen und eines stetig wachsenden Missverhältnisses von zur Verfügung stehenden Arbeitskräften einerseits und von zu erledigender Arbeit andererseits – eine gesamtgesellschaftliche Diskussion über den Stellenwert der Arbeit für den Einzelnen wie für die Sozialgemeinschaft notwendig und sinnvoll (siehe dazu auch Bohmeyer, 2002). Kernpunkt sollte dabei sowohl die gleichmäßigere und gerechte Verteilung der Arbeit als auch die Etablierung neuer Arbeitszeitmodelle sein, um so auch langfristig den sozialen Frieden in unserer Gesellschaft zu sichern. Die aktuelle Diskussion um Arbeitsformen und Arbeitsverteilungen der Zukunft inklusive der individuellen wie gesamtgesellschaftlichen Bedeutung von Arbeit bietet die Chance, das süchtige Arbeiten in seiner bislang weithin kaum hinterfragten sozialen Erwünschtheit zu relativieren und eine offenere Problematisierung der Arbeitssucht und ihrer im Einzelfall verheerenden Auswirkungen zu erreichen.

4 Wie können psychische Belastungen erkannt werden?

Im Sinne der Vermeidung gesundheitlicher Einschränkungen und im Sinne der Aufrechterhaltung der Mitarbeiterzufriedenheit und Leistungsfähigkeit der Organisation sollten gesundheitliche Belastungen möglichst frühzeitig erkannt, eingegrenzt und behoben werden. Eine umfassende Analyse des Ist-Zustandes ist hierfür wesentlich. Sie hat zum Ziel, Schwachstellen einerseits und Gestaltungsspielräume für gesundheitsfördernde Maßnahmen andererseits zu ermitteln. Als positiver Nebeneffekt ist dabei immer wieder zu beobachten, dass allein durch die offene Thematisierung der „betrieblichen Gesundheit" ein anregender und motivierender Effekt eintritt, der die konstruktive Einbeziehung von Mitarbeitern aller Ebenen bei den folgenden Schritten wesentlich erleichtert (Ducki, 1998). Und gerade eine solchermaßen partizipativ durchgeführte Diagnose, Analyse und Lösungssuche verspricht schließlich gleichermaßen praxisnahe wie relevante Erkenntnisse bezüglich psychischer Belastungen. *197*

Eine erfolgreiche Umsetzung der resultierenden Verbesserungsvorschläge setzt allerdings zweierlei voraus: Zum einen ist die unbedingte Unterstützung des gesamten Prozesses durch die oberste Führungsebene notwendig, damit die entwickelten Konzepte und Lösungen nicht in der Schublade verschwinden, sobald das Projekt abgeschlossen und eventuell hinzugezogene externe Experten den Betrieb wieder verlassen haben. Zum zweiten ist eine rigoros offene Informationspolitik erforderlich, damit sich die hinzugezogenen Mitarbeiter weder ausgehorcht noch ausgenutzt fühlen: Wer sich einbringt, möchte auch erfahren, wofür genau, wie es weitergeht und warum gegebenenfalls bestimmte Vorschläge nicht umgesetzt wurden.

Die folgende Abbildung 4.1 zeigt verschiedene Wege und Möglichkeiten, wie arbeitsbedingte psychische Belastungen erkannt und quantifiziert werden können.

Die Verfahren zur Erfassung psychischer Belastungen können grob anhand ihrer Analysetiefe in orientierende (Abschnitt 4.1), Screening- (Abschnitt 4.2) und Expertenverfahren (Abschnitt 4.3) unterteilt werden. Die Analysetiefe bestimmt sich dabei aus der Anzahl der relevanten Merkmale sowie der Abstufungsfeinheit, in der diese erfasst werden. *198*

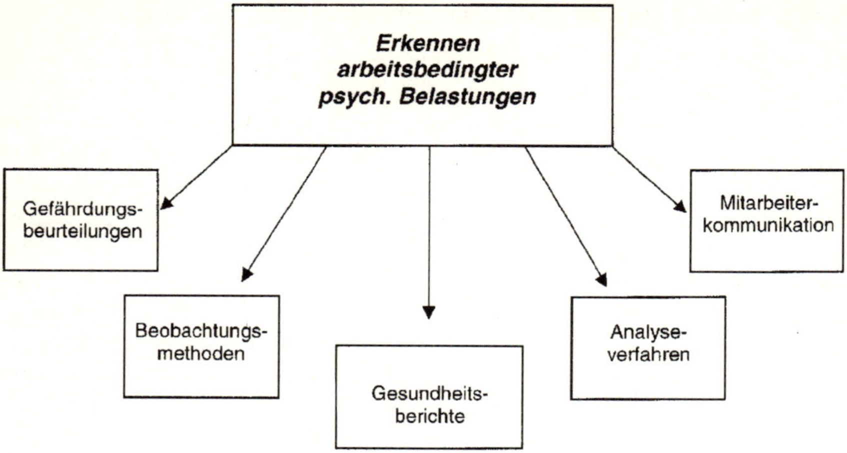

Abb. 4.1.: Erkennen von psychischen Belastungen

4.1 Betriebliche Gesundheitsberichte und Arbeitsunfähigkeitsdaten

4.1.1 Begriffsbestimmung und Reichweite

199 Zumeist gerät die Gesundheit der Beschäftigten ganz konkret durch hohe Fehlzeiten in den Fokus der Aufmerksamkeit. Eigene Fehlzeitenstatistiken eines Betriebes sind insofern der unmittelbarste und erste Zugang, der für einen Einstieg in die Diagnose physischer und psychischer Belastungen am Arbeitsplatz zur Verfügung steht. Diese Zahlen ermöglichen den Verantwortlichen, sich zumindest ein grobes Bild davon zu machen, ob in bestimmten Abteilungen, für bestimmte Tätigkeiten oder für bestimmte Berufs- oder Personengruppen krankheitsbedingte Fehlzeiten gehäuft auftreten. Ist dies der Fall, bietet sich ein Ansatzpunkt für weitere Ursachenforschung. Der Vergleich von Fehlzeitenstatistiken über Betriebe hinweg ist jedoch ausgesprochen problematisch, da die Berechnung beispielsweise von Kuren, Mutterschaftsurlauben und dergleichen nicht einheitlich erfolgt.

Arbeitsunfähigkeits (AU) – Datenanalysen werden von Krankenkassen erstellt und beziehen sich auf die AU-Situation der bei dieser Kasse versicherten Mitarbeiter. Ist die Mehrzahl der Mitarbeiter eines (hinreichend großen) Betriebes bei einer bestimmten Krankenkasse versichert, können die Daten anonymisiert und standardisiert und den Betrieben in Form eines Gesundheitsberichtes zur Verfügung gestellt werden. Besonders interessant ist dann auch der Vergleich mit entsprechenden Daten aus anderen Betrieben der gleichen Branche oder Region. Für kleine und mittlere Betriebe werden teilweise auch innungsbezogene Gesundheitsberichte angeboten. Das Leistungsangebot des Instituts für betriebliche Gesundheitsförderung der AOK Rheinland beispielsweise umfasst

- Betriebliche Krankenstandsanalyse
- Vergleich der Abteilungen
- Vergleich mit der Region
- Vergleich mit der Branche
- Anonymisierte Auswertung der Diagnoseschwerpunkte
- Arbeitsplatzbegutachtung nach ergonomischen Gesichtspunkten
- Gutachten über ergonomische Krankheitsquellen mit Empfehlungen
- Mitarbeiterbefragung zu den Ursachen des Krankenstandes
- Betrieblicher Gesundheitsbericht als Zusammenfassung der jeweiligen Analyse
- Zusammenarbeit mit der zuständigen Berufsgenossenschaft

Die Analyse von AU-Daten bietet sich als Einstieg in die betriebliche Gesundheitsförderung vor allem deshalb an, weil anhand bereits vorhandener Daten erste Hypothesen gebildet werden können, die den weiteren Analyseprozess (z.B. bei einer Betriebsbegehung und dem Einsatz von Arbeitsanalyseverfahren) leiten können. Darüber hinaus stellen AU-Daten eine solide Ausgangsbasis für eine spätere Evaluation durchgeführter Interventionsmaßnahmen dar, da ein Vorher-Nachher-Vergleich des Krankenstandes möglich wird (Ducki, 1998). 200

Erfasst werden in der Regel:

- Anzahl und Dauer krankheitsbedingter Fehlzeiten
- Verteilung innerhalb des Betriebes (z.B. nach Abteilungen oder Tätigkeiten)
- Soziodemographische Merkmale wie Alter oder Geschlecht
- Krankheitsarten
- Kassen-, Branchen- und Ländervergleiche
- Verteilung und Veränderung im zeitlichen Längsschnitt

Entsprechende Statistiken bieten folglich die Möglichkeit, die Situation im eigenen Unternehmen realistisch und differenziert einschätzen zu können. Von besonderem Interesse für die Ableitung von gesundheitsfördernden Maßnahmen ist, welche Krankheiten wie häufig auftreten und wie lange sie im Schnitt dauern. Allerdings unterliegt die Interpretierbarkeit dieser Daten aber auch einer Reihe teils gewichtiger Einschränkungen.

4.1.2 Einschränkungen der Interpretierbarkeit von AU-Daten

201 Ein zentrales Problem besteht darin, dass die Krankheitsarten lediglich nach dem ICD 10 – Diagnoseschlüssel (International Classification of Diseases) in 17 Gruppen unterschieden werden (ICD-10-GM, 2004). Diese sind sehr allgemein, da jeweils zahlreiche, sehr unterschiedliche Krankheiten unter einer Hauptgruppe zusammengefasst sind. In betrieblichen Zusammenhängen am häufigsten sind nach Ducki (1998):

- Krankheiten des Skeletts, der Muskeln und des Bindegewebes,
- Krankheiten der Atmungsorgane,
- Krankheiten des Kreislaufsystems,
- Krankheiten der Verdauungsorgane,
- Verletzungen und Vergiftungen
- sowie zunehmend auch psychiatrische Krankheiten.

Auch muss die Diagnosesicherheit des behandelnden Arztes hinterfragt werden. Diese ist neben dessen fachlicher Kompetenz nicht unwesentlich von der Offenheit des Patienten abhängig.

Eine weitere Fehlerquelle ist durch die Klassifikation der Berufszugehörigkeit entsprechend des Berufsgruppenschlüssels der Bundesanstalt für Arbeit gegeben. Die Berufsangabe Schweißer beispielsweise wäre nur zutreffend, wenn überwiegend Schweißtätigkeiten ausgeführt werden. In Klein- und Kleinstbetrieben gibt es aber kaum Schweißer in diesem Sinne. Die Tätigkeit setzt sich aus vielen verschiedenen Tätigkeiten und somit auch aus unterschiedlichen Belastungen zusammen. Überdies sind die Berufsangaben häufig nicht mehr aktuell, da in der Zwischenzeit neue Anforderungen zu neuen Qualifikationen geführt haben.

Schließlich beziehen sich AU-Analysen auf die Daten der Versicherten einer Kasse. Daher sind Rückschlüsse auf die Gesamtpopulation eines Betriebes ebenso wie Verallgemeinerungen auf längere Zeiträume als den im AU-Bericht erfassten (meist 1 Jahr) unzulässig.

202 Insgesamt lässt sich sagen, dass eine eindeutige Interpretation von AU-Daten erst dann möglich ist, wenn weitere Erkenntnisse mit einbezogen werden, insbesondere Daten aus Gefährdungsbeurteilungen, aus Mitarbeiterumfragen und Arbeitsanalysen oder Daten der zuständigen Berufsgenossenschaft zum aktuellen Berufskrankheiten- und Unfallgeschehen.

Ein Beispiel hierfür stellt die groß angelegte und vom Bundesarbeitsministerium geförderten Studie mit dem Titel „Kooperationsprogramm Arbeit und Gesundheit“ dar, in der der Zusammenhang von Arbeitsbedingungen und deren Auswirkungen in unterschiedlichen Branchen untersucht wurde. Um diesen Zusammenhang zu ergründen und darauf aufbauend neue Erkenntnisse zu gewinnen, mussten Gefährdungen in umfassender Form ermittelt und beurteilt werden. Der Beurteilung psychischer Belastungen kam dabei eine zentrale Rolle zu.

Daten zu Beanspruchungen und zu deren kurz- und langfristigen Folgen 203
setzten sich aus AU-Daten der Krankenkassen und aus Daten zum Arbeitsunfall- und Berufskrankheitengeschehen zusammen. Ergänzt mit Daten aus Mitarbeiterbefragungen und Analyseverfahren wurde eine solide Datenbasis geschaffen. Unter anderem konnte dabei ein deutlicher Zusammenhang zwischen psychischem Befinden und Arbeitsunfähigkeit festgestellt werden. Dabei zeigte sich, dass ängstliche Gefühle und Anspannungen mit einem schlechteren Gesundheitszustand verbunden sind, während Mitarbeiter mit optimistischen Einstellungen auch unter widrigsten Umständen ihre Gesundheit erhalten können.

4.2 Beobachtung und Gefährdungsbeurteilung im Rahmen von Betriebsbegehungen

Aus systematischen Beobachtungen und Gefährdungsbeurteilungen, die im 204
Rahmen einer Arbeitsstättenbegehung erfolgen können, ergibt sich ein genaueres Bild von der psychischen Belastungssituation der Beschäftigten. Sie bilden gewissermaßen den „Kompromiss" zwischen der relativen groben Orientierung, die anhand von AU-Daten erfolgen kann (s. Abschnitt 4.1) und den oft sehr aufwändigen wissenschaftlichen Arbeitsanalyseverfahren (s. Abschnitt 4.3), die in jedem Fall die Hinzuziehung von Experten erforderlich machen. Systematische Beobachtungen und Gefährdungsbeurteilungen sind vergleichsweise handhabbar und ökonomisch, liefern aber nichtsdestotrotz fundierte Erkenntnisse hinsichtlich besonderer Schwachstellen im Sinne eines Screening-Verfahrens.

4.2.1 Beobachtung

Im betrieblichen Alltag kommen zur Erfassung von Belastungen und Gefährdungen in erster Linie standardisierte Beobachtungsverfahren zum Einsatz. Unbeabsichtigte oder zufällige Beobachtungen des Mitarbeiterverhaltens sind dann von Bedeutung, wenn kritische Abweichungen vom Sollverhalten erfasst werden sollen. Gerade bei psychischen Belastungen, bei Überforderung und Unterforderung, sowie bei krankheitsbedingten oder sonstigen Leistungseinschränkungen ist die Wahrnehmung durch Dritte hilfreich, da Mitarbeiter nicht immer von sich aus auf ihre Situation hinweisen, sie möglicherweise auch nicht immer wahrhaben wollen.

205 Abbildung 4.2.1.1 zeigt Indikatoren von Überforderung und Überlastung, wie sie von Kollegen und Vorgesetzten, gegebenenfalls auch von Funktionsträgern wie Betriebsärzten oder Fachkräften für Arbeitssicherheit erkannt werden können.

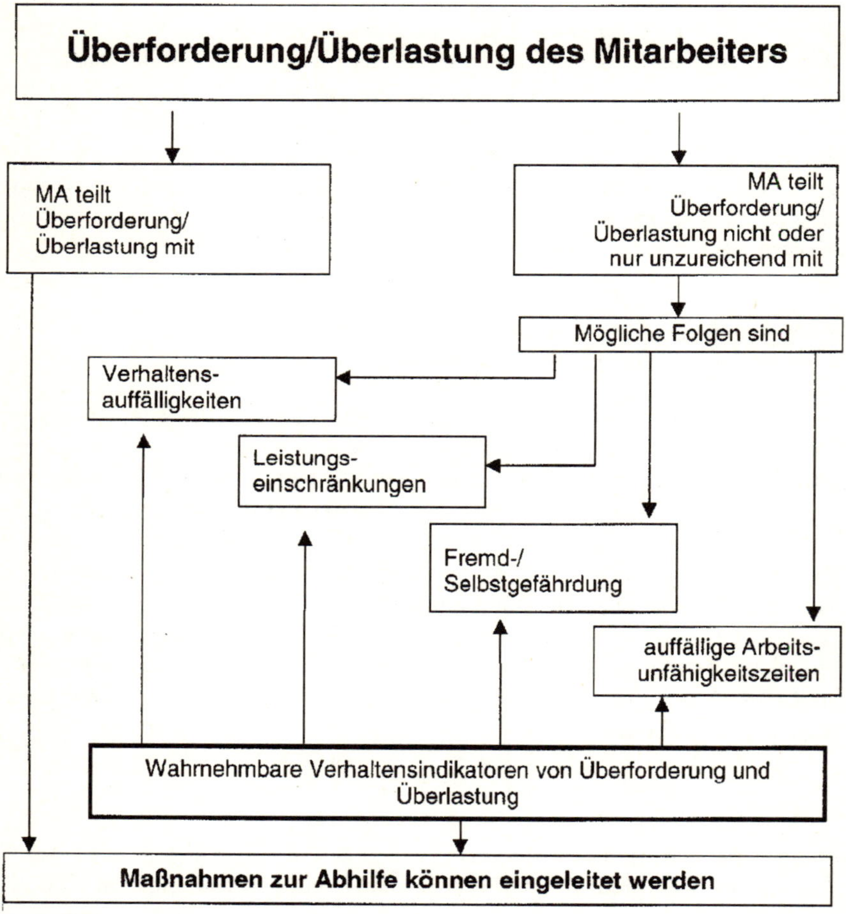

Abb. 4.2.1.1: Verhaltensindikatoren für Überforderung und Überlastung.

Liegen längerfristige Leistungseinschränkungen oder gar eine Selbstgefährdung vor, muss im Interesse sowohl des Mitarbeiters als auch des Betriebes reagiert werden. Bis das Problem eingegrenzt, analysiert und behoben ist, ist auch eine vorübergehende Befreiung oder Enthebung des Mitarbeiters von der Tätigkeit nicht ausgeschlossen. Dass dem zunächst ein klärendes Gespräch vorangeht, auf das der Mitarbeiter sich hinreichend vorbereiten kann, versteht sich von selbst. 206

Einschränkend ist zur Interpretierbarkeit von Fremdbeobachtungen anzumerken, dass erstens die regulativen Erfordernisse komplexer, überwiegend geistiger Arbeitstätigkeiten praktisch nicht beobachtbar sind, dass weiterhin seltene, aber wichtige und potentiell stark belastende Tätigkeiten eventuell während des Beobachtungszeitraums gar nicht auftreten und dass schließlich drittens Beobachtungen selbst seitens gut geschulter Beobachter nie ganz objektiv sind.

In bestimmten Fällen bieten sich weiterhin bewusst durchgeführte und von außen angeleitete Selbstbeobachtungen an. Dies ist zum einen der Fall, wenn eine Umgestaltung oder Modifikation ablauforganisatorischer Prozesse geplant ist. In diesen Fall werden die betroffenen Mitarbeiter über die Selbstbeobachtung ihres Arbeitsverhaltens aktiv an der Planung und Durchführung solcher Maßnahmen beteiligt. Auch in der Phase von Probe- oder Versuchsläufen können sie selbst am besten Auskunft geben, wo, wie und welche Optimierungen an der Schnittstelle zwischen Mensch und Arbeitssystem vorzunehmen sind. 207

Ein weiteres Beispiel für den systematischen Einsatz von Selbstbeobachtung ist die sogenannte Critical-Incident-Methode nach Flanagan (1954) in Form eines kritischen Tagebuches. Wie der Name schon sagt, werden dabei kritische oder belastende Situationen für nachfolgende analytische Betrachtungen protokolliert. Die Critical-Incident-Methode kommt vor allem im Rahmen von Personalentwicklungsmaßnahmen, bei der Feststellung von Qualifizierungsbedarf oder bei laufenden Coaching-Prozessen auf der Ebene des strategischen oder operativen Managements zum Einsatz. 208

4.2.2 Gefährdungsbeurteilungen

Gefährdungsbeurteilungen sind Verfahren zur Identifikation und Einschätzung von Gefährdungen und Belastungen. Sie können sowohl zur Diagnose als auch zum Abbau psychischer Belastungen beitragen, in dem sie auf Defizite in der Arbeitsgestaltung oder im Arbeitsverhalten hinweisen. Gefährdungsbeurteilungen bilden die Voraussetzung für eine gezielte Einleitung sicherheitstechnischer und gesundheitsfördernder Maßnahmen. 209

4.2.2.1 Rechtliche Rahmenbedingungen

210 Nach dem Arbeitsschutzgesetz von 1996 ist jeder Arbeitgeber verpflichtet Gefährdungsbeurteilungen in seinem Unternehmen durchzuführen. Dabei sind alle arbeitsbedingten Gefährdungen zu berücksichtigen. Dazu gehören Unfallgefährdungen, arbeitsbedingte Gesundheitsgefahren und psychische Belastungen.

§5 des ArbSchG fordert dazu:

(1) Der Arbeitgeber hat durch eine Beurteilung der für die Beschäftigten mit ihrer Arbeit verbundenen Gefährdung zu ermitteln, welche Maßnahmen des Arbeitsschutzes erforderlich sind.

(2) Der Arbeitgeber hat die Beurteilung je nach Art der Tätigkeiten vorzunehmen. Bei gleichartigen Arbeitsbedingungen ist die Beurteilung eines Arbeitsplatzes oder einer Tätigkeit ausreichend.

(3) Eine Gefährdung kann sich insbesondere ergeben durch

- die Gestaltung und die Einrichtung der Arbeitsstätte und des Arbeitsplatzes,
- physikalische, chemische und biologische Einwirkungen,
- die Gestaltung, die Auswahl und den Einsatz von Arbeitsmitteln, insbesondere von Arbeitsstoffen, Maschinen, Geräten und Anlagen sowie den Umgang damit,
- die Gestaltung von Arbeits- und Fertigungsverfahren, Arbeitsabläufen und Arbeitszeit und deren Zusammenwirken,
- unzureichende Qualifikation und Unterweisung der Beschäftigten.

211 Gefährdungsbeurteilungen werden insbesondere notwendig

- als Erstanalyse an bestehenden Arbeitsplätzen,
- bei wesentlichen Änderungen am Arbeitsplatz oder in der Arbeitsumgebung, z.B. bei neuen Einrichtungen, Maschinen oder Anlagen,
- bei wesentlichen Änderungen der Art, wie die Einrichtungen genutzt werden,
- nach dem Auftreten von Arbeitsunfällen, Beinahe-Unfällen oder arbeitsbedingten Krankheiten.

4.2.2.2 Vorgehensweise

212 Hinsichtlich der Vorgehensweise wird zwischen arbeitsbereichs- und tätigkeitsbezogenen Gefährdungsbeurteilungen einerseits und personenbezogenen Gefährdungsbeurteilungen andererseits unterschieden.

Bei arbeitsbereichs- und tätigkeitsbezogenen Gefährdungsbeurteilungen werden die Analysen unabhängig vom Mitarbeiter an einem vorher festgelegten Arbeitsplatz oder einer vorher festgelegten Tätigkeit durchgeführt. Beispiele sind die Bedienung von Werkzeugmaschinen, die Montage von Teilen am Fließband oder Bildschirmarbeitsplätze. Bei gleichartigen Arbeitsplätzen oder Tätigkeiten können dabei die Ergebnisse einer einzigen Beurteilung auf andere Arbeitsplätze übertragen werden.

Personenbezogene Gefährdungsbeurteilungen bieten im Gegensatz dazu die Möglichkeit, Gefährdungen und Gesundheitsrisiken zu erkennen, denen bestimmte Mitarbeiter auch unter identischen Arbeitsbedingungen eher ausgesetzt sind als andere. Sie sind beispielsweise erforderlich für behinderte Arbeitnehmer, jugendliche oder ältere Arbeitnehmer, schwangere und stillende Frauen, unqualifizierte oder unerfahrene sowie immungeschwächte Arbeitnehmer mit Erkrankungen oder Vorerkrankungen.

Personenbezogene Gefährdungsanalysen sind unter Umständen auch bei wechselnden Tätigkeiten oder ortsveränderlichen Arbeitsplätzen angemessen, z.B. bei Betriebsschlossern oder bei Tätigkeiten auf Baustellen.

Die folgende Abbildung 4.2.2.2.1 zeigt schematisch den zeitlichen Ablauf einer Gefährdungsbeurteilung:

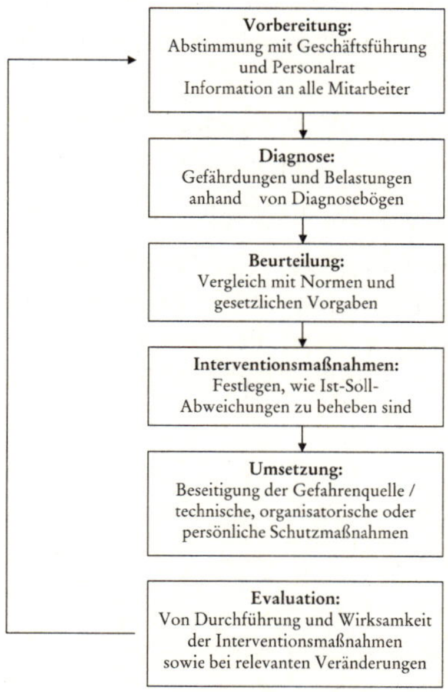

Abb. 4.2.2.2.1: Zeitlicher Ablauf einer Gefährdungsbeurteilung

Vorhandene Gefährdungen, festgelegte Maßnahmen, für deren Umsetzung verantwortlich benannte Personen sowie Ergebnisse der Wirksamkeitsevaluation sind hierbei sorgfältig zu dokumentieren.

4.2.2.3 Gefährdungsarten

213 In einer Gefährdungsanalyse werden alle arbeitsbedingten Gesundheits- und Unfallgefahren erfasst. Dabei werden derzeit 13 Gefährdungs-/Belastungskategorien unterschieden, die jeweils wiederum differenziert untergliedert sind:

1. Mechanische Gefährdungen, z.B. ungeschützte bewegliche Maschinenteile
2. Elektrische Gefährdungen, z.B. gefährliche Körperströme
3. Gefahrstoffe, z.B. Gase oder Dämpfe
4. Biologische Gefährdungen, z.B. Infektionsgefahren
5. Brand- und Explosionsgefährdungen, z.B. Explosivstoffe
6. Thermische Gefährdungen, z.B. Kontakt mit heißen oder kalten Medien
7. Gefährdung durch physikalische Einwirkungen, z.B. Lärm oder Schwingungen
8. Gefährdung durch Arbeitsumgebungsbedingungen, z.B. Klima oder Beleuchtung
9. Körperliche Belastung/Arbeitsschwere, z.B. schwere dynamische Arbeit
10. Wahrnehmung und Handhabbarkeit, z.B. Erfassen großer Informationsmengen
11. Sonstige Gefährdungen/Belastungen, z.B. Hautbelastungen
12. Psychische Belastungen (s. Tabelle 4.2.2.3.1)
13. Organisation, z.B. Arbeitsablauf oder Arbeitszeit

214 Mittlerweile liegen Verfahren zur Gefährdungsbeurteilung vor, die explizit psychische Belastungen miterfassen. Ein Beispiel ist das von der Vereinigung der Metall-Berufsgenossenschaften herausgegebene Verfahren, in dem von folgenden Gefährdungs- und Belastungsfaktoren ausgegangen wird (Tabelle 4.2.2.3.1):

Tab. 4.2.2.3.1: Berücksichtigung psychischer Belastungen in Gefährdungsbeurteilungen

Gefährdungs-/ Belastungsfaktoren	Gefährdungen	Erläuterungen und Hinweise
Arbeitstätigkeit		**Beobachtungen/Befragung:**
	– **unvollständige Tätigkeitsstrukturen**	Sind die Tätigkeiten so gestaltet, dass die Arbeitsaufgabe u.a. ausführende Anteile (z.B. Stanzen), vor- und nachbereitende Anteile (z.B. Einrichten) sowie organisierende und kontrollierende Anteile enthält? Werden Tätigkeiten ausgeführt, die neben Routinearbeiten auch ein bewusstes Wahrnehmen, Denken und Planen erfordern? Erfordert die Tätigkeit Daueraufmerksamkeit, z.B. Überwachung automatisierter Anlagen (einseitige Belastung, ausführende, aktive Tätigkeiten fehlen)?
	– **Einzelarbeit, Kommunikation**	Haben Beschäftigte kaum Möglichkeiten zur Kommunikation?
	– **Unterforderung**	Werden Beschäftigte, z.B. durch eine monotone Tätigkeit, unterfordert?
	– **Überforderung**	Führt die Schwierigkeit oder Komplexität der zu bewältigenden Arbeitsaufgaben zu einer Überforderung?
	– **Information**	Kommt es vor, dass Beschäftigten zur Ausführung ihrer Arbeit und/oder beim Treffen von Entscheidungen Informationen und Handlungshilfen fehlen?
	– **Handlungsspielraum**	Hat der Beschäftigte nur wenig Einfluss auf Art und Weise der Tätigkeitsausführung (z.B. enge Vorgaben, Taktbindung)?
	– **Qualifikation**	Sind Beschäftigte bei ihrer Arbeit, z.B. beim Umgang mit Anlagen, Geräten oder Programmen, überfordert? Sind Beschäftigte bei ihrer Arbeit unterfordert (sie haben eine höhere Qualifikation, als für das Ausführen der Tätigkeit erforderlich ist)? Ist der Beschäftigte in seine Tätigkeit ausreichend eingewiesen und über mögliche Gefährdungen unterwiesen?
	– **Gefährdungspotential**	Ist der Beschäftigte am Arbeitsplatz besonderen Gefahren oder Risiken ausgesetzt (z.B. Absturzgefahr, Straßenverkehr)?

Gefährdungs-/ Belastungsfaktoren	Gefährdungen	Erläuterungen und Hinweise
Arbeitsorganisation		**Beobachtung/Befragung:**
	– Zeitdruck	Müssen Beschäftigte unter starkem Zeit- bzw. Termindruck arbeiten? Ist die Arbeitsmenge in der Regelarbeitszeit zu bewältigen?
	– Störungen	Kommt es oft vor, dass der Arbeitsablauf häufig geändert oder unterbrochen wird und ein kontinuierliches Arbeiten nicht möglich ist?
Soziale Bedingungen		**Beobachtung/Befragung:**
	– Rückmeldung	Erhalten Beschäftigte nur unregelmäßig Rückmeldung (Anerkennung oder Kritik) für die geleistete Arbeit?
	– Führungsstil	Leidet das soziale Klima im Betrieb unter dem Führungsstil des Chefs (z.B. zu autoritär)?
	– Gruppenverhalten	Bestehen durch die Art der Tätigkeit hohe emotionale Belastungen?

Selbst mit extrem differenzierten Beurteilungsverfahren wird es nie möglich sein, alle Belastungen oder Gefährdungen zu erfassen. Die Gründe liegen einerseits in den Verfahren selbst, die relevante Arbeitsmerkmale wie etwa täglich wechselnde Arbeitsbedingungen oder besondere Betriebszustände nicht oder nur unzureichend berücksichtigen, andererseits bei den befragten Personen, die unter Umständen nicht alle Belastungen kommunizieren (wollen).

4.2.2.4 Besondere Betriebszustände

215 Wie die Erfahrung zeigt, ereignen sich Unfälle gehäuft während besonderer Betriebszustände, beispielsweise bei Wartungs- und Instandhaltungsarbeiten. Dennoch werden die Beurteilungen gewöhnlich bei störungsfreiem Betrieb oder gar bei Stillstand vorgenommen. Die Ergebnisse vernachlässigen dann just die Gefährdungen und Belastungen, die während anderer Betriebszustände gegeben sind. Damit erhöht sich unter Umständen sogar das Unfallrisiko, da die Ergebnisse eine hohe Sicherheit „vorgaukeln“ und so die Achtsamkeit der Mitarbeiter herabsetzen.

Folgende Betriebszustände sind bei Beurteilungen stets zu prüfen:

- Normalbetrieb
- Inbetriebnahme/Probebetrieb
- Einrichtung
- Stilllegung

- Instandhaltung/Wartung/Pflege
- Störungen, Havarien
- Montage/Demontage

Werden Arbeitsplätze oder Tätigkeiten vor dem Hintergrund der oben genannten besonderen Betriebszustände beurteilt, sind differenziertere Ergebnisse zu erwarten, die nicht nur für den störungsfreien, relativ sicheren Normalbetrieb gelten. Weiterhin sollte eine Gefährdungsbeurteilung sich nicht auf eine Beurteilung des aktuellen Ist-Zustandes beschränken, sondern auch eine rückblickende Analyse kritischer Ereignisse, Unfälle oder besonderer Belastungen aus der Vergangenheit mit einbeziehen.

4.3 Arbeitsanalyse

Wissenschaftliche Arbeitsanalyse-Verfahren stellen standardisierte Vorge- *216*
hensweisen dar, die in der Regel auf differenzierten Fragebögen, Beobachtungen und Mitarbeiterinterviews basieren und von erfahrenen Experten durchgeführt und ausgewertet werden. Um den zentralen testtheoretischen Gütekriterien der Objektivität, Reliabilität und Validität gerecht zu werden, müssen die Verfahren entsprechend wissenschaftlich abgesichert sein. Arbeitsanalyseverfahren entsprechen der dritten Differenzierungsstufe bei der Ermittlung psychischer Fehlbelastungen am Arbeitsplatz, sie liefern gewissermaßen die Feinanalyse durch eine systematische Beschreibung von Arbeitssituation, Arbeitsablauf und Arbeitsanforderungen. Zur Anwendung ist fast ausnahmslos eine Schulung erforderlich.

Welches Verfahren für die Diagnose psychischer Belastungen am Arbeits- *217*
platz im Einzelfall am besten geeignet ist, sollte nach Ducki (1998) anhand folgender Aspekte entschieden werden:

- Untersuchungsgegenstand: Arbeitsaufgabe oder Person
- Erhebungsmethode: Fragebogen, Interview oder Dokumentenanalyse
- Analysedimensionen: Erhebung von aufgabenbezogenen Belastungen und Anforderungen
- Anwendungsbereich: nach spezifischen Branchen oder Organisationsformen
- Theoretische und methodische Grundlagen: Operationalisierung der erhobenen Merkmale, testtheoretische Gütekriterien
- Aufwand an Zeit und Personal
- Handhabbarkeit
- Art der gelieferten Ergebnisse: beschreibend, bewertend oder verändernd

Die Analyseverfahren gehen dabei grob von drei unterschiedlichen Ansätzen aus. Wie in der folgenden Abbildung 4.3.1 dargestellt, lassen sich Verfahren danach unterscheiden, ob sie in personenunabhängiger Form die jeweiligen Belastungssituationen erfassen, ob die subjektive Wahrnehmung des Mitarbeiters bezüglich seiner Beanspruchungen im Mittelpunkt steht oder ob der Schwerpunkt der Analyse auf längerfristigen Beanspruchungsfolgen liegt.

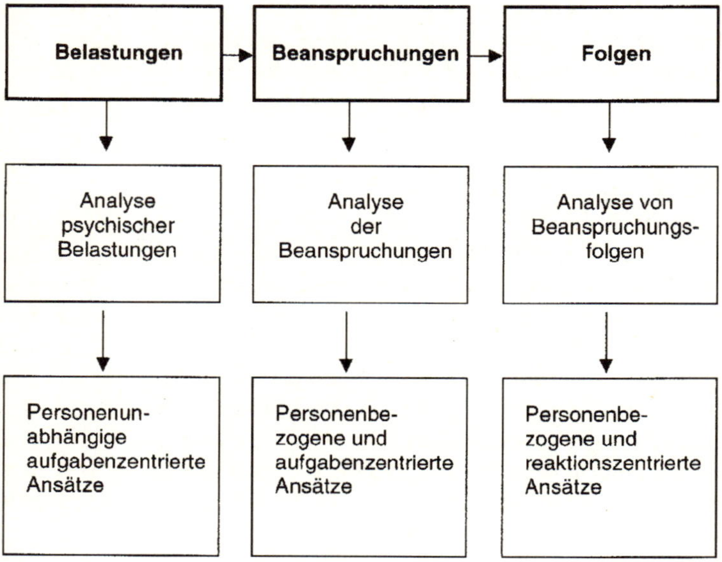

Abb. 4.3.1: Allgemeine Merkmale von Arbeitsanalyseverfahren, in Anlehnung an Wieland-Eckelmann (1992)

Eine vergleichende Darstellung sämtlicher am Markt befindlicher Analyseverfahren würde den Rahmen dieses Buches mehr als sprengen. Einen guten Überblick samt praktischer Auswahlkriterien vermittelt das entsprechende Handbuch von Dunckel (1999). Insbesondere sei hierzu auch auf die praxisnahen und stets aktuell gehaltenen Internetseiten zahlreicher Arbeitsschutzverbände, Gewerkschaften und Institute zur betrieblichen Gesundheitsförderung hingewiesen (Adressen s. Abschnitt 6.3). Ziel der folgenden Abschnitte ist es daher, lediglich einen ersten Eindruck davon zu vermitteln, welche Arten von Verfahren überhaupt existieren und wo deren Schwerpunkte und Anwendungsgebiete jeweils liegen.

4.3.1 *Analyse psychischer Belastungen*

Darunter fallen objektive, personenunabhängige und aufgabenzentrierte Analyseverfahren. Individuelle Besonderheiten werden nicht berücksichtigt, allein die zu bewältigenden Arbeitsaufgaben stehen im Mittelpunkt, weshalb auch von bedingungsbezogenen Verfahren gesprochen wird. Hierunter fallen beispielsweise folgende Verfahren, die alle auch zur Evaluation von Veränderungen am Arbeitsplatz geeignet sind: *218*

- TAI – Tätigkeitsanalyseinventar (Frieling, Facaoaru, Benedix, Pfaus & Sonntag, 1993) *219*
  Das TAI ist für geistige und manuelle Tätigkeiten einsetzbar und umfasst 4 Teilverfahren zu den Problemschwerpunkten emotionale, kognitive, qualifikationsbedingte und veränderungsbedingte beanspruchungsrelevante Bedingungen.

- TBS – Tätigkeitsbewertungssystem (Hacker, Fritsche, Richter & Iwanowa, 1995) *220*
  Das TBS analysiert den Ist-Zustand eines Arbeitsplatzes bezüglich seiner Persönlichkeitsförderlichkeit, u.a. der Freiheitsgrade des Arbeitnehmers im Sinne einer vollständigen Tätigkeit, der Kommunikation und Kooperation, der Verantwortung sowie der Lernerfordernisse. Es liegen Kurz- und Langformen für bestimmte Tätigkeiten (z.B. Montage, Bauwesen, geistige Tätigkeiten) vor.

- VERA – Verfahren zur Ermittlung von Regulationserfordernissen in der Arbeitstätigkeit (Volpert, Oesterreich, Gablenz-Kolakovic, Krogoll & Resch, 1983) *221*
  VERA erfasst den Entscheidungsspielraum am Arbeitsplatz als Niveau der Handlungsregulation nach einem 10-Stufen-Modell; zentrales Bewertungskriterium ist die Persönlichkeitsförderlichkeit der Arbeitstätigkeit. Das Verfahren ist geeignet zur Gestaltung industriell gewerblicher Arbeitstätigkeiten, sowie seit einiger Zeit auch in adaptierter Form für Sachbearbeitung (VERA B) und geistige Arbeit (VERA G).

- RHIA – Verfahren zur Ermittlung der Regulationshindernisse in der Arbeitstätigkeit (Leitner, Volpert, Greiner, Weber & Hennes, 1987) *222*
  RHIA erfasst in Ergänzung zum Verfahren VERA die psychischen Belastungen, die durch Regulationshindernisse (Unterbrechungen, informatorische Erschwerungen) und aufgabenimmanente sowie aufgabenunspezifische Regulationsüberforderungen am Arbeitsplatz entstehen.

4.3.2 Analyse der Beanspruchungen

Eine weitere Verfahrensgruppe fokussiert die beim Mitarbeiter durch bestimmte Belastungen hervorgerufenen Beanspruchungen, ist also an der Schnittstelle zwischen Bedingungen und Person angesiedelt. Die entsprechenden Verfahren sind folglich sowohl aufgaben- als auch personenzentriert. Es geht um die von Mitarbeitern individuell wahrgenommenen und erlebten Tätigkeitsmerkmale, weshalb die Erhebung in der Regel durch standardisierte Befragungen erfolgt.

Beispiele sind:

223 • ISTA – Instrument zur stressbezogenen Arbeitsanalyse (Semmer, 1984)
Schwerpunkt ist die Identifikation von Faktoren, die zur Stressentwicklung beitragen können, wie Über- und Unterforderung, geringer Handlungsspielraum, Regulations- und Zielunsicherheit sowie (auf der anderen Seite) allgemeine Ressourcen. Das Verfahren ist universell einsetzbar.

224 • FEMA – Fragebogen zur Erfassung mentaler Arbeitsbelastungen (Tielsch, Hofmann & Häcker, 1993)
FEMA findet Anwendung bei der Ermittlung von mentalen Anforderungen an industriellen Arbeitsplätzen. Dabei stehen die Bedingungen der Informationsaufnahme, -verarbeitung und -weitergabe im Vordergrund.

225 • JDS – Job Diagnostic Survey (Schmidt & Kleinbeck, 1999)
Das JDS erfasst das subjektive Erleben des Mitarbeiters in konkreten Arbeitssituationen, indem Aussagen zu vorgegebenen Tätigkeitsmerkmalen ausgewertet werden. Diese sind Anforderungsvielfalt, Ganzheitlichkeit der Aufgabe, Bedeutung der Aufgabe Selbstständigkeit und Rückmeldung. Aus einer Verrechnung dieser fünf Tätigkeitsmerkmale ergibt sich das Motivationspotenzial einer Arbeitstätigkeit. Das Verfahren ist universell einsetzbar.

226 • SAA – Verfahren der subjektiven Arbeitsanalyse (Udris & Alioth, 1980)
Das SAA erfasst die subjektiv wahrgenommene Arbeitssituation anhand der Bewertungsaspekte Handlungsspielraum, Transparenz, Verantwortung, Qualifikation, soziale Struktur und Arbeitsbelastung. Es erlaubt einen Vergleich von Belastungsstrukturen in der Arbeitstätigkeit und ist ebenfalls universell einsetzbar.

4.3.3 Analyse der Beanspruchungsfolgen

227 Wie wirken sich Beanspruchungen langfristig auf Leistungsverhalten, Wohlbefinden und Gesundheit aus? Bei diesen Betrachtungen spielt der zeitliche Bezug zur Tätigkeit und den erlebten Beanspruchungen eine große Rolle.

Kurzfristige Beanspruchungsreaktionen können anhand physiologischer Stress-Parameter wie Herzschlagfrequenz, Blutdruck oder Hautleitfähigkeit erfasst werden, während bei langfristigen Reaktionen eher Leistungsparameter (Fehlerhäufigkeit, Erfassung kritischer Situationen) sowie klinische Daten von Bedeutung sind. Letztlich sind hier klar personenbezogene Verfahren erforderlich, da die Beanspruchungsfolgen weniger von Merkmalen der Tätigkeit als von deren subjektivem Erleben und den dem Individuum verfügbaren Bewältigungsressourcen abhängen. Ein Beispielverfahren ist

- SALSA – Salutogenetische Subjektive Arbeitsanalyse (Rimann & Udris, 1997) *228*
  Analysiert werden qualitative und quantitative Über- und Unterforderung sowie organisationale und soziale Gesundheitsressourcen, z.B. soziale Unterstützung durch Vorgesetzte. Das Verfahren ist wenig aufwändig (15-minütiger Fragebogen) und universell einsetzbar. Wie bei allen anderen Verfahren auch sind Gestaltungsempfehlungen ableitbar und Veränderungsprozesse können evaluiert werden.

4.3.4 Neuere Screening-Verfahren

Es kann und soll an dieser Stelle kein erschöpfender Überblick über neuere Diagnoseverfahren gegeben werden.

Auf drei Neuerungen sei jedoch kurz hingewiesen, da sie sich direkt auf psychische Anforderungen, Belastungen und Beanspruchungen bzw. Fehlbeanspruchungen beziehen. Zudem erfüllen sie die Forderung, in Form eines Screenings weniger aufwendig zu sein als klassische Arbeitsanalysen, aber aussagekräftiger als z.B. AU-Datenanalysen oder Gefährdungsbeurteilungen (vgl. Ducki, 1998)

- SIGMA – Screening Instrument zur Bewertung und Gestaltung menschengerechter Arbeitstätigkeiten (Windel, Salewski-Renner, Hilgers & Zimolong, 1997) *229*
  SIGMA stellt ein praxisnahes Instrument zur Bewertung und Gestaltung von menschengerechten Arbeitstätigkeiten und der Erfassung von psychischen Belastungen an allen Arbeitsplätzen dar. Es ist modular aufgebaut und sowohl in der Produktion als auch in der Verwaltung einsetzbar. Durch die relativ einfache und schnelle Anwendung und Auswertung kann das Verfahren nach einer Einweisung auch von Praktikern angewendet werden. Die Sigma-Module werden unter anderem vom staatlichen Arbeitsschutz in NRW eingesetzt.
- SPA – Screening pathogener Arbeitsbelastungen (Metz & Rothe, 1999). *230*
  SPA steht für ein Verfahren, das objektive Daten zur Arbeitstätigkeit mit dem subjektiven Erleben des Mitarbeiters an diesem Arbeitsplatz kombi-

niert. Das Verfahren besteht aus drei Teilen: Im Teilverfahren Situation wird unabhängig vom Mitarbeiter die Arbeitssituation nach einem vorgegebenen Analyseraster beurteilt, im Teilverfahren Person steht die subjektive Bewertung der Beanspruchung durch den Mitarbeiter selbst im Mittelpunkt. Anhand von Fragebögen wird nach dem gleichen Analyseraster vorgegangen. Im Teilverfahren Wirkungen schließlich wird anhand einer vorgegebenen Liste erfasst, ob pathogene Arbeitsbelastungen psychische und somatische Beschwerden mit sich bringen.

231 • REBA – Rechnergestütztes Dialogverfahren zur psychologischen Bewertung von Arbeitsinhalten (Jordan, Pohlandt, Hacker & Richter, 1997)
REBA ist ein Screening-Verfahren zur Bewertung von Gestaltungslösungen industrieller Tätigkeiten mit und ohne bildschirmunterstützte Aufgaben, wie Bedienen, Montieren, Überwachen und Steuern. Die Bewertung erfolgt auf vier Ebenen: Die Ebenen Ausführbarkeit und Schädigungslosigkeit prüfen die Gestaltungsgüte der Arbeitsbedingungen. Die Arbeitsinhalte werden mit den Ebenen Beeinträchtigungsfreiheit sowie Lern- und Persönlichkeitsförderlichkeit erfasst. Eine Besonderheit von REBA 6.0 ist die prognostische Abschätzung der Auftretenswahrscheinlichkeit von Fehlbeanspruchungsfolgen wie psychische Ermüdung, Monotonie, psychische Sättigung und Stress mittels eines multiplen linearen Regressionsmodells (AOS TU Dresden, 2004).

4.4 Mitarbeiterkommunikation

232 Es ist bereits deutlich geworden, dass Mitarbeiterkommunikation in ihren unterschiedlichen Formen eine der zentralen Informationsquellen beim Erkennen und Eingrenzen psychischer Belastungen darstellt. Gemeint ist dabei mit Mitarbeiterkommunikation ganz allgemein der Austausch von relevanten Informationen zwischen Mitarbeitern und Führungskräften bzw. verantwortlichen Funktionsträgern. Dieser kann einerseits im Rahmen der bereits genannten Diagnoseverfahren erfolgen, andererseits aber auch zusätzlich dazu oder unabhängig davon. Die wesentlichen Formen der organisierten, also nicht einfach informellen Kommunikation stellen dabei Mitarbeiterumfragen per Fragebogen, Mitarbeiterinterviews und betriebliche Gesundheitszirkel dar.

4.4.1 Mitarbeiterumfragen

233 Mit Hilfe von standardisierten Fragebögen haben insbesondere die gesetzlichen Krankenkassen ein praktikables Instrumentarium geschaffen, um Mitarbeiter zu ihren Arbeitsbedingungen zu befragen. Umfang und Schwerpunkt der Fragen können dabei flexibel festgelegt und zusammengestellt werden.

Fragen und Antwortvorgaben sind standardisiert, d.h. vorformuliert. Dadurch können innerhalb eines kurzen Zeitraums viele Mitarbeiter befragt und deren Antworten systematisch und mit quantitativen statistischen Verfahren ausgewertet werden.

Nachteilig kann sich auswirken, dass keine Rückfragen möglich sind und Sonderfälle nur schwer berücksichtigt werden können. Es hat sich bewährt, zusätzlich ein bis zwei offene Fragen mit einzuschließen, bei deren Beantwortung die Mitarbeiter Gelegenheit erhalten, ergänzende Informationen oder Anregungen mitzuteilen, z.B.: „Was wäre Ihnen darüber hinaus noch wichtig?", „Was klappt besonders gut, was besonders schlecht?". „Haben Sie konkrete Vorschläge, wie die Probleme behoben werden können?".

Weiterhin hat sich bewährt, die Ergebnisse in aufbereiteter Form an die Mit- 234
arbeiter zurückzumelden. Dieses aus dem so genannten Survey-Feedback-Ansatz stammende Vorgehen will über die Bewusstmachung zu einer Problemidentifikation beizutragen. Untersuchungen zu dieser Methode belegen, dass die Rückkopplung der Ergebnisse an die Befragten in der Tat aktivierend und motivierend wirkt.

Akzeptanz und Motivation sind auf Dauer natürlich nur gegeben, wenn erkannte Defizite oder Mängel auch tatsächlich beseitigt werden. Defizite, die erkannt aber in der Folge nicht in Angriff genommen werden, führen über kurz oder lang zu Resignation bei den Arbeitnehmern. Wenn die Mitarbeiter den Eindruck bekommen, es ändere sich ohnehin nichts, sinkt verständlicherweise nicht nur ihre Bereitschaft, sich weiterhin in den diagnostischen Prozess einzubringen, sondern auch ihre Arbeitszufriedenheit insgesamt. Dass Diagnostik ohne anschließende Intervention Geldverschwendung ist, sollte den Verantwortlichen daher eindringlich im Vorfeld bewusst gemacht werden.

4.4.2 Mitarbeiterinterviews

Mitarbeiterinterviews erlauben zwar im Vergleich zum Fragebogen eine noch 235
gezieltere Erhebung von Informationen, da das Gespräch Rückfragen und freie Ergänzungen eher zulässt oder gar von vornherein in halbstandardisierter oder ganz unstrukturierter Form geführt werden kann. Allerdings wird beim Interview zu einem gewissen Grad auf die Anonymität verzichtet, die für viele Mitarbeiter Voraussetzung dafür ist, sich wirklich frei kritisch zu äußern. Interviews zu psychischen Belastungen am Arbeitsplatz sollten bevorzugt von externen Experten oder neutralen betrieblichen Funktionsträgern, aber nicht vom eigenen Vorgesetzten geführt werden. Zudem ist der zeitliche und damit auch der finanzielle Aufwand wesentlich größer als bei Fragebogenverfahren.

Dennoch gibt es immer wieder Anlässe in denen persönliche Befragungen notwendig und sinnvoll sind.

Das Interview sollte in Ich-ferner Form durchgeführt werden, das heißt, der Mitarbeiter sollte keine Fragen beantworten müssen, die seine Persönlichkeitssphäre verletzen könnten, unangenehme Gefühle wecken, verunsichern oder anderweitig sozial erwünschtes Antwortverhalten provozieren. Beispiele für Ich-nahe Fragen sind: „Was halten Sie von Ihrem Vorgesetzten?“ oder „Wie zufrieden sind Sie mit Ihrem Arbeitsplatz?“ Eine Ich-ferne Frage wäre beispielsweise: „Welche ablauforganisatorischen Veränderungen würden Sie an diesem Arbeitsplatz vorschlagen?“

236 Von Mitte der 70er Jahre bis Ende der 80er Jahre wurden unter dem Oberbegriff „Humanisierung des Arbeitslebens“ (HdA) eine Reihe vielfältiger Forschungsvorhaben als Beiträge zur menschengerechten Gestaltung von Arbeitstätigkeiten realisiert. Diese Projekte, die vom Bundesforschungsministerium gefördert wurden, führten zu einem erheblichen Erkenntnisgewinn, der sich bis heute auswirkt und zu einem neuen Forschungsprogramm mit dem Titel „Mensch und Arbeit“ geführt hat. Im Rahmen des HdA-Projektes wurden Mitarbeiterbefragungen zur Arbeitszufriedenheit durchgeführt. Auffallend waren dabei sehr hohe Zufriedenheitswerte, obwohl die objektiven Arbeitsbedingungen häufig als unzureichend eingestuft werden mussten. Diese unerwarteten Ergebnisse führten zu weiteren Forschungsanstrengungen, in denen einige dieser Ungereimtheiten aufgeklärt werden konnten.

Es fand sich, dass die Art der Datenerhebung zu einer Verzerrung des Antwortverhaltens geführt hatte. Dies war z.B. der Fall, wenn der Mitarbeiter fürchten musste, dass Äußerungen von Unzufriedenheit oder Kritik unangenehme Folgen nach sich ziehen könnten. Verzerrung und Fehler können auch durch die Interviewform hervorgerufen werden. Zu allgemeine oder suggestive Fragen sind unbedingt zu vermeiden.

237 Generell kann zwischen strukturierten und unstrukturierten Interviews unterschieden werden. Bei strukturierten Interviews sind die Fragen konkret vorgegeben, auf die geantwortet werden soll, beispielsweise „Was würden Sie tun, wenn in diesem Betriebszustand folgende Systemabweichungen eintreten?“. Steht dazu ein festes Antwortschema zur Verfügung (z.B. „Welche der folgenden Maßnahmen würden Sie ergreifen?“ „Wie zufrieden sind Sie mit der Pausenregelung auf einer Skala von 1 bis 7?“), könnte die Befragung nahezu ebenso gut in schriftlicher Form erfolgen und so ein höheres Maß an wahrgenommener Anonymität gewährleistet werden.

238 In unstrukturierten Interviews sind die Fragen nicht vorgegeben. Die zu stellende Frage leitet sich aus den vorher gegebenen Antworten ab, wodurch an den Interviewer deutlich höhere Anforderungen gestellt werden. Eine standardisierte Datenauswertung ist in diesem Fall nicht möglich. Unstrukturierte Interviews sind gut geeignet, um überhaupt einen ersten Eindruck zu gewinnen, sie können also quasi explorativ genutzt werden. Weiterhin bieten sich unstrukturierte Interviews an, wenn nur wenige Mitarbeiter als besondere Experten intensiv befragt werden sollen.

Interviews zu psychischen Belastungen und den daraus resultierenden Folgen müssen, wie andere Verfahren auch, eine Reihe wichtiger Merkmale erfüllen, wenn sie zu brauchbaren Ergebnissen führen sollen. Unter anderem sind dies: 239

- Anonymität und Vertraulichkeit aller Angaben,
- Durchführung durch geschulte Interviewer,
- Transparenz des Untersuchungszwecks und des weiteren Vorgehens,
- Beachtung wissenschaftlicher Erkenntnisse zur Gestaltung von Frage- und Antwortformaten,
- Ableitung weiterer Feindiagnose-Schritte und gezielter Veränderungsmaßnahmen.

4.4.3 Mitarbeiterzirkel und -arbeitskreise

Unter Mitarbeiterzirkeln sind betriebliche Problemlösegruppen zu verstehen, die regelmäßig oder unregelmäßig gemäß ihrem Auftrag und ihrer Zielsetzung zusammenkommen. Die Größe eines Zirkels umfasst dabei idealerweise 6–10 Personen. Beispiele sind Qualitätszirkel, Gesundheitszirkel, Sicherheitszirkel usw. 240

Arbeitskreise sind im Gegensatz zu Zirkeln stärker institutionalisiert und in ihrer Zusammensetzung häufig vorgeschrieben. Wichtige Arbeitskreise sind z.B. der Arbeitsschutzausschuss (ASA) oder der Arbeitskreis Gesundheit.

Beispiel: Gesundheitszirkel

Die Tätigkeit eines Gesundheitszirkels gliedert sich im wesentlichen in zwei Hauptaufgaben. Der erste Aufgabenbereich besteht darin, zu erkennen und einzuschätzen, welche belastenden und gefährdenden Tätigkeiten in einem bestimmten Arbeitsbereich vorkommen und zu welchen Folgen sie führen. Der zweite Aufgabenbereich umfasst alle Aspekte der Entwicklung und Einleitung von Gestaltungsmaßnahmen zum Abbau erkannter Belastungen. Im Mittelpunkt stehen dabei verhaltens- und verhältnispräventive Maßnahmen. 241

Die bisherigen Erfahrungen mit Gesundheitszirkeln sind sehr ermutigend, denn sie zeigen, dass positive Effekte in mehrfacher Hinsicht zu erwarten sind. Neben dem Abbau von Belastungen und Gesundheitsgefährdungen und einer Verbesserung der Leistungsfähigkeit ist besonders hervorzuheben, dass auch die Arbeitszufriedenheit steigt. Da die Mitarbeiter als Betroffene bei der Lösung arbeitsplatzspezifischer Probleme beteiligt werden, erhöht sich nicht nur die Qualität der entwickelten Problemlösungen, sondern auch die Identifikation mit den durchgeführten Maßnahmen.

Entscheidend für den Erfolg eines Gesundheitszirkels ist seine Zusammensetzung sowie die Unterstützung durch die Unternehmensleitung. Die folgende Abbildung 4.4.3.1 zeigt, welche Personengruppen idealerweise vertreten sein sollten.

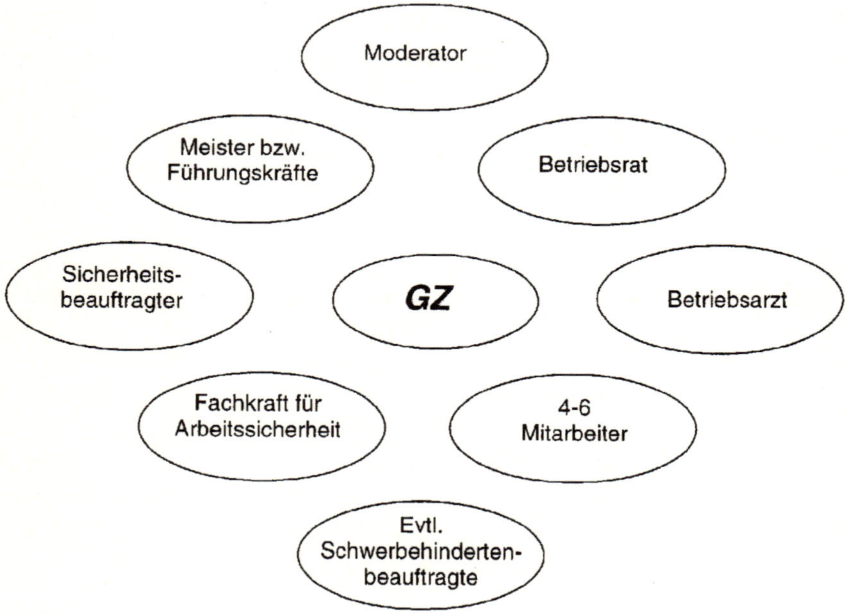

Abb. 4.4.3.1: Teilnehmer des Gesundheitszirkels

Für den Erfolg der Arbeit des Gesundheitszirkels sind die Fähigkeiten des Moderators von erheblicher Bedeutung, da dieser auch kontroverse Situationen in neutraler Weise sicher zu handhaben wissen muss. Die Rolle des Moderators sollte von einem geschulten Experten wahrgenommen werden. Dessen Kompetenz liegt dabei zentral in der Beherrschung von Moderationstechniken, Kenntnisse der betrieblichen Verhältnisse sind nicht unbedingt notwendig. Externe Moderatoren haben aufgrund ihrer Unabhängigkeit und Neutralität in der Regel einen Vorteil gegenüber internen Moderatoren. Andererseits ist ihr Einsatz natürlich mit erhöhten Kosten und organisatorischem Aufwand verbunden.

Beispiel: Arbeitssituationsanalyse

Die Arbeitssituationsanalyse (Nieder, 1997) stellt eine effektive Form der *242*
Gruppendiskussion dar, an der die Mitarbeiter als Experten ihrer eigenen Arbeitsplätze aktiv teilnehmen. In Gruppen von bis zu 15 Teilnehmern werden qualitative Daten zur Arbeitssituation erhoben bzw. erfragt. Die Teilnehmer sollten dabei aus dem selben Funktionsbereich oder der selben Abteilung kommen.

Die Arbeitssituationsanalyse läuft in drei Schritten ab:

Im ersten Schritt werden die Mitarbeiter befragt, ob sie eine Veränderung ihrer Arbeitssituation für wichtig oder nicht wichtig halten. Die Antworten werden dabei für alle sichtbar auf Flipcharts platziert.

Im zweiten Schritt wird der zuvor festgestellte Veränderungsbedarf konkretisiert. Auch hier werden die Teilnehmer gebeten, zu vorgegebenen Bereichen ihrer Arbeitssituation jeweils Punkte zu vergeben, die das Ausmaß der Veränderungsnotwendigkeit kennzeichnen sollen. Diese Bereiche sind beispielsweise:

- Umgebung des Arbeitsplatzes
- Organisation
- Vorgesetztenverhalten
- Tätigkeit
- Gruppenklima

Die Teilnehmer legen eine Prioritätenliste fest. Die drei am häufigsten genannten Bereiche werden im abschließenden dritten Schritt in Form einer Gruppenarbeit bezüglich konkreter Verbesserungsvorschläge bearbeitet. Die Ergebnisse werden in schriftlicher und mündlicher Form präsentiert. Sie bilden die Grundlage für eine Gruppendiskussion, in der weitere Maßnahmen zur Verbesserung der Arbeitssituation entwickelt werden. Den Abschluss bildet ein Umsetzungsplan, in dem festgelegt wird, welche Maßnahmen bis wann realisiert werden sollen.

Die Vorteile der Arbeitssituationsanalyse liegen auf der Hand:

- Betroffene werden zu Beteiligten gemacht, womit einem Grundsatz der Organisationsentwicklung Rechnung getragen wird.
- Durch die aktive Beteiligung wird eine hohe Motivation und eine hohe Identifikation der Mitarbeiter mit den Veränderungen erzeugt.
- Die Kommunikation wird durch die Gruppendiskussion angeregt und verbessert – auch über die Gruppentreffen hinaus.
- Der gesamte Vorgang ist durch eine hohe Transparenz gekennzeichnet, alle Ergebnisse sind für alle Teilnehmer sichtbar und vor allem nachvollziehbar.

Die beiden hier nur kurz umrissenen Beispiele des Gesundheitszirkels und der Arbeitssituationsanalyse mögen veranschaulichen, wie Mitarbeiterkommunikation in effektiver und zielgerichteter Art und Weise gestaltet werden kann. Alle arbeitsbedingten Belastungsarten, so auch arbeitsbedingte psychische Belastungen, können auf diese Weise mit hoher Akzeptanz angegangen werden. Neben privaten Dienstleistern bieten auch einige gesetzliche Krankenkassen die Arbeitssituationsanalyse im Rahmen ihrer Präventionsmaßnahmen an.

5 Vorbeugung und Abhilfe – Welche Möglichkeiten hat der Betrieb?

Im folgenden Kapitel stehen Möglichkeiten zur Prävention und Intervention *243*
bei psychischen Belastungen am Arbeitsplatz im Mittelpunkt. Was kann der Betrieb tun? Und was muss er tun? Auf welchen Wegen und mit Hilfe welcher Maßnahmen, Instrumente und ggf. externer Unterstützung kann ein Unternehmen psychische Belastungen am Arbeitsplatz eindämmen oder idealerweise gänzlich abbauen? Übergeordnetes Ziel ist es, bei jedem Mitarbeiter eine gesunde Leistungsfähigkeit zu erreichen.

5.1 Arbeitssicherheit und Gesundheitsschutz als Voraussetzung gesunder Leistungsfähigkeit

5.1.1 Rechtliche Grundlagen

Die betriebliche Arbeitssicherheit wie auch der betriebliche Gesundheitsschutz haben eine lange Tradition, die mit der Gründung der Berufsgenossenschaften und der Gewerbeaufsicht vor über 100 Jahren institutionalisiert wurde. In dieser Zeit ist das staatliche und autonome Arbeitsschutzrecht entstanden, das bis in unsere Zeit stets fortentwickelt wurde. In der Abbildung 5.1.1.1 wird ersichtlich, dass beide Rechtssysteme die gleiche Aufbaustruktur haben und sich am EU-Recht orientieren. Die Vorgaben des staatlichen und autonomen Arbeitsschutzrechtes werden durch Gesetze, Verordnungen und Berufsgenossenschaftliche Vorschriften umgesetzt.

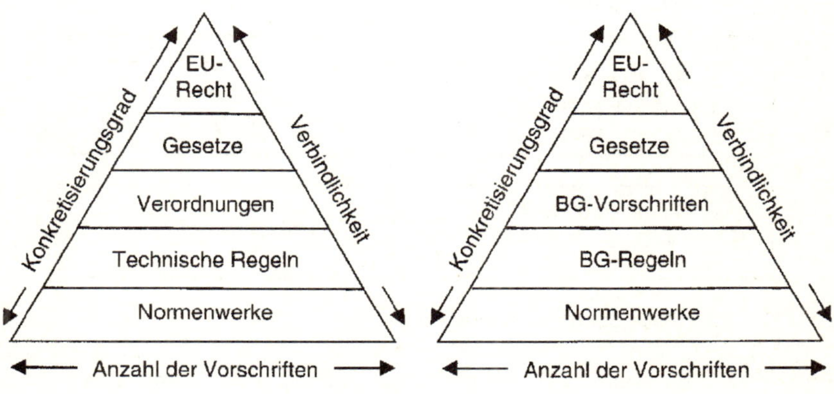

Abb. 5.1.1.1: Staatliches und autonomes Arbeitsschutzrecht

244 Im Jahre 1996 wurde das Arbeitsschutzgesetz (ArbSchG) als nationale Realisierung der Europäischen Arbeitsschutzrahmenrichtlinie 89/391/EWG in Kraft gesetzt. In diesem Gesetz sind die allgemeinen Grundpflichten und Rechte für Arbeitgeber und Arbeitnehmer enthalten. Es gilt für alle Betriebe und Verwaltungen in Deutschland. Neben der Rahmenrichtlinie 89/391 wurden weitere Europäische Richtlinien in nationales Recht umgesetzt, wie der nachfolgenden Abbildung 5.1.1.2 auszugsweise zu entnehmen ist.

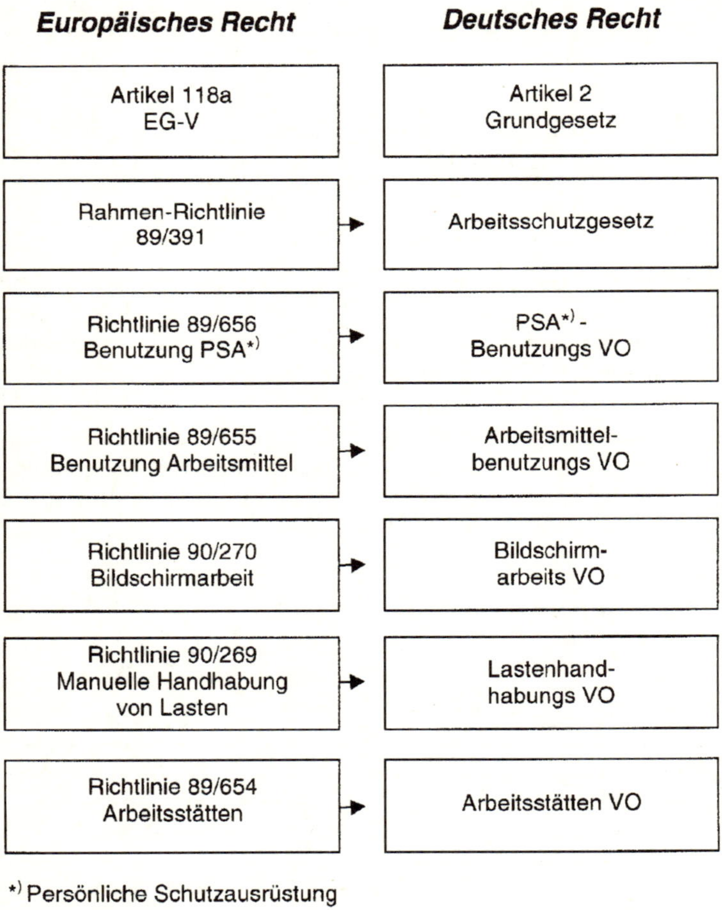

Abb. 5.1.1.2: Europäische Richtlinien und deren nationale Umsetzung (Auswahl)

Die Weltgesundheitsorganisation (WHO) hat bereits 1964 Gesundheit als einen Zustand des vollkommenen körperlichen, geistigen, seelischen und sozialen Wohlbefindens und nicht nur des Freiseins von Krankheiten und Gebrechen definiert (LASI, 2002). Weiterentwickelt wurde der Gesundheitsbegriff in der Ottawa-Charta der Weltgesundheitsorganisation von 1988: Gesundheit wird verstanden als die Fähigkeit des Individuums, die eigenen Gesundheitspotenziale auszuschöpfen und auf die Herausforderungen der Umwelt zu reagieren. Auf diesem Verständnis von Gesundheit baut u.a. die Richtlinie des Europäischen Rates vom 12. Juni 1989 über die Durchführung von Maßnahmen zur Verbesserung der Sicherheit und des Gesundheitsschutzes der Arbeitnehmer bei der Arbeit auf. 245

Mit dem Arbeitsschutzgesetz (ArbSchG) vom 7. 8. 1996 wurde der aus dem europäischen Recht (EU-Recht) resultierende, umfassende Arbeitsschutzansatz auf der Grundlage dieses Gesundheitsverständnisses in deutsches Recht umgesetzt. Es versteht Maßnahmen des Arbeitsschutzes als „Maßnahmen zur Verhütung von Unfällen bei der Arbeit und arbeitsbedingten Gesundheitsgefahren einschließlich Maßnahmen der menschengerechten Gestaltung der Arbeit“ (§ 2 ArbSchG) und verpflichtet den Arbeitgeber, diese „Maßnahmen (...) mit dem Ziel zu planen, Technik, Arbeitsorganisation, sonstige Arbeitsbedingungen, soziale Beziehungen und Einfluss der Umwelt auf den Arbeitsplatz sachgerecht zu verknüpfen“ (§ 4 Nr. 4 ArbSchG). 246

Ein solches ganzheitliches Arbeitsschutzverständnis mit dem Zielkriterium der menschengerechten Gestaltung der Arbeit bezieht in jedem Fall auch psychische Fehlbelastungen und deren Ursachen in die Gesamtbetrachtung ein. Psychische Belastungen am Arbeitsplatz sind also in ihrer Bedeutung für die Präventions- und Interventionsarbeit physischen Belastungen gleichgesetzt.

Welche Maßnahmen des Arbeitsschutzes konkret erforderlich sind, hat der Arbeitgeber durch eine Beurteilung der für die Beschäftigten mit ihrer Arbeit verbundenen Gefährdung zu ermitteln (§ 5 Abs. 1 ArbSchG). Er hat dabei zu berücksichtigen, dass sich eine Gefährdung nicht nur durch die „klassischen“ Unfall- und Gesundheitsgefahren ergeben kann, sondern auch durch Faktoren wie die „Gestaltung von Arbeits- und Fertigungsverfahren, Arbeitsabläufen und Arbeitszeit und deren Zusammenwirken sowie unzureichende Qualifikation und Unterweisung der Beschäftigten“ (§ 5 Abs. 3 ArbSchG).

Zumindest mittelbar haben all diese Faktoren einen Einfluss auf die psychische Belastungssituation am Arbeitsplatz. Der Arbeitgeber hat schließlich die auf dieser Grundlage getroffenen Maßnahmen „auf ihre Wirksamkeit zu überprüfen und erforderlichenfalls sich ändernden Gegebenheiten anzupassen“ (§ 3 Abs. 1 Satz 2 ArbSchG). Der gesamte betriebliche Prozess ist somit auf eine andauernde und dynamische Verbesserung von Sicherheit und Gesundheit der Beschäftigten ausgerichtet.

247 Das Arbeitsschutzgesetz fordert mit seinem systematischen, auf Nachhaltigkeit angelegten Ansatz darüber hinaus, eine geeignete betriebliche Organisationsstruktur aufzubauen (§ 3 Abs. 2 ArbSchG). Hierdurch sollen die vom Arbeitgeber formulierten Ziele zum Arbeitsschutz einschließlich des Aspektes „Psychische Fehlbelastungen" wirksam in die Tat umgesetzt werden.

248 Präventiv können nicht nur auf der Ebene des betrieblichen Arbeitsschutzes, sondern bereits bei der sicherheitstechnischen und ergonomischen Gestaltung einer Maschine oder eines Gerätes psychische Fehlbelastungen vermieden werden. Dem trägt das EU-Recht mit seiner ganzheitlichen Zielsetzung von Arbeitsschutz in der Maschinenrichtlinie (89/392/EWG) Rechnung. Mit dem Fokus auf Hersteller und Importeure fordert die Maschinenverordnung in Verbindung mit Anhang I der Maschinenrichtlinie in einem ihrer Grundsätze für die Integration der Sicherheit bei Entwicklung und Bau von Maschinen, dass „bei bestimmungsgemäßer Verwendung (...) Belästigung, Ermüdung und psychische Belastung (Stress) des Bedienungspersonals unter Berücksichtigung der ergonomischen Prinzipien auf das mögliche Mindestmaß reduziert werden (müssen)".

249 Von den Rechtsverordnungen zur Durchführung des Arbeitsschutzgesetzes enthält die Bildschirmarbeitsverordnung explizit den Terminus „psychische Belastungen" als Kriterium bei der Beurteilung der Arbeitsbedingungen. Der Arbeitgeber hat danach „bei der Beurteilung der Arbeitsbedingungen nach § 5 des Arbeitsschutzgesetzes (...) bei Bildschirmarbeitsplätzen die Sicherheits- und Gesundheitsbedingungen insbesondere hinsichtlich einer möglichen Gefährdung des Sehvermögens sowie körperlicher Probleme und psychischer Belastungen zu ermitteln und zu beurteilen" (§ 3 BildscharbV).

250 Daneben wirken Verordnungen wie die Lastenhandhabungsverordnung, die Arbeitsmittelbenutzungsverordnung, die PSA-Benutzungsverordnung und die Arbeitsstättenverordnung mit ihren Regelungen etwa zur Arbeitsplatzgestaltung und der Arbeitsumgebungsbedingungen (Lärm, Klima, Beleuchtung, Ergonomie etc.) sowie das Arbeitszeitgesetz mit seinen Regelungen zur werktäglichen Arbeitszeit, zu Ruhezeiten, zur Nacht- und Schichtarbeit usw. wiederum mittelbar auf die Reduzierung psychischer Fehlbelastungen hin.

5.1.2 Maßnahmen zur Optimierung von Arbeitssicherheit und Gesundheitsschutz

251 Maßnahmen der menschengerechten Arbeitsgestaltung vereinen zwei Perspektiven: Zum einen sollen Fehlbelastungen vermieden oder vermindert, zum

anderen gesundheitsförderliche Ressourcen aufgebaut oder gefördert werden. Sie können institutionell und somit an einer Veränderung der Verhältnisse ansetzen, aber auch individuell auf eine Verhaltensänderung bei den Mitarbeitern gerichtet sein (Tab. 5.1.2.1)

Tab. 5.1.2.1: Verhaltens- und verhältnisorientierte Ansatzpunkte zur Belastungsoptimierung und Gesundheitsförderung (LASI, 2002; Udris & Frese, 1988)

	Institutionell (Situation, Betrieb) verhältnisorientiert	**Individuell (Person) verhaltensorientiert**
Belastungen und Beanspruchungen (Korrektiv)	z.B. Belastungsabbau, Pausen, Arbeitsplatzgestaltung	z.B. Stressmanagement, Entspannungsübungen
Ressourcen (präventiv/korrektiv)	z.B. Erhöhung des Handlungs- und Kontrollspielraumes, Verbesserung des Kooperationsklimas	z.B. Qualifizierung, Schulung, Kompetenztraining

Dabei haben verhältnispräventive Maßnahmen (Rangfolge der Maßnahmen gemäß ArbSchG: technisch – organisatorisch – personenbezogen) Vorrang vor verhaltenspräventiven Maßnahmen; dies kommt in den allgemeinen Grundsätzen des Arbeitsschutzgesetzes (§4 ArbSchG) klar zum Ausdruck. Verhaltenspräventive Maßnahmen (z.B. Stressbewältigungsprogramme) zur Steigerung der persönlichen Ressourcen sollten nicht als isolierte Maßnahmen eingesetzt werden. Maßgebliche Veränderungen im Arbeitssystem sind durch Informationen, Schulungen und Unterweisungen zu begleiten. *252*

Mit dieser erweiterten belastungs- und ressourcenorientierten Perspektive wird das herkömmliche Spektrum von Arbeitsschutzmaßnahmen maßgeblich verbreitert. Die Ansatzpunkte institutioneller und individueller Intervention müssen bei der Aufgabenübertragung an die Führungskräfte und besonderen Funktionsträger berücksichtigt werden. Auch gilt es, bei der Durchführung betrieblicher Maßnahmen, wie z.B. der Beschaffung von Arbeitsmitteln, der Neuplanung und Veränderung von Arbeitsplätzen und bei der Erstellung der Gefährdungsbeurteilung, die Vermeidung psychischer Fehlbelastungen als Teilziel zu definieren und in das Handeln zu integrieren.

Werden im Betrieb Maßnahmen zur Reduzierung von Fehlbelastungen durchgeführt, muss zudem – im Sinne einer Qualitätskontrolle – überprüft werden, ob diese tatsächlich zielführend waren. Die regelmäßige Überprüfung der Wirksamkeit von Arbeitsschutzmaßnahmen und die kontinuierliche Anpassung an sich ändernde Gegebenheiten gehören zu den Pflichten des Arbeitgebers (§ 3 ArbSchG). Der Prozess und die Ergebnisse müssen dokumentiert werden.

5.2 Arbeitsschutzmanagementsysteme

253 Arbeitsschutzmanagementsysteme (AMS) dienen unter anderem der Erkennung und Vermeidung von psychischen Belastungen am Arbeitsplatz. Um einen einheitlichen Standard für solche AMS sicherzustellen, wurden vom Bundesministerium für Arbeit und Sozialordnung (BMA) Eckpunkte formuliert (Bundesministerium für Arbeit und Soziales, 1999), die gewissermaßen eine Messlatte für die Entwicklung und für die Bewertung von AMS darstellen. Auf der Basis dieser Eckpunkte können AM-Modelle entwickelt werden. Mit diesen wiederum ist die Grundlage geschaffen, um auf der betrieblichen Ebene ein AMS einzuführen, das alle Besonderheiten des Unternehmens berücksichtigen kann. Im Unterschied zu den Eckpunkten des BMA wenden AMS-Konzepte sich unmittelbar an die Organisationen. Sie dienen der Entwicklung eines organisationsspezifischen AMS sowie dessen Einführung, dem Betreiben und der Weiterentwicklung. AMS-Konzepte sind immer unter Berücksichtigung von betriebsgrößen- und branchenspezifischen Erfordernissen zu formulieren. AMS dienen dazu, ein professionelles und effizientes Arbeitsschutz- und Gesundheitssystem in einer Organisation zu etablieren. Somit tragen sie in indirekter Art und Weise auch zum Abbau von arbeitsbedingten psychischen Belastungen bei. Darüber hinaus leisten einige AMS inhärente Teilelemente auch einen direkten Beitrag zur Prävention bzw. zum Abbau psychischer Belastungen am Arbeitsplatz.

Die Anwendung von AMS – und damit auch von AMS-Konzepten und der Eckpunkte des BMA (1999) – ist freiwillig. Die von einer Organisation zu erfüllenden Pflichten im Arbeitsschutz ergeben sich allein aus den Vorschriften. Eine Zertifizierungspflicht von AMS leitet sich aus der Anwendung der Eckpunkte nicht ab.

Ziel der Formulierung von Eckpunkten nach dem Beispiel des BMA (1999) ist es:

- eine einheitliche Orientierungsgrundlage für die Entwicklung und Weiterentwicklung von AMS-Konzepten zu schaffen,
- Bausteine für die Inhalte von AMS-Konzepten zu formulieren und
- die Bewertung vorliegender AMS-Konzepte zu ermöglichen und Entscheidungshilfen für die Auswahl von AMS-Konzepten anzubieten.

5.2.1 Eckpunkte für die Entwicklung und Bewertung von AMS-Konzepten

Ein AMS-Konzept soll folgende Inhalte haben: 254

Es sollen Vorgaben zur Entwicklung, Einführung, zum Betreiben und zur Weiterentwicklung organisationsspezifischer AMS gemacht werden. Da ein AMS im wesentlichen aus spezifischen Führungselementen und einer entsprechenden Aufbau- und Ablauforganisation (strukturellen Festlegungen und Prozessen) besteht, soll sich ein AMS-Konzept an den Kernelementen und -prozessen, die zum Betreiben eines AMS erforderlich sind, orientieren und auf ein individuelles Unternehmen abstimmen; diese sind:

1. Arbeitsschutzpolitik und -strategie,
2. Verantwortung, Aufgaben und Befugnisse,
3. Aufbau des AMS,
4. Interner und externer Informationsfluss sowie Zusammenarbeit,
5. Verpflichtungen,
6. Einbindung von Sicherheit und Gesundheitsschutz in betriebliche Prozesse,
7. Dokumentation und Dokumentenlenkung und
8. Ergebnisermittlung, -bewertung und Verbesserung des AMS.

Ein AMS-Konzept soll Hilfestellungen für den Anwender, z.B. in Form von Umsetzungsanleitungen, Anwendungshinweisen und Musterbeispielen geben. Ein AMS-Konzept soll darüber hinaus eine Erklärung des Entwicklers des AMS-Konzeptes beinhalten, welche die Übereinstimmung seines AMS-Konzeptes mit den Eckpunkten des BMA (1999) bestätigt. Die wesentlichen verwendeten Begriffe des AMS sollen erläutert werden.

5.2.2 Kernelemente und -prozesse für AMS-Konzepte

Arbeitsschutzpolitik und -strategie 255

Die oberste Führungsebene einer Organisation, Institution oder Verwaltung soll eine auf die Organisation zugeschnittene Politik und Strategie für Sicherheit und Gesundheitsschutz als Teil der Gesamtpolitik der Organisation entwickeln, innerbetrieblich abstimmen und bekannt machen. Grundlage hierfür sind insbesondere die Ziele und Grundsätze der Organisation (Organisationsleitlinien, Führungsleitlinien, Betriebsvereinbarungen etc.) sowie der Präventionsgedanke des Arbeitsschutzgesetzes.

Die Arbeitsschutzpolitik und -strategie soll mindestens umfassen:

256 a) eine Grundsatzerklärung zum Stellenwert der Sicherheit und des Gesundheitsschutzes; b) Ziele grundsätzlicher Art bezüglich Sicherheit und Gesundheitsschutz; diese sollen klar formuliert und durch fest umrissene Einzelziele, die möglichst quantifizierbar sind, konkretisiert werden; c) grundsätzliche Aussagen zu den Pflichten und Aufgaben der obersten Unternehmensleitung, der Führungskräfte und der Beschäftigten sowie zu Handlungs- und Verhaltensgrundsätzen; d) einen Hinweis, dass die Pflichten und Rechte der Beschäftigten und der Interessenvertretungen der Beschäftigten nach BetrVG und ArbSchG zu beachten sind; e) die Zusicherung, die erforderlichen Mittel bereitzustellen; f) die Festlegung, dass die Wirksamkeit des AMS regelmäßig geprüft wird und bei Bedarf Verbesserungsmaßnahmen eingeleitet werden.

Die Arbeitsschutzpolitik und -strategie soll schriftlich festgelegt, durch Unterschrift der Unternehmensleitung in Kraft gesetzt und in ihrer praktischen Umsetzung regelmäßig überprüft und bei Bedarf fortgeschrieben werden. Die Arbeitsschutzpolitik kann öffentlichkeitswirksam vom Unternehmen eingesetzt werden.

Verantwortung, Aufgaben und Befugnisse

Ein AMS-Konzept soll eine Festlegung von Verantwortlichkeiten, Aufgaben und Befugnissen bezüglich Sicherheit und Gesundheitsschutz enthalten. Festlegungen sollen (soweit zutreffend) erfolgen für a) die Unternehmensleitung, b) die Führungskräfte, c) die besonderen Funktionsträger (insbesondere Fachkräfte für Arbeitssicherheit, Betriebsärzte, Beauftragte im Arbeits- und Gesundheitsschutz und die Interessenvertretung der Beschäftigten), d) die weiteren Beschäftigten, e) den Beauftragten für das AMS, sofern diese Funktion nicht durch die Unternehmensleitung wahrgenommen wird, sowie f) die Ausschüsse/Arbeitskreise des betrieblichen Arbeitsschutzes.

Bei den Festlegungen soll darauf geachtet werden, dass die für eine sachgerechte Erledigung der übertragenden Aufgaben erforderlichen Befugnisse zugewiesen werden. Die für die sachgerechte Erledigung der Aufgaben erforderlichen Qualifikationen sollen sichergestellt werden. Die Festlegungen sollen zudem schriftlich erfolgen und dokumentiert sowie den Beteiligten bekannt gegeben werden.

Aufbau des AMS

257 Ein AMS-Konzept soll den Aufbau des AMS beschreiben. Die organisatorische Struktur (Aufbauorganisation) des AMS soll mindestens folgende Betei-

ligte und Instanzen umfassen: a) Funktionsträger, einschließlich der Funktion eines Beauftragten für das AMS, die leitende, beratende sowie überwachende Aufgaben im Rahmen des AMS übernehmen; b) innerbetriebliche Ausschüsse/Arbeitskreise.

Für die Beteiligten und die Instanzen sollen Regelungen für deren Bestellung bzw. Bildung sowie die Festlegung ihrer Verantwortung, Aufgaben und Befugnisse getroffen werden. Der Aufbau des AMS soll zudem eine Mitwirkung der Beschäftigten an der Entwicklung und Weiterentwicklung des AMS sowie der Umsetzung der Arbeitsschutzpolitik und -strategie vorsehen und die Beteiligungsrechte der Interessenvertretung der Beschäftigten berücksichtigen.

Der Aufbau des AMS soll eine Verknüpfung mit anderen bereits vorhande- *258*
nen, sich im Aufbau befindlichen oder geplanten Managementsystemen vorsehen und Möglichkeiten der Verknüpfung bzw. Integration beschreiben. Darüber hinaus soll der Aufbau des AMS dargestellt und dokumentiert werden. Als Beschreibungsform wird ein AMS-Handbuch mit Verfahrens- und Arbeitsanweisungen empfohlen. Dieses AMS-Handbuch kann eigenständig geführt werden oder Teil des Handbuches eines übergreifenden Managementsystems sein.

Interner und externer Informationsfluss sowie Zusammenarbeit

Ein AMS-Konzept soll folgende Festlegungen zum Informationsfluss und zur *259*
Zusammenarbeit im Rahmen des AMS enthalten:

Für die interne wechselseitige Kommunikation und Zusammenarbeit sollen Verfahrensweisen festgelegt werden (soweit zutreffend) zwischen a) Beschäftigten, besonderen Funktionsträgern und Führungskräften, b) Fachabteilungen (z.B. mit den Aufgaben Beschaffung, Instandhaltung, Aus- und Weiterbildung) und besonderen Funktionsträgern, c) innerbetrieblichen Ausschüssen/Arbeitskreisen, die sich mit Sicherheit und Gesundheitsschutz unmittelbar oder mittelbar befassen, d) innerbetrieblichen Ausschüssen/Arbeitskreisen, Führungskräften, besonderen Funktionsträgern und Beschäftigten sowie e) der eigenen und anderen Organisationen (z.B. Fremdfirmen und Leiharbeitsunternehmen), die an gemeinsamen Arbeitsplätzen der eigenen Organisation oder in nicht voneinander getrennten Arbeitsbereichen tätig sind.

Für die Kommunikation und Zusammenarbeit mit externen Stellen sollen ebenfalls Verfahrensweisen festgelegt werden. Diese sollen insbesondere umfassen: a) die Anlässe (z.B. Erfüllung von Anzeige- und Meldepflichten), b) die Partner (z.B. Behörden, Unfallversicherungsträger, überbetriebliche

Dienste, Sachverständige) sowie c) Forderungen an die Art der Kommunikation bzw. Zusammenarbeit.

Für den Fall, dass es in einer Organisation zu Sachverhalten kommt, die von öffentlichem Interesse sind, sollte ein Verfahren zu deren Bekanntmachung und Handhabung festgelegt und dokumentiert werden. Beispielhaft ist hier auf Anregungen zur Organisation und Gestaltung von Produktrückrufaktionen verwiesen (Poppelreuter, Klindt, Heinzen & Kloos, 2004).

Verpflichtungen

260 Ein AMS-Konzept soll die Ermittlung der Verpflichtungen bezüglich Sicherheit und Gesundheitsschutz und die Sicherstellung ihrer Einhaltung regeln. Es sollen demnach Verfahrensweisen zur regelmäßigen Ermittlung der relevanten öffentlich-rechtlichen Verpflichtungen, einschließlich von Auflagen, die sich z.B. aus Genehmigungen, Erlaubnissen von Behörden, aus Sachverständigenprüfungen oder aus behördlichen Betriebsrevisionen ergeben, getroffen werden. Hierbei sind auch Tarifverträge, technische Regelwerke, Normen u.a. einzubeziehen. Diese Verfahrensweisen sollen dokumentiert werden.

Die zu diesen Verpflichtungen ermittelten Dokumente sind zu sammeln und einem festgelegten innerbetrieblichen Personenkreis bekannt zu geben. Zusätzlich sind Verfahren zur dauerhaften Einhaltung der Vorgaben bereitzustellen und zu dokumentieren.

Einbindung von Sicherheit und Gesundheitsschutz in betriebliche Prozesse

261 Die betrieblichen Prozesse, die sicherheits- und gesundheitsschutzrelevant sind oder speziell zur Förderung der Sicherheit und des Gesundheitsschutzes initiiert sind, sollen ermittelt, analysiert und bei Bedarf mit dem Ziel einer konsequenten Prävention und weiteren Verbesserung modifiziert werden. Dies richtet sich nach den organisationsspezifischen Gegebenheiten. Insbesondere in diesem Kernelement eines AMS kommt die Prävention bzw. Intervention im Zusammenhang mit psychischen Belastungen am Arbeitsplatz zum Tragen. Durch die entsprechenden Analysen lassen sich psychische Belastungen am Arbeitsplatz erfassen, systematisieren und gezielt bearbeiten.

Für die ermittelten sicherheits- und gesundheitsschutzrelevanten Prozesse sollen darüber hinaus die bei der täglichen Arbeit zu beachtenden Sicherheits- und Gesundheitsschutzforderungen definiert, mit den Beteiligten beraten und Verfahren zu deren Beachtung mit den Betroffenen festgelegt und dokumentiert werden. Festlegungen sind erforderlichenfalls zu treffen für: a) den Personaleinsatz, b) die Beschaffung, c) die Gestaltung der Arbeitsorganisation

(Arbeitszeit, Arbeitsaufgaben und Arbeitsabläufe), Arbeitsstätten und Arbeitsplätze, d) die Neuplanung oder Änderung des Einsatzes von Arbeitsmitteln und Arbeitsstoffen, e) die Inbetriebnahmen, den Normalbetrieb und die vorübergehende oder dauernde Außerbetriebnahme von Arbeitsmitteln, f) die Instandhaltung (Inspektion, Wartung und Instandsetzung) von Arbeitsmitteln, g) spezielle Fertigungsprozesse, h) Prüfungen (z.B. an Werkstoffen und Arbeitsmitteln), i) Betriebsstörungen und Notfälle, j) die Planung des Einsatzes von Fremdfirmen, k) die Qualifizierung (Schulung, Unterweisung u.a.) der Beschäftigten, einschließlich der Führungskräfte, sowie l) das betriebliche Vorschlagwesen.

Die ermittelten, speziell zur Förderung von Sicherheit und Gesundheitsschutz initiierten Prozesse sollen geregelt und dokumentiert werden. Festlegungen sind erforderlichenfalls zu treffen für: a) die Ermittlung und Bewertung von Gefahren und Gefährdungen, b) Sicherheitsbegehungen und Sicherheitsunterweisungen, c) Kennzeichnungspflichten, d) den Schutz besonderer Personengruppen (z.B. werdende oder stillende Mütter, Jugendliche sowie leistungsgewandelte Mitarbeiter), e) die Erste Hilfe, f) die arbeitsmedizinische Vorsorge, g) die Einbindung der betrieblichen Gesundheitsförderung, h) Aktionsprogramme, i) die Auswertung von Unfällen und wesentlichen Betriebsstörungen, j) Verfahren zur kontinuierlichen Verbesserung (im Sinne eines Regelkreises) sowie k) Abhilfe- bzw. Korrekturmaßnahmen.

Dokumentation und Dokumentenlenkung

Ein AMS-Konzept soll die Dokumentation und Dokumentenlenkung regeln. *262*
Die Dokumentation soll die systematisierte Sammlung und Aufbewahrung aller relevanten Dokumente und Aufzeichnungen umfassen, deren Inhalte a) Arbeitsschutzpflichten enthalten (Gesetze, Verordnungen, Unfallverhütungsvorschriften), b) eine Wirkung auf die Sicherheit und den Gesundheitsschutz haben (z.B. Regeln, Vereinbarungen), c) das AMS und seine Leistung beschreiben, d) einen Nachweis der Einhaltung relevanter Verpflichtungen ermöglichen (z.B. Ergebnis der Gefährdungsbeurteilung, Gefahrstoffverzeichnis, Lärmkataster).

Die Unternehmensleitung soll unter Beachtung relevanter rechtlicher Vor- *263*
gaben und organisationsspezifischer Gegebenheiten definieren, was zu dokumentieren ist. Wesentliche Bestandteile der Dokumentation sollten das AMS-Handbuch (z.B. Richtlinien, Verfahrensanweisungen, Arbeitsanweisungen) und Aufzeichnungen sein. Durch Verfahrensanweisungen soll insbesondere festgelegt werden, in welcher Form und durch wen die Dokumentation

zu erstellen ist, wie bei Bedarf eine Aktualisierung erfolgt und wie lange die Dokumente aufzubewahren sind.

Für die Verteilung aller erforderlichen Dokumente sind geeignete Verfahren festzulegen und zu dokumentieren. Ebenso ist eine Regelung zur Einsichtnahme in das AMS, welche die Organisation, Institution oder Verwaltung ggf. Externen gewährt, zu treffen und zu dokumentieren.

Ergebnisermittlung, -bewertung und Verbesserung des AMS

264 Managementsysteme sind nur wirksam, wenn sie zielorientierte Verbesserungsprozesse beinhalten. Ein AMS-Konzept muss daher Verfahren zur regelmäßigen Ermittlung und Bewertung der Ergebnisse des AMS beinhalten. Hierfür sollen a) Indikatoren und (soweit möglich) Parameter benannt, b) Verfahren beschrieben und c) die Vorgehensweise sowie die Anforderungen an die Durchführenden festgelegt werden.

Die Bewertung muss dabei auch Aussagen zur kontinuierlichen Verbesserung des AMS enthalten und mit den Betroffenen beraten werden. Sie soll ggf. vorsehen: a) die Nutzung vorliegender Ergebnisse, b) die Festlegung von Maßnahmeplänen für Verbesserungen, c) die Wirkungskontrolle der Verbesserungsmaßnahmen und d) erforderlichenfalls die Einleitung eines neuen Verbesserungsprozesses. Weitere Anlässe für die Einleitung eines Verbesserungsprozesses können z.B. Unfälle oder Schadensfälle, besondere gesundheitsrelevante Problemschwerpunkte sowie gravierende Umstrukturierungsmaßnahmen sein.

Die Durchführung der Ergebnisbewertung muss immer durch die Unternehmensleitung erfolgen, nicht zuletzt auch, um den Stellenwert der Thematik Arbeits- und Gesundheitsschutz zu verdeutlichen. Das Ergebnis der Bewertung wird dokumentiert.

265 Für sogenannte Audits sollen folgende Regelungen getroffen werden: a) Sie sollen anhand von vorgegebenen Bewertungskriterien die Prüfung des Aufbaus, der Leistungsfähigkeit und der Ergebnisse des AMS (Systemaudit) sowie gleichzeitig auch die Einhaltung des geltenden Rechts (Compliance-Audit) umfassen. b) Die Ergebnisse sollen auch mögliche organisatorische Ursachen sicherheits- und gesundheitsschutzrelevanter Mängel erkennen lassen.

Für eine externe Systemkontrolle betrieblicher AMS durch die zuständige Behörde sind, falls gewünscht, bilaterale Regelungen zu vereinbaren. Um eine Systemkontrolle betrieblicher AMS durch die zuständige Behörde zu ermöglichen, sollen AMS-Konzepte Verfahrensweisen interner Kontrollen inhaltlich und funktional so gestalten, dass ein Vertrauen der Behörden in die Funktionsfähigkeit des Systems und in die Einhaltung der einschlägigen Rechtsvorschriften gerechtfertigt werden kann.

Diese Eckpunkte des BMA (1999) sind sozusagen eine Messlatte für die Entwicklung und Bewertung von AMS. Auf Basis dieser Eckpunkte wurden und werden AM-Modelle entwickelt, die ihrerseits wieder die Grundlage für ein individuelles betriebliches Arbeitsschutzmanagementsystem bilden, in dem dann alle Besonderheiten des Unternehmens berücksichtigt werden können.

Beispiele für AMS-Standards, die derzeit in Deutschland Anwendung finden, sind *266*

- OHSAS (Occupational Health and Safety Assessment Series – Reihe zur Beurteilung des Arbeits- und Gesundheitsschutzes) (Reinartz, 2004),
- SCC initiiertes AMS (Sicherheits Certificat Contractoren) (Wilmers, 2000),
- OHRIS bzw. bayrischer Modellentwurf (Occupational, Health and Risk Management System) (Kappelmaier, 2004),
- ASCA initiiertes AMS als hessisches Modell (Arbeitsschutz und sicherheitstechnischer Check in Anlagen) (Brückner, 2004).

5.2.3 Beispiel: OHRIS

OHRIS ist ein aus insgesamt zehn Systemelementen mit jeweiligen Unterelementen bestehendes Arbeitsschutzmanagementsystem. Diese Systemelemente müssen auf der Ebene des strategischen und operativen Managements umgesetzt werden (Kappelmaier, 2004). *267*

Unter Berücksichtigung der hier im Fokus stehenden psychischen Belastungen am Arbeitsplatz kann gesagt werden, dass alle Systemelemente in OHRIS einen notwendigen Beitrag leisten bzw. eine notwendige Voraussetzung darstellen, um das Management zur Arbeitssicherheit und zum Gesundheitsschutz zu bewältigen. Somit tragen sie in indirekter Weise auch zum Abbau von arbeitsbedingten psychischen Belastungen bei. Darüber hinaus leisten einige Systemelemente auch einen direkten Beitrag zur Prävention bzw. Abbau dieser Belastungen.

Die diesbezüglich wichtigsten Systemelemente (siehe auch Abbildung 5.2.3.1) sind:

- Das Systemelement „Aufgaben und Verantwortung der Leitung einer Organisation“

  Die Unterelemente dieses Systemelements enthalten Vorgaben, die von der Unternehmensleitung umgesetzt werden müssen. Unter anderem geht es um die Bereitstellung notwendiger Mittel und Ressourcen und die Organisation der internen und externen Kommunikation zur Erreichung eines optimalen Arbeitsschutz- und Gesundheitsmanagements. Werden in diesem Zusammenhang innerhalb einer Organisation Mängel erkannt und deren Ursachen beseitigt, so wird dadurch ein Beitrag beispielsweise auch zum Abbau von psychischen Belastungen geleistet.

- Das Systemelement „Prävention“

  268 Die Umsetzung dieses Elements trägt in mehrfacher Hinsicht zur Prävention psychischer und anderer Belastungen bei. So ist hier das Unterelement „Arbeitsmedizinische Vorsorge“ ebenso zu erwähnen wie das Unterelement „Minimierung von Gefahren, Gefährdungen und Risiken“. Ein hohes Gefährdungspotenzial stellt immer auch eine psychische Belastung dar.

- Das Systemelement „Personal“

  Dieses Systemelement besteht aus vier Unterelementen die alle als relevant zu betrachten sind, wenn es um den Abbau und die Vorbeugung von psychischen Belastungen geht. So stellt „Schulung“ in Form von Aus-, Fort- und Weiterbildung einen notwendigen Beitrag dar, um qualitative Überforderung und Überlastung bei Mitarbeitern zu vermeiden.

Auch wenn die Systemelemente von OHRIS (zu näheren Informationen siehe Kappelmaier, 2004) hier nur kurz angedeutet werden, ist zu erkennen, dass ein AMS neben den intendierten Zielen wie der Integration von Sicherheit und Gesundheit in die Führung und Organisation des Unternehmens, der menschengerechten Gestaltung von Arbeitsplatz, Arbeitsumwelt und Arbeitsablauf und der Wahrung von wirtschaftlichen Interessen durch störungsfreie Betriebsabläufe auch zum Abbau von gesundheitsschädlichen psychischen Belastungen beitragen kann.

Die oben genannten Beispiele orientieren sich an dem bayerischen Modellentwurf OHRIS. Eine Übertragung auf andere AMS-Modelle ist unter Vorbehalt spezifischer Unterschiede möglich. Eine informative Zusammen- und Gegenüberstellung von ausgewählten AMS findet sich bei Ritter und Langhoff (1998), sehr detaillierte Informationen zu Themen des Arbeitsschutzes im allgemeinen und zu AMS im besonderen finden sich bei Ecker und Kohstall (2004).

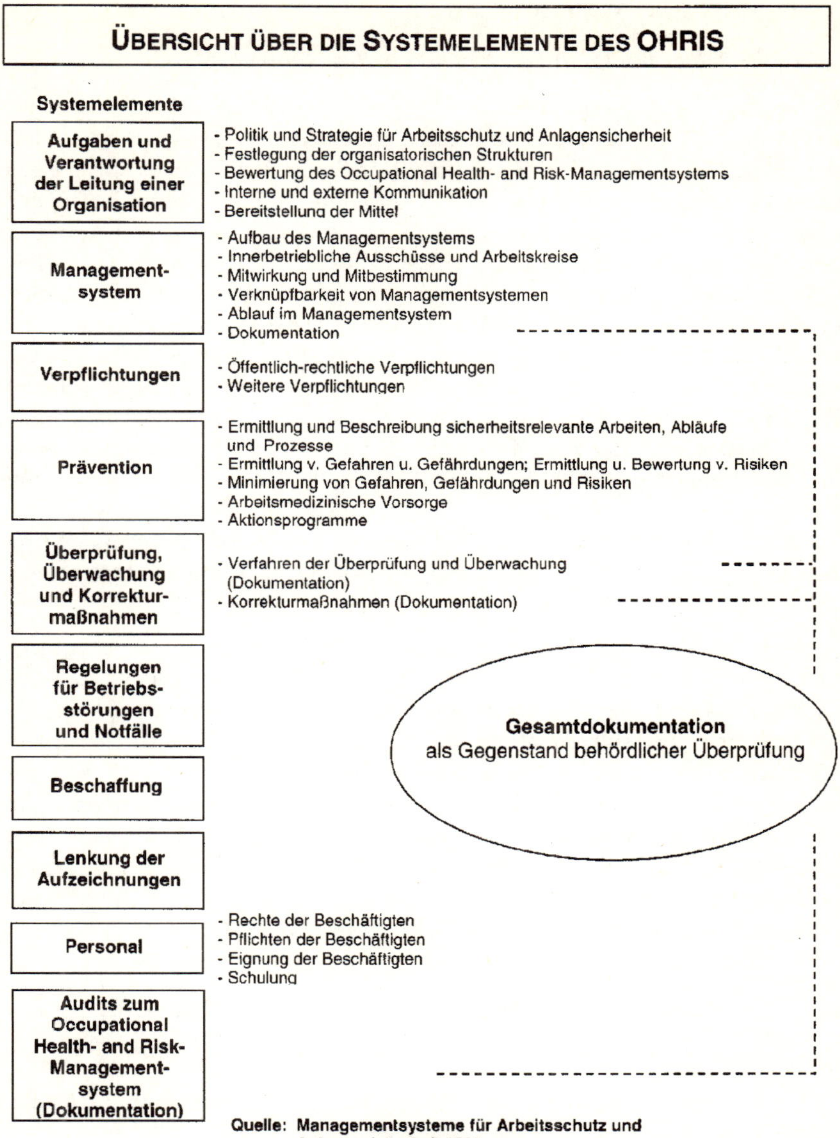

Quelle: Managementsysteme für Arbeitsschutz und Anlagensicherheit 1999. Bayerisches Staatsministerium für Arbeit und Sozialordnung, Familie, Frauen und Gesundheit

Abb. 5.2.3.1: Systemelemente OHRIS

5.3 Betriebliche Gesundheitsförderung

5.3.1 Grundlagen der betrieblichen Gesundheitsförderung

269 Unter dem Begriff Gesundheitsförderung werden vielfältige Maßnahmen zusammengefasst, die zu einer Verbesserung der Gesundheitssituation im Unternehmen beitragen sollen. Eine Grundlage dieses Anliegens entspringt dem Gesundheitsbegriff, wie er von der Weltgesundheitsorganisation (WHO) vertreten wird. Danach ist Gesundheit nicht nur als Abwesenheit von Krankheit zu verstehen. Gesundheit ist vielmehr ein Zustand des völligen körperlichen, geistigen, seelischen und sozialen Wohlbefindens des Menschen. Nach der Ottawa-Charta der WHO von 1986 zielt Gesundheitsförderung auf einen Prozess ab, der allen Menschen ein hohes Maß an Selbstbestimmung über ihre Gesundheit ermöglicht und sie damit zur Stärkung ihrer Gesundheit befähigt. Ziel ist ein umfassendes körperliches, seelisches und soziales Wohlbefinden durch Befriedigung der Bedürfnisse, durch die Verwirklichung von Wünschen und Hoffnungen sowie durch die Möglichkeit, die Umwelt zu verändern und zu meistern. Diese Auffassung stellte eine Abkehr vom klassischen Risikovermeidungskonzept und der klassischen Gesundheitserziehung dar, hin zu einer Befähigung des Einzelnen, sein Leben in befriedigender und verantwortungsvoller Weise zu gestalten (Frieling & Sonntag, 1999).

Menschen können ihr Gesundheitspotenzial aber nur dann weitgehend entfalten, wenn sie auf die Bedingungen, die ihre Gesundheit gefährden, selbst auch Einfluss nehmen können. Betriebliche Gesundheitsförderung kann dieses Anliegen unterstützen, wenn sie auf partizipativen Strukturen aufbaut. Mitarbeiter werden als Betroffene zu Beteiligten gemacht. Grundsätzlich geht es darum, den einzelnen Mitarbeiter zu befähigen, sich mit belastenden Arbeitsbedingungen auseinander zu setzen, um gesund zu bleiben (Allmer, 1992). Dies schließt die Identifikation und Förderung personaler und organisationaler Ressourcen ebenso ein wie die Veränderung von belastenden Arbeitsbedingungen (Westermayer & Bähr, 1994).

5.3.2 Ziele und Effekte der betrieblichen Gesundheitsförderung

270 Betriebliche Gesundheitsförderung verfolgt demnach mehrere Ziele:

- Die Mitarbeiter sollen zu gesundheitsförderlichem Verhalten angehalten und befähigt werden.
- Gesundheitsförderliche Arbeitsbedingungen sollen geschaffen werden, in denen gesundes und sicheres Verhalten überhaupt erst möglich ist.
- Die Kooperation und Kommunikation zwischen allen Beteiligten im Betrieb soll gefördert werden, d.h. beispielsweise auch Fachleute, Entschei-

dungsträger, Interessensvertreter und Mitarbeiter zu unterstützen, wenn es um Belange der Gesundheitsförderung geht.

- Schließlich soll die betriebliche Gesundheitsförderung auch zu einer Unternehmenskultur beitragen, in der bei allen Veränderungen betrieblicher Strukturen den Aspekten der Gesundheitsförderlichkeit Rechnung getragen wird.

Von der Umsetzung dieser Ziele profitieren sowohl der einzelne Mitarbeiter als auch das Unternehmen. Aus der Sicht des Unternehmens können folgende positive Effekte betrieblicher Gesundheitsfördermaßnahmen genannt werden:

- Rückgang des Krankenstandes
- Rückgang der Fluktuation
- Erhöhung der Produktivität
- Verbesserung der Produkt- bzw. Dienstleistungsqualität
- Verbesserung der innerbetrieblichen Kooperation
- Verbesserung der Corporate Identity
- Verbesserung des Unternehmensimages

Aus der Sicht der Beschäftigten bringen Maßnahmen zur Gesundheitsförderung Vorteile wie:

- Verringerung von Arbeitsbelastungen
- Verringerung gesundheitlicher Beschwerden
- Steigerung des Wohlbefindens
- Verbesserung der Beziehung zu Kollegen und Vorgesetzten
- Mehr Freude bei der Arbeit
- Aufbau von Gesundheitskompetenz

5.3.3 Maßnahmen zur Gesundheitsförderung

Von ganzheitlicher Gesundheitsförderung kann erst dann gesprochen werden, wenn sowohl das Verhalten der Mitarbeiter in Bezug auf ihre Gesundheitskompetenz als auch die Arbeitsbedingungen ausreichend Berücksichtigung finden. Wie umfangreich das Spektrum möglicher Maßnahmen zur betrieblichen Gesundheitsförderung in den Bereichen Gestaltung des Arbeitsplatzes, Gestaltung der Rahmenbedingungen und Förderung der Gesundheitskompetenz ist, zeigt eine Zusammenstellung der BKK (1994) (Tabelle 5.3.3.1).

Tab. 5.3.3.1: Maßnahmen zur Gesundheitsförderung in den Bereichen Arbeitsgestaltung, Gestaltung der Rahmenbedingungen der Arbeit sowie Förderung der Gesundheitskompetenz (BKK, 1994)

Arbeitsgestaltung	**Rahmenbedingungen**	**Rahmenbedingungen und Gesundheitskompetenz**	**Gesundheitskompetenz**
– Arbeitsplatzgestaltung – Arbeits(re)organisation – Führungsstil – Arbeitszeitgestaltung – Schichtplangestaltung – Software-Ergonomie – Ersatz von Gefahrstoffen – Lärmschutz	– Nichtraucherschutz – Vollwertmenüs – Jodsalz in der Kantine – Wiedereingliederung nach langer Krankheit	– Fort- und Weiterbildung – Klimagruppen – Gesundheitszirkel – Suchtprävention und -hilfe – Pausengymnastik – Gymnastik am Arbeitsplatz – Gesundheitsberatung – Vereinbarkeit von Beruf und Familie	– Stressbewältigung – Cholesterin-Screening – Fitness-Test – Rückenschule – Ausgleichssport – Schutzimpfungen – AIDS-Aufklärung – Blutdruck-Messaktion – Vorbereitung auf den Ruhestand

271 In der Realität der betrieblichen Gesundheitsförderung sieht es jedoch so aus, dass größtenteils individuumsbezogene Maßnahmen angeboten und durchgeführt werden. Damit wird die Verantwortung für die Bewahrung der Gesundheit vor allem in die Hände der Mitarbeiter gelegt. Dies ist wiederholt kritisiert worden (Mohr & Udris, 1997; Murza & Laaser, 1994). Der Tenor ist, dass Gesundheitsförderung zu viel Verhaltens- und zu wenig Verhältnisprävention betreibt.

Bezogen auf die Reduktion bzw. Prävention psychischer Belastungen am Arbeitsplatz leistet die Realisierung gesundheitsförderlicher Maßnahmen in zweifacher Hinsicht einen Beitrag. Zum einen können belastende Arbeitsbedingungen entschärft werden, zum anderen kann auf Mitarbeiterseite der Gesundheitszustand verbessert und die Gesundheitskompetenz erhöht werden.

So führte beispielsweise ein von der BKK durchgeführtes Präventionsprogramm (BKK, 1994) zu Herz-Kreislauf-Erkrankungen, das in drei Betrieben der Elektrobranche realisiert wurde, zu durchschlagenden Erfolgen. Die Aktion, an der 87 % von insgesamt 3.600 Beschäftigten teilnahmen, beinhaltete Beratungen und Informationen zu Risikofaktoren bezüglich Herz-Kreislauf-Erkrankungen, Screeningverfahren, Stressbewältigungskurse sowie entsprechende Fitnessangebote. Nach zwei Jahren zeigte sich der Erfolg: Vor Beginn der Maßnahmen hatten 29 % der Teilnehmer Bluthochdruck, nach Ablauf von zwei Jahren sank diese Zahl auf nur noch 17 %. Die Zahl der Beschäftigten, die einen erhöhten Cholesterinwert aufwiesen, sank in diesem Zeitraum von 26 % auf 19 %. Über 40 % der Teilnehmer, die zu Beginn der Maßnahmen Raucher waren, verzichteten nach zwei Jahren gänzlich auf Zigaretten. In Mitarbeiterbefragungen konnte außerdem eine Verbesserung des Betriebsklimas festgestellt werden. Dieser Maßnahmenkomplex zur Gesundheitsförderung war so erfolgreich, dass er als dauerhaftes Programm in allen drei Betrieben etabliert wurde. Mittlerweile gibt es auf der Datenbank des Europäischen Informationszentrums für Gesundheitsförderung (http://www.enwhp.org) eine Vielzahl dokumentierter Praxisbeispiele, die die Wirksamkeit und auch den ökonomischen Nutzen von Maßnahmen der betrieblichen Gesundheitsförderung belegen. 272

Ein erfolgreiches Unternehmen, das auf leistungsfähige Mitarbeiter Wert legt, kann also eigentlich auf betriebliche Gesundheitsförderung nicht verzichten. In der Realität sieht dies jedoch leider anders aus. In einer Studie zur Verbreitung von Maßnahmen zur betrieblichen Gesundheitsförderung von Gröben (1999) zeigte sich, dass nur etwa jedes dritte Unternehmen Erfahrungen mit Maßnahmen der betrieblichen Gesundheitsförderung, wie sie beispielsweise von Krankenkassen angeboten werden, hat. Auch wenn sich die Ergebnisse auf Betriebe mit mehr als 50 Mitarbeitern in den Bundesländern Hessen und Thüringen bezogen und daher nur bedingt verallgemeinbar sind, kann daraus abgeleitet werden, dass die Möglichkeiten zur betrieblichen Gesundheitsförderung noch lange nicht ausgeschöpft sind. Insbesondere kleine und kleinste Unternehmen weisen im Bereich der betrieblichen Gesundheitsförderung Defizite auf.

5.4 Herstellen gesunder Leistungsfähigkeit

Der Begriff gesunde Leistungsfähigkeit besagt, dass dauerhafte Leistungsfähigkeit nur bei entsprechender Gesundheit zu erwarten ist und das ein leistungsadäquater Mitarbeitereinsatz zur Gesunderhaltung des Mitarbeiters beitragen kann. Die Arbeitstätigkeit hat demnach, wenn die Rahmenbedingungen stimmen und entsprechende Interessen, Kompetenzen und Fähigkeiten auf 273

Seiten des Mitarbeiters gegeben sind, einen salutogenen, sprich einen gesundheitsförderlichen Einfluss. In der Literatur gibt es populär gewordene Beispiele, die auf die positive Wirkung des Tätigseins hinweisen. So hat der amerikanische Psychologe Mihaly Csikzentmihalyi (2002) den Begriff vom „Flow-Phänomen" geprägt. Danach kann eine Person, die sich sinnvollen Zielen gegenüber sieht und die zudem über entsprechende Ressourcen und Qualifikationen verfügt, so sehr in ihren Arbeitsaufgaben aufgehen, dass sie das Zeitgefühl verliert und in einen Glückszustand gerät. Mühelos kann dabei eine hohe Konzentrations- und Arbeitsleistung gezeigt werden – auch oder gerade bei komplexen Herausforderungen und hohen Belastungen. Die Tätigkeit hat in diesem Moment salutogenen Charakter. Ähnliche Erlebnisse berichten im übrigen auch Arbeitssüchtige aus der Frühphase ihrer Erkrankung (Poppelreuter, 1997). Die völlige Vereinnahmung durch die Arbeit sowie die Arbeitserfolge vermitteln ein Gefühl des Glücks. Die Tatsache, dass auch Arbeit zur Sucht werden kann belegt, dass auch solche Flow-Zustände nicht uneingeschränkt positiven und auf jeden Fall gesundheitsförderlichen Charakter haben. Hier gilt wohl auch wieder das alte Paracelsus-Wort „die Menge machts!". Csikzentmihalyi (2002) betont zudem ausdrücklich, dass zur Erreichung eines Flow-Zustandes bestimmte Voraussetzungen erforderlich sind (sinnvolle Ziele, Ressourcen, Qualifikationen). Hier schließt sich wieder der Kreis zum Thema psychische Belastungen am Arbeitsplatz, denn damit von der Arbeit eine salutogene Wirkung ausgehen kann, müssen bestimmte Bedingungen erfüllt werden, sowohl auf der Seite der Mitarbeiter (Verhaltensprävention) als auch auf der Seite der Arbeitsbedingungen (Verhältnisprävention).

5.4.1 Basisvoraussetzungen

Der Abbau arbeitsbedingter Gesundheitsgefahren bzw. arbeitsbedingter psychischer Belastungen ist im verhältnispräventiven Sinne primär Aufgabe der Arbeitgeber. Ebenso fällt es in den Zuständigkeitsbereich der Arbeitgeber, die Arbeitsprozesse und Arbeitsbedingungen so zu gestalten, dass sie leistungsförderlicher Natur sind. Die Reduktion bzw. Vermeidung gesundheitsgefährdender oder psychischer Belastungen einerseits und der Aufbau leistungsförderlicher Arbeitsbedingungen andererseits unterliegen keinem Zielkonflikt, im Gegenteil, sie ergänzen einander und bedingen sich wechselseitig. Die Bedingungen, die erfüllt sein müssen, damit ein Mitarbeiter leistungsfähig und auch leistungsbereit ist, sind vergleichbar mit denen, die zu psychischer und körperlicher Gesundheit beitragen.

274 Die bislang dargestellten Beispiele für psychische Belastungen am Arbeitsplatz, wie etwa Überforderung, Mobbing oder Burnout haben eine Gemeinsamkeit: Sie können zu verringerter Leistungsfähigkeit, zu Frustration oder auch zu erhöhten Fehlzeiten führen, und das nicht nur bei den unmittelbar Betroffenen, sondern häufig auch bei Kollegen und Vorgesetzten.

Die Vermeidung dieser negativen Konsequenzen erfordert eine ganzheitliche Betrachtung des Arbeitsprozesses und Maßnahmen bei allen Beteiligten. 275 Das gesamte Arbeitssystem in seinen technischen, organisatorischen und sozialen Dimensionen übt Einfluss auf das Verhalten der Mitarbeiter aus. Dieser Einfluss kann motivierend oder demotivierend, kann krankmachend, aber auch gesundheitsförderlich sein. Wenn von Mitarbeitern gesundheitsförderliches und motiviertes Verhalten gefordert wird, müssen dafür die betrieblichen Voraussetzungen geschaffen werden. So ist sicheres Verhalten beispielsweise nur dann zu erwarten, wenn auch die Arbeitsbedingungen sicher sind. Mit anderen Worten: Verhältnisprävention steht vor der Verhaltensprävention. Wenn man sich die aktuelle Situation im Bereich der Gesundheitsförderung anschaut muss man feststellen, dass dieser Grundsatz noch längst nicht in alle Betriebe, Unternehmen, Verwaltungen und Institutionen Einzug gefunden hat.

Der massive Wandel, der sich bei Arbeitsinhalten, Arbeitsprozessen, Arbeitsmethoden und Arbeitstechniken in den letzten Jahren vollzogen hat, und der sich auch in Zukunft mit unverminderter Stärke fortsetzen wird, hat auch zu Veränderungen in den Anforderungen an das Mitarbeiterverhalten geführt. Die von einem Mitarbeiter zu erfüllenden Voraussetzungen sind vielfältiger geworden und haben sich vor allem im Hinblick auf soziale Kompetenzen und Fähigkeiten der Mitarbeiter verändert (Böhm & Poppelreuter, 2003). Abbildung 5.4.1.1 verdeutlicht, im Rahmen welcher Anforderungsbereiche die Arbeitgeber heute Kompetenzen auf Mitarbeiterseite erwarten.

Dabei ist der Prozess der Mitarbeiterauswahl heute keine „Einbahnstraße“ 276 mehr. Selbst in Zeiten der Rezession und hoher Arbeitslosigkeit müssen Arbeitgeber immer noch, und dies zukünftig auch noch vermehrt, auch die Anforderungen und Erwartungen der (potenziellen) Mitarbeiter an ihren Arbeitgeber und ihren Arbeitplatz berücksichtigen, um tatsächlich auch geeignete Mitarbeiter für das Unternehmen gewinnen (oder halten) zu können (Böhm & Poppelreuter, 2003). Abbildung 5.4.1.2 stellt die Erwartungen der Arbeitgeber an das Mitarbeiterverhalten und daraus resultierende Erwartungen der Mitarbeiter an den Arbeitgeber speziell im Hinblick auf die Umsetzung gesundheits- und motivationsförderlichen Verhaltens gegenüber.

Je mehr es gelingt, diese Anforderungen und Erwartungen in ein ausgeglichenes Verhältnis zu bringen, um so unwahrscheinlicher werden Überforderung und Überlastung am Arbeitsplatz. Bringt man die dazu notwendigen arbeitgeberseitigen Vorleistungen in eine logische Priorität, dann müssen zunächst die räumlichen, technischen und organisatorischen Voraussetzungen gegeben sein, bevor personenorientierte Maßnahmen ihre volle Wirksamkeit entfalten können (Abbildung 5.4.1.3).

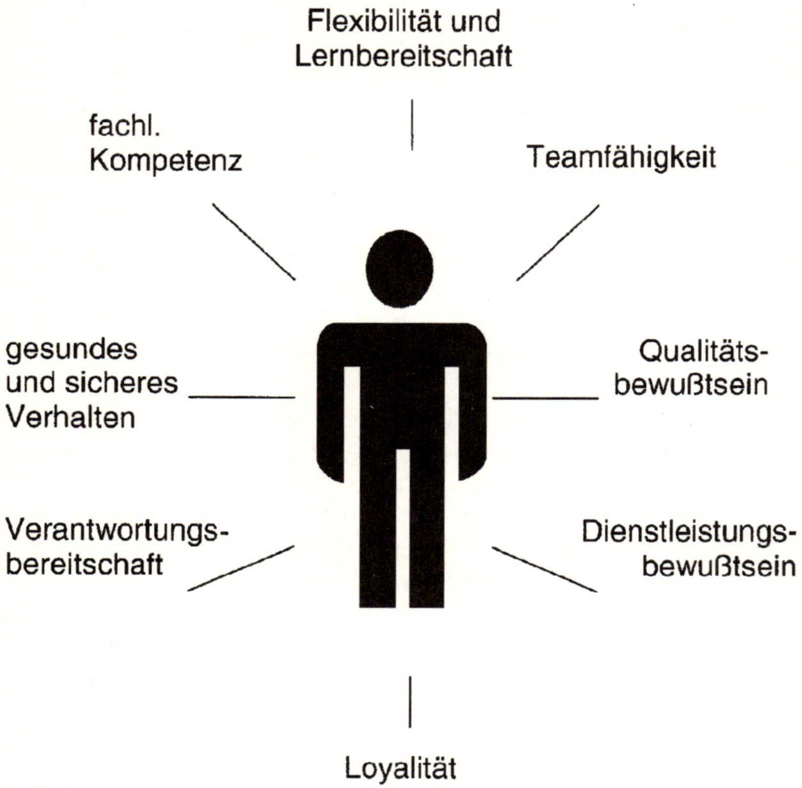

Abb. 5.4.1.1: Gefordertes Anforderungsprofil

277 Die Erfüllung dieser Basisvoraussetzungen kann als notwendige, aber noch nicht als hinreichende Bedingung für die Entwicklung gesunder Leistungsfähigkeit angesehen werden. Sie sind einerseits durch entsprechende Rechtsgrundlagen verbindlich vorgegeben und beruhen andererseits auf allgemeinen Regeln der Betriebsführung, auf konkreten Erfahrungen des Unternehmens und auf arbeitswissenschaftlichen und technischen Regeln bzw. Erkenntnissen.

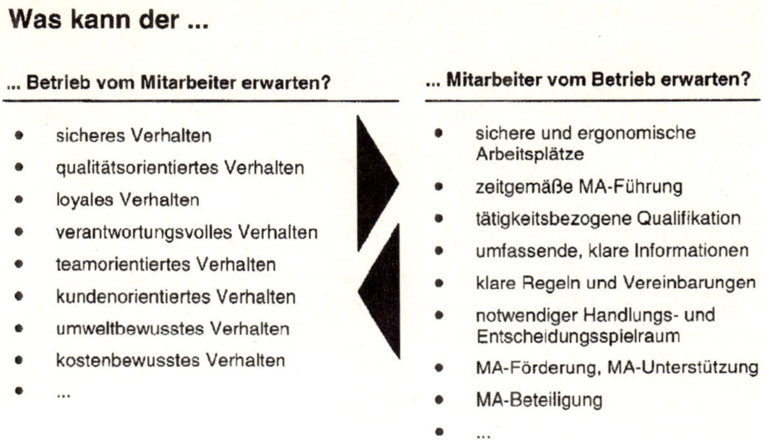

Abb. 5.4.1.2: Anforderungen an Stellen und Stelleninhaber

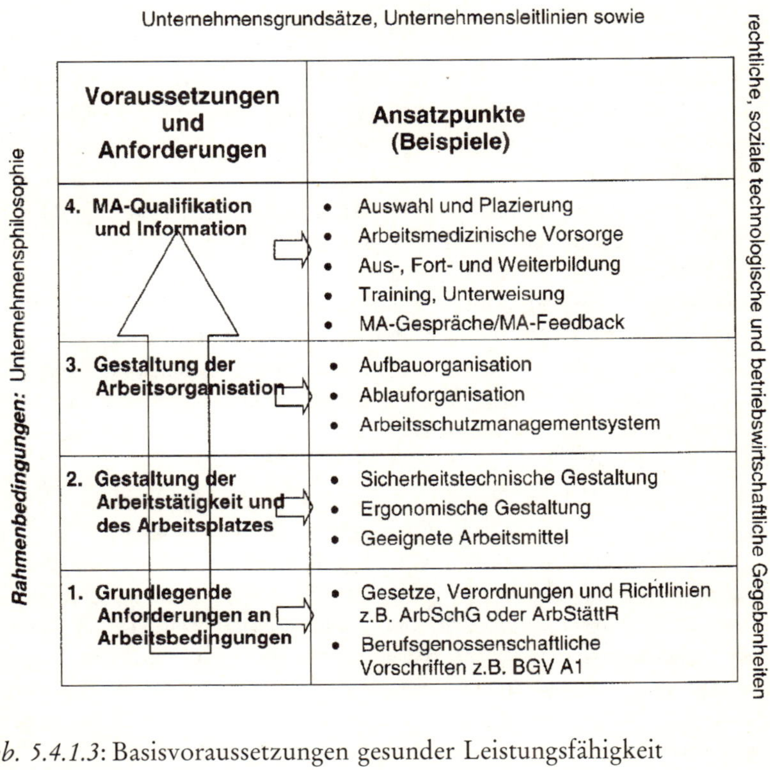

Abb. 5.4.1.3: Basisvoraussetzungen gesunder Leistungsfähigkeit

Fänden die bereits erwähnten Arbeitsschutzgesetze konsequente Anwendung, so könnten pathogene Einflüsse der Arbeit im wesentlichen beseitigt bzw. vermieden werden. Eine Abnahme arbeitsbedingter Erkrankungen wäre die Folge, aber nicht notwendigerweise auch eine Zunahme des gesundheitlichen Wohlbefindens. Um eine gesunde Leistungsfähigkeit zu erreichen, bedarf es weiterer Voraussetzungen.

5.4.2 Die Berücksichtigung individueller Voraussetzungen

278 Arbeitskompetenz, Arbeitsmotivation und Arbeitserfolg sind Variablen, deren Umsetzung nicht nur von entsprechenden betrieblichen Voraussetzungen, sondern ebenso von individuellen Faktoren auf Seiten des Arbeitnehmers abhängig ist. Hacker und Richter (1980) haben ein hierarchisches System zur psychologischen Bewertung von Arbeitsgestaltungsmaßnahmen entwickelt, das aus 4 Ebenen besteht:

1. Persönlichkeitsförderlichkeit
2. Beeinträchtigungsfreiheit
3. Schädigungslosigkeit
4. Ausführbarkeit

Dem hierarchischen Aufbau entsprechend müssen Arbeitstätigkeiten grundlegende, allgemeingültige Anforderungen erfüllen (Ausführbarkeit und Schädigungslosigkeit), bevor individuell variable Aspekte (Beeinträchtigungsfreiheit und Persönlichkeitsförderlichkeit) zum Tragen kommen können.

279 Die Grenzen der menschlichen, d.h. der körperlichen und geistigen Leistungsfähigkeit bestimmen, ob eine Tätigkeit *ausführbar* ist. Die Arbeit muss *schädigungslos* und für den Mitarbeiter erträglich sein. Durch Verhältnisprävention kann diese Grundbedingung, wie oben bereits dargestellt, erfüllt werden. Bei den Kriterien *Beeinträchtigungsfreiheit* und *Persönlichkeitsförderlichkeit* spielen individuelle Voraussetzungen und Anspruchshaltungen gegenüber der Tätigkeit eine große Rolle. Was den einen zufrieden stellt, ist für den anderen Ursache von Unzufriedenheit. Daraus leitet sich die Forderung nach individueller Gestaltung von Arbeitsplatzbedingungen ab.

280 Wenn es um das Ziel der gesunden Leistungsfähigkeit geht, müssen alle Gestaltungskriterien in hinreichender Form erfüllt sein. Das in Kapitel 2 beschriebene Belastungs-Beanspruchungs-Modell soll an dieser Stelle in erweiterter Form wieder aufgegriffen werden. Wie aus der Abbildung 5.4.2.1 ersichtlich wird, wurde das Modell um die Möglichkeiten so genannter externer Ressourcen als Quelle der Mitarbeiterunterstützung erweitert. Auf der Grundlage dieses erweiterten Modells können unterschiedliche, individuell durchaus variable Vorgehensweisen zum Abbau von krankmachenden und die Leistungsfähigkeit behindernden Belastungen am Arbeitsplatz abgeleitet werden.

Belastungen und Gefährdungen individuell vermeiden bzw. abbauen

Primäres Ziel in der betrieblichen Gesundheitsarbeit ist in der Regel der Abbau oder die vollständige Vermeidung von Belastungen und Gefährdungen. Dieses Ziel ist jedoch aus Kostengründen, technischen Gegebenheiten oder auch arbeitsprozessimmanenten Sachzwängen nicht immer erreichbar. Belastungen können und sollen auch nicht auf Null gesetzt werden. Das Ziel besteht darin, gesundheitsschädliche Belastungen zu vermeiden und leistungsförderliche Herausforderungen etwa durch qualitative Anforderungen aufzubauen. Ein Zuwenig an Belastungen führt zu psychischer Sättigung oder zu Monotonieerleben. Ebenso wird das Leistungspotenzial des Mitarbeiters nicht gefordert und somit auch nicht gefördert. Ein Zuviel an Belastungen führt zu Überforderung, Überlastung, Stress und damit verbunden zu vorzeitigem Leistungsabbau. Hier zeigt sich die Notwendigkeit, die von Arbeitsplätzen ausgehenden Gefährdungen und Belastungen nicht nur generell, sondern auch im Hinblick auf die individuellen Voraussetzungen, Kompetenzen, Wünsche und Bedürfnisse des (zukünftigen) Stelleninhabers hin zu bewerten. 281

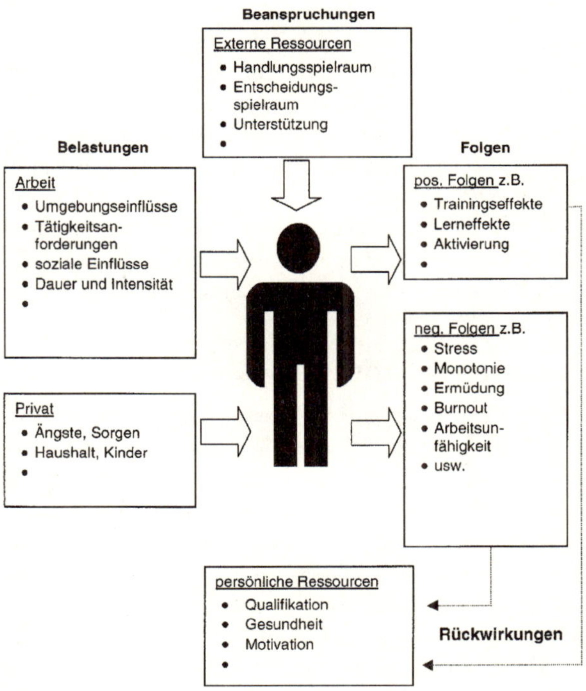

Abb. 5.4.2.1: Belastungen, Beanspruchungen und deren Folgen (2)

Leistungsvoraussetzungen des Mitarbeiters schaffen und erhalten

282 Eine fundierte und professionelle Personalauswahl, die individuelle Bedingungen berücksichtigende Platzierung von Mitarbeitern, eine zielgerichtete Ausbildung und bedarfsorientierte Personalentwicklung stellen sicher, dass den Leistungsanforderungen der Tätigkeit entsprechende Leistungsvoraussetzungen auf Seiten des Mitarbeiters gegenüberstehen (Böhm & Poppelreuter, 2003). Angebote der betrieblichen Gesundheitsförderung können hier ergänzend und unterstützend wirken, beispielsweise um die individuell niedrige Stressresistenz bei einem Mitarbeiter zu verbessern.

Möglichkeiten zur Unterstützung des Mitarbeiters schaffen

283 Unter dem Begriff „externe Ressourcen“ sind eine Vielzahl von Gestaltungs- und Unterstützungsmöglichkeiten zusammengefasst. Beispiele externer Ressourcen sind die Erweiterung des Handlungs- und Entscheidungsspielraumes im Rahmen von Arbeitsstrukturierungsmaßnahmen oder die soziale Unterstützung des Mitarbeiters. Diese kann in unterschiedlicher Form notwendig werden, etwa durch Supervision bei Sozialberufen mit emotionaler Belastung, als Coaching bei Führungskräften oder als aktive Unterstützung von Mitarbeitern durch deren direkte Vorgesetzte in Form von Anerkennung und Bestätigung (Poppelreuter, 2003). Über solche Unterstützungsangebote lassen sich auch die persönlichen Ressourcen der Mitarbeiter nutzen und ausbauen. Oftmals sind die Mitarbeiter nämlich durchaus in der Lage und bereit, mit Belastungen und Gefährdungen am Arbeitsplatz angemessen umzugehen, ihnen fehlt es letztlich nur an Unterstützung zur Realisierung des Verhaltens. Eine zusätzliche Qualifikation oder auch „nur“ gezielte motivationsfördernde Maßnahmen des Vorgesetzten können hier einen wesentlichen Beitrag leisten.

Beanspruchungsfolgen frühzeitig erkennen

284 An dieser Stelle wird der Bereich der klassischen, generellen Prävention verlassen, denn hier geht es um individuelle pathogene Folgen von Beanspruchungen und somit um konkrete Interventionsmaßnahmen. Indikatoren kurzfristiger Beanspruchungsfolgen können über das Verhalten des Mitarbeiters erschlossen werden, z.B. sichtbare Gereiztheit oder Fehlhandlungen bei Überforderung. Individuelle Überforderungen und Überlastungen können sich aber auch ergeben aus den Ergebnissen von Gesundheitsberichten und Mitarbeiterbefragungen, oder auch Gesundheitszirkeln. Ein wichtiger Indikator für das Vorliegen individueller Beanspruchungen sind außerdem Mitarbeitergespräche, Rückkehrgespräche oder Mitarbeiterbeschwerden. Je früher gesundheitliche Folgen erkannt werden, desto weniger werden langfristige Konsequenzen zu erwarten sein. Daher ist es für jedes Unternehmen wichtig, ein entsprechendes „Frühwarnsystem" aufzubauen.

5.4.3 Der Aufbau und die Förderung externer Ressourcen

Die Gestaltung des Arbeitsplatzes, der Arbeitsprozesse und der Arbeitsanforderungen birgt vielfältige Möglichkeiten, um gesundheitsförderliche und leistungssteigernde Bedingungen zu schaffen. Damit leisten solche Maßnahmen einen wesentlichen Beitrag zur Erreichung einer gesunden Leistungsfähigkeit. Folgende, in Anlehnung an Ulich (2001) erstellte Tabelle 5.4.3.1 beinhaltet die wichtigsten Merkmale zur gesundheits- und motivationsförderlichen Gestaltung von Arbeitsaufgaben. *285*

Tab. 5.4.3.1: Arbeitsgestaltungsmerkmale (in Anlehnung an Ulich, 2001)

Gestaltungsmerkmal	**Realisierung durch ...**
Ganzheitlichkeit	... Arbeit mit planenden, organisierenden, ausführenden und kontrollierenden Elementen.
Anforderungsvielfalt	... Arbeit mit ausreichenden Anforderungen an Körper, Geist und Sinnesorgane.
Autonomie, Handlungs- und Entscheidungsspielraum	... Arbeit mit individuellen Entscheidungsmöglichkeiten über Art und Zeit der Aufgabenerfüllung.
Soziale Interaktion Rückmeldungen	... Arbeit, deren Bewältigung Kooperation und Kommunikation nahe legt oder voraussetzt.
Lern- und Entwicklungsmöglichkeiten	... problemhaltige Aufgaben, die zur Erweiterung von Qualifikationen führen.
Sinnhaftigkeit	... Arbeit, deren gesellschaftlicher Nutzen nicht in Frage gestellt wird und Akzeptanz besitzt.
Verstehbarkeit	... anfallende Arbeitsaufgaben, deren Schwierigkeiten und deren Herausforderungen verstanden und be- bzw. verarbeitet werden können.
Handhabbarkeit	... Arbeitsanforderungen, auch problemhaltige, die im wesentlichen handhabbar, d.h. bewältigbar sind.

Ganzheitlichkeit und Anforderungsvielfalt

286 Die Mitarbeiter erkennen bei ganzheitlichen Arbeitsaufgaben die Bedeutung und den Stellenwert ihrer Tätigkeit. Sie erhalten aus der Tätigkeit selbst Rückmeldung über den eigenen Arbeitsfortschritt. Arbeitstätigkeiten sollten zudem so gestaltet sein, dass sie Körper, Geist und Sinnesorgane des Mitarbeiters fordern aber nicht überfordern. Unterschiedliche Fähigkeiten, Kenntnisse und Fertigkeiten sollten eingesetzt werden können, nicht zuletzt werden dadurch einseitige Beanspruchungen vermieden.

Autonomie, Handlungs- und Entscheidungsspielraum

287 Damit Tätigkeiten eine gewisse Anforderungsvielfalt beinhalten können, müssen sie dem Mitarbeiter auch ein Mindestmaß an Autonomie in Form von Handlungs- und Entscheidungsspielräumen bieten. Eine solche Autonomie stärkt das Selbstwertgefühl des Mitarbeiters und dessen Bereitschaft zur Übernahme von Verantwortung. Der Mitarbeiter erlebt, nicht einfluss- und bedeutungslos zu sein. Wird Autonomie gefordert, ohne Handlungs- und Entscheidungsspielräume zu bieten, entsteht eine Situation mit erheblichem Belastungspotenzial.

288 Wenn hohe psychische Anforderungen an die Mitarbeiter gestellt werden, aber gleichzeitig entsprechende Ressourcen bereitgestellt und notwendige Unterstützung gewährt wird, kann von einem so genannten „active job“ ausgegangen werden. Dieser ist dadurch gekennzeichnet, dass trotz hoher Anforderungen (Belastungen) und hoher Leistungserbringung Fehlbeanspruchungen mit Krankheitsfolgen kaum auszumachen sind. Arbeitsstrukturierende Maßnahmen können zu einer Erweiterung des Handlungs- bzw. Tätigkeits- und Entscheidungsspielraumes des Mitarbeiters führen. Dazu gehören:

Job-Rotation

289 Im Falle der Job-Rotation führt der Mitarbeiter mehrere gleichartige oder ähnliche Arbeitsaufgaben im zeitlichen Wechsel aus. Dieser Wechsel kann geplant oder ungeplant, selbstbestimmt oder fremdbestimmt sein und sich beispielsweise auf ein oder mehrere Produkte erstrecken. Die Dauer eines Wechselintervalls beträgt in der Regel Tage oder Wochen, seltener Stunden oder Monate.

Job-Enlargement

290 Beim Job-Enlargement werden mehrere strukturell gleichartige, miteinander in Beziehung stehende (vor- oder nachgelagerte) Arbeitsfunktionen oder Aufgaben zu einer größeren Gesamtaufgabe zusammengefasst; dadurch erfolgt für

den Mitarbeiter eine quantitative Erweiterung des Tätigkeitsspielraums. Bei Job-Enlargement werden vorwiegend Arbeitsfunktionen für ein Produkt zusammengefasst, um dem Mitarbeiter die Identifikation mit dem Ergebnis seiner Arbeit zu erleichtern.

Job-Enrichment

Diese Form von Arbeitsstrukturierung beinhaltet die Zusammenfassung von qualitativ unterschiedlichen Tätigkeiten zu einer neuen Aufgabe. Durch die qualitative Bereicherung des Arbeitsinhaltes wird der Handlungsspielraum des Mitarbeiters vergrößert, d.h. er hat mehr Entscheidungs-, Kontroll-, Durchführungs- und Verantwortungskompetenzen als vorher. Typische Maßnahmen, die unter das Job-Enrichment fallen, sind die Einführung von Planungs-, Kontroll-, Wartungs-, Instandhaltungs- und Entscheidungsaufgaben als Ergänzung zur alten Arbeitsaufgabe. *291*

Gruppenarbeit

Eine (teil-)autonome Arbeitsgruppe besteht aus ca. 3–10 Personen und erstellt im Arbeitsprozess komplette (Teil-) Produkte oder Dienstleistungen. Die Gruppe kann innerhalb eines gewissen Rahmens die Arbeit selbst organisieren. Dies betrifft in der Regel die Aufgabenverteilung, Zeitvorgaben, die Gruppenzusammensetzung, die Auswahl des Gruppensprechers und die Festlegung der Gruppenziele innerhalb des vorgegebenen Rahmens. *292*

Alle Maßnahmen der Aufgabenstrukturierung beinhalten Aspekte der Autonomieerhöhung und damit auch der Erweiterung des Handlungs- und Entscheidungsspielraums.

Soziale Interaktion, Rückmeldungen

Zu Prozessen der sozialen Interaktion und der Rückmeldung gehören sowohl der Austausch arbeitsbedingt notwendiger Informationen als auch informelle Kommunikationsmöglichkeiten unter Kollegen. Sozialer Austausch in Form von Kommunikation hat elementare Bedeutung. Über Kommunikation können Schwierigkeiten gemeinsam gemeistert werden, gegenseitige Unterstützung hilft, Belastungen besser zu ertragen. Deutlich wird dieser Zusammenhang da, wo Kommunikation unterbleibt. So scheint etwa das Kommunikationsverhalten von Führungskräften großen Einfluss auf die Zufriedenheit und Leistungsbereitschaft der Mitarbeiter zu haben. Je weniger Kommunikation stattfindet, desto mehr besteht die Gefahr unerwünschter Entwicklungen – bei den Mitarbeitern wie auch bei den Führungskräften. *293*

Rückmeldungen stellen einen wichtigen Bereich sozialer Interaktion dar. Sie sind Informationen, die der Mitarbeiter über die Erfüllung seines Arbeitsauftrages oder seines Verhaltens erhält. Sie können von anderen Kollegen oder vom Vorgesetzten gegeben werden. Rückmeldungen erfüllen mehrere Funktionen. So stellen sie für den Mitarbeiter eine wichtige Informationsquelle für die eigene Leistungsbewertung und somit für die Selbstmotivation dar. Sie geben Hinweise, wie das Arbeitsverhalten verändert und verbessert werden kann und sie bieten und beinhalten immer auch die Möglichkeit nach weiterer Kommunikation. Häufige Probleme im Zusammenhang mit Rückmeldungen können sich einstellen etwa wenn sie zu spät kommen, so dass Korrekturen nicht mehr möglich sind. Ebenso stellen unklare oder unsachliche Rückmeldungen eher eine zusätzliche Arbeitsbelastung dar.

294 Rückmeldungen sind notwendig, aber nicht ausreichend, um motivationsfördernd zu wirken. Erst in Verbindung mit gezielter Unterstützung kann von einer gesundheits- und leistungssteigernden Wirkung ausgegangen werden. Wie bedeutsam soziale Unterstützung als moderierender Effekt zu werten ist, konnte eindrucksvoll von Theorell (1986) in einer Längsschnittstudie zur Herz-Kreislauf-Mortalität belegt werden. Danach sind selbst bei einem hohen Ausmaß betrieblicher Stressoren nur wenige psychosomatische Beschwerden zu erwarten, wenn gleichzeitig ein hoher Grad sozialer Unterstützung gewährleistet ist. Fehlt hingegen diese Unterstützung, ist selbst bei einer geringen Belastung ein höheres Ausmaß an psychosomatischen Beschwerden zu erwarten. Geteiltes Leid, das weiß schon der Volksmund, ist eben halbes Leid!

Führungskräfte bzw. Vorgesetzte erfüllen eine zentrale Funktion, wenn es um soziale Unterstützung geht. Ebenso bedeutsam sind in diesem Zusammenhang aber familiärer Rückhalt oder freundschaftliche Beziehungen, die auch als externe Ressourcen anzusehen sind.

Lern- und Entwicklungsmöglichkeiten

295 Eine Arbeitsaufgabe muss Lern- und Entwicklungsmöglichkeiten bieten, um die allgemeine geistige Flexibilität zu erhalten. Darüber hinaus werden Lern- und Entwicklungsmöglichkeiten als Herausforderung erlebt, deren Bewältigung der Bewahrung und Weiterentwicklung der beruflichen Qualifikationen dient.

Sinnhaftigkeit, Verstehbarkeit und Handhabbarkeit

296 Die Sinnhaftigkeit der Arbeitsaufgabe vermittelt dem Mitarbeiter das Gefühl, an der Erstellung/Erbringung gesellschaftlich nützlicher Produkte oder Dienstleistungen beteiligt zu sein. Hieraus erwächst das Gefühl der Übereinstimmung individueller und gesellschaftlicher Interessen. Von wesentlicher Bedeutung ist auch die Einschätzung der Einflussfaktoren durch den Mitarbeiter selbst. So rufen regulierbare Belastungen kaum Bedrohlichkeit hervor, während Belastungen, die nicht regulierbar, d.h. handhabbar sind, umso bedrohlicher wirken.

Wie wichtig Verstehbarkeit und Handhabbarkeit im Sinne von Leistungs- 297
fähigkeit und Gesundheit sind, wurde von dem amerikanisch-israelischen Medizinsoziologen Aaron Antonovsky (1987) in dem von ihm entwickelten Salutogenese-Konzept beschrieben. Der Begriff „Salutogenese" steht für das Gesundwerden und Gesundbleiben von Menschen. Im Gegensatz zur rein pathogenetischen Sichtweise stellt die salutogenetische Sichtweise die Frage, warum Menschen gesund bleiben. Die Bedingungen von Gesundheit stehen im Mittelpunkt der Betrachtung. Nach Antonovsky (1987) ist von einem so genannten Kohärenzgefühl und damit von einer gesundheitsförderlichen Wirkung der Arbeit auszugehen, wenn die auszuübende Tätigkeit durch folgende Merkmale gekennzeichnet ist:

- Gefühl von Sinnhaftigkeit bzw. Bedeutsamkeit (Sense of meaningfulness)
  Hier geht es um das Ausmaß, in dem das Leben oder die ausgeübte Tätigkeit 298
  von einem Menschen als sinnvoll empfunden wird. Gerade diese Erfahrung von Sinnhaftigkeit ist entscheidend für den Aufbau einer stabilen Motivation. Im Arbeitsleben spielt diese Dimension eine besondere Rolle, etwa wenn vom Mitarbeiter nur die repetitive Verrichtung von Teiltätigkeiten gefordert ist und der Blick für das Endprodukt verloren geht.

- Gefühl von Verstehbarkeit (Sense of comprehensibility)
  Diese Gefühl steht für die Erwartung und die Fähigkeit von Menschen be- 299
  kannte und unbekannte Umweltstimuli als geordnete und strukturierte Informationen aufzunehmen, verarbeiten und verstehen zu können. Der Mensch will nicht mit willkürlichen, zufälligen und unerklärlichen Umweltreizen konfrontiert werden. Verstehbarkeit und Nachvollziehbarkeit erhöhen das Gefühl der Kontrolle und damit auch den Eindruck, steuernd und beeinflussend eingreifen zu können.

- Gefühl von Handhabbarkeit und Bewältigbarkeit (Sense of manageability)
  Dieses Merkmal beschreibt die Überzeugung eines Menschen, dass auch 300
  schwierige Aufgaben lösbar sind und bewältigt werden können. Das Gefühl von Handhabbarkeit und Bewältigbarkeit beruht auf dem Bewusstsein der eigenen Fähigkeiten und Ressourcen und dem Vertrauen darauf. Dazu gehört auch das Wissen, dass andere Personen mit ihren Kompetenzen und Ressourcen helfen können. Je stärker das Gefühl der Handhabbarkeit ausgeprägt ist, desto weniger bedrohlich werden reale oder antizipierte Pro-

blemsituationen wahrgenommen. Übertragen auf die Welt der Arbeit steht dieses Gefühl für die Schaffung von entsprechenden Ressourcen, z.B. die Unterstützung durch Experten bei bestimmten Problemen und die Aneignung von tätigkeitsbezogenen Kompetenzen durch Maßnahmen der Qualifikation, des Training und der Unterweisung.

5.4.4 Information als spezielle Ressource

301 Um die genannten Arbeitsgestaltungsmaßnahmen zielführend und nutzbringend ein- und umzusetzen ist Transparenz und Offenheit im Kommunikations- und Informationsfluss unerlässlich. Dazu gehören arbeitsbedingte Informationen ebenso wie Informationen zum Unternehmen, kurzfristige Informationen zur Tätigkeit ebenso wie langfristige Informationen beispielsweise zur wirtschaftlichen Entwicklung des Unternehmens oder zu den Perspektiven am Arbeitsplatz.

Wie wichtig Informationen sind wird deutlich, wenn ihr Fehlen zu psychischen Belastungen führt. Eine solche Situation liegt beispielsweise vor, wenn von der Unternehmensleitung mitgeteilt wird, in Zukunft 20 % des Personals abzubauen, weitere konkretisierende Informationen jedoch nicht gegeben werden. Es tritt Ungewissheit ein, verbunden mit Negativannahmen, die in der Folge zu Angst und Unsicherheit führen können (vgl. Abbildung 5.4.4.1).

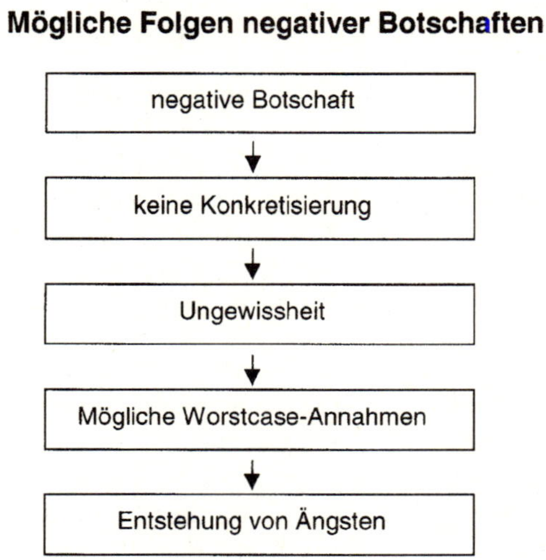

Abb. 5.4.4.1: Auswirkungen unzureichender Informationen

Ängste dieser Art stellen psychische Dauerbelastungen dar, die zu Krankheiten führen können. Allerdings ist gerade in einer solchen Situation die Bereitschaft zur krankheitsbedingten Abwesenheit als eher gering einzuschätzen. Die Folgen sind nicht selten Suchtmittel- und Medikamentenmissbrauch. Eindeutige und rechtzeitige Informationen schaffen Klarheit und verhindern das Aufkommen von unbegründeten Ängsten. Belastungen, die mit diesen Ängsten gekoppelt sind, werden ebenfalls vermieden. Informations- und Kommunikationstransparenz ist dabei vor allem eine Führungsaufgabe. Daher soll im folgenden ausführlicher auf die Rolle der Vorgesetzten bei der Initiierung von gesundheitsförderlichem, belastungsvermeidendem und motiviertem Verhalten der Mitarbeiter eingegangen werden. *302*

5.5 Die Rolle der Führungskräfte

Untersuchungen zur Frage des beruflichen Engagements und der Arbeitsmotivation bringen immer wieder unterschiedliche und widersprüchliche Ergebnisse hervor (Poppelreuter, 2003). Da wird einerseits im Rahmen der jährlich durchgeführten Untersuchungen des Instituts Gallup darüber geklagt, dass das Engagement am Arbeitsplatz in Deutschland unverändert auf niedrigem Niveau ist. Dort wird unterschieden zwischen engagierten Mitarbeitern (sie sind loyal, sehr produktiv und beschreiben ihre Arbeit als befriedigend), unengagierten Mitarbeitern (sie machen „Dienst nach Vorschrift“ und fühlen sich ihrem Unternehmen gegenüber nicht wirklich verpflichtet) und aktiv unengagierten Mitarbeitern (sie sind verstimmt, unmotiviert und zeigen ihre negative Einstellung zu ihrer Arbeit und ihrem Arbeitgeber oftmals sehr deutlich). Sie können schlicht unproduktive Angestellte sein, oder aber sie haben aufgrund ihres schlechten Verhältnisses zu ihrem Vorgesetzten die innere Kündigung bereits vollzogen. Nach den Ergebnissen der Befragung sind nur 15 % der Mitarbeiter in Deutschland engagiert im Job. 85 % der Arbeitnehmer in Deutschland verspüren keine echte Verpflichtung der Arbeit gegenüber, wobei 16 % von ihnen sogar „aktiv unengagiert“ sind. Der berechnete gesamtwirtschaftliche Schaden ist immens und wird aufgrund schwacher Mitarbeiterbindung, hoher Fehlzeiten und niedriger Produktivität auf ca. 220 Mio. Euro pro Jahr taxiert. *303*

Als wichtigster Grund für das fehlende Engagement derart vieler Mitarbeiter wird schlechtes Management genannt. Die befragten Arbeitnehmer geben unter anderem an, dass sie nicht wissen, was von ihnen erwartet wird, dass ihre Vorgesetzten sich nicht für sie als Menschen interessieren, dass sie eine Position ausfüllen, die ihnen nicht liegt, und dass ihre Meinungen und Ansichten kaum Gewicht haben. Noch gravierender ist, dass Mitarbeiter offensichtlich immer unengagierter werden, je länger sie bei ihrem Unternehmen bleiben. So verliert das „menschliche Kapital“, welches eigentlich durch Weiterbildung und Entwicklung wachsen sollte, zu oft an Wert, da Manager und Unternehmen es versäumen, in die Ressource Mensch zu investieren.

304 Andererseits kommen andere Studien zum Thema Leistungsbereitschaft zu völlig anderen Erkenntnissen. Hier fand man u.a. folgendes heraus (Poppelreuter, 2003):

- Der „Beruf, der mir gefällt“ und die „Freizeitaktivität, die mir gefällt“ werden gleichermaßen aufgewertet. d.h., die Realisation persönlicher Bedürfnisse und Interessen in Freizeit und Beruf wird zunehmend wichtig.
- Ein tendenziell wachsender Teil der Arbeitnehmer will im Beruf mehr Verantwortung übernehmen, wobei die „zweite Reihe“ häufiger als früher bevorzugt wird. d.h., nicht jeder Mitarbeiter strebt auf Gedeih und Verderb eine Führungsposition an.
- Menschen sind in dem Maße signifikant zufriedener mit ihrer Arbeitstätigkeit, in dem ihr Handlungsspielraum wächst.
- „Arbeit, die Spaß macht“ ist für Berufstätige genauso wichtig wie ein höheres Einkommen. Geld alleine ist nicht alles.
- „Arbeit, die Sinn macht“ erhält eine wachsende Bedeutung gegenüber Status und Karriere.
- Besonders wichtig: Es wird kein Unterschied mehr zwischen Arbeitssphäre und den übrigen Lebensbereichen gemacht. Arbeit und Freizeit verlieren ihre Autonomie. Die Mitarbeiter erwarten in zunehmendem Maße, dass sich die Unternehmenspolitik auf diese veränderten Sichtweisen einstellt, z.B. indem Freizeit und Arbeit flexibler miteinander verwoben werden können (über entsprechende Arbeitszeitregelungen, Heimarbeitsplätze etc.). Eine ausgeglichene Work-Life-Balance wird angestrebt.
- Freizeitideale wie Spaß und Selbstentfaltung beeinflussen das Verhalten am Arbeitsplatz zunehmend.

Das Fazit aus diesen Studien lautet also: Trotz einer zunehmenden Freizeitorientierung des Lebens findet die vielfach befürchtete Leistungsverweigerung im Berufsleben nicht statt. Im Gegenteil: Das Bedürfnis, in der Arbeit etwas zu leisten, was Sinn und Spaß macht, ist größer denn je.

Mitarbeiter sind offenbar nicht prinzipiell faul und arbeitsscheu. Vielmehr wollen Menschen Leistung zeigen, sie wollen etwas erreichen und schaffen. Es kommt nur darauf an, den Menschen ein Umfeld zu bieten, in dem sie ihre Leistung zeigen können und zeigen wollen. Die Gestaltung solcher motivations- und gesundheitsförderlichen Arbeitsumgebungen ist insbesondere eine Führungsaufgabe.

5.5.1 Motivation – was ist das überhaupt? Eine Begriffsklärung

Der Begriff der Motivation ist abgeleitet von der lateinischen Wendung in movitum ire, was soviel bedeutet wie „in das einsteigen, was den Menschen bewegt“. Aus psychologischer Perspektive versteht man unter Motivation ganz allgemein innere und äußere, das menschliche Verhalten initiierende und steuernde Vorgänge. *305*

Man unterscheidet zwischen der so genannten intrinsischen und der extrinsischen Motivation. Intrinsische Motivation entwickelt sich sozusagen aus dem Menschen selbst heraus. Demzufolge wären intrinsische Motivatoren beispielsweise Interesse und Freude an einer Tätigkeit oder die Sinnhaftigkeit einer Arbeit. Intrinsisch motivierte Menschen arbeiten demnach, weil sie mit ihrer Arbeitstätigkeit unmittelbar persönliche Bedürfnisse befriedigen. Sie sind aus sich selbst heraus motiviert und haben Freude an ihrer Arbeit. Extrinsische Motivation hingegen wird durch äußere Anreize aufgebaut, z.B. Geld oder Anerkennung. Extrinsisch motivierte Menschen arbeiten, weil sie dafür bezahlt werden. Sie werden von außen – über Geld oder Anerkennung – motiviert. Bei der Arbeitsmotivation wirken in aller Regel intrinsische und extrinsische Faktoren gleichermaßen, wobei die intrinsischen Anreize idealerweise überwiegen sollten. *306*

Wichtige Aspekte der Motivation sind die Richtung des Handelns, die Intensität des Handelns (anders ausgedrückt: die Anstrengungsbereitschaft), sowie die Ausdauer des Handelns. Eine für den Arbeitsprozess ideale Motivation liegt dann vor, wenn zielorientiert, intensiv und ausdauernd gearbeitet wird.

Motivierung ist der Versuch des Vorgesetzten, bestimmte zielorientierte, intensive und ausdauernde Verhaltensweisen des Mitarbeiters zu erzeugen, zu erhalten oder zu steigern. Je nachdem wie gut dies gelingt entsteht auf Mitarbeiterseite eine niedrige oder eine hohe Arbeitsmotivation. Abbildung 5.5.1.1 macht die Auswirkungen niedriger oder hoher Arbeitsmotivation deutlich. *307*

Es wird deutlich, dass eine niedrige Arbeitsmotivation zahlreiche negative Folgen mit sich bringt und letztlich zu einer niedrigen Produktivität führt, während eine hohe Arbeitsmotivation nachgewiesener Weise zahlreiche positive Konsequenzen in sich bergen kann.

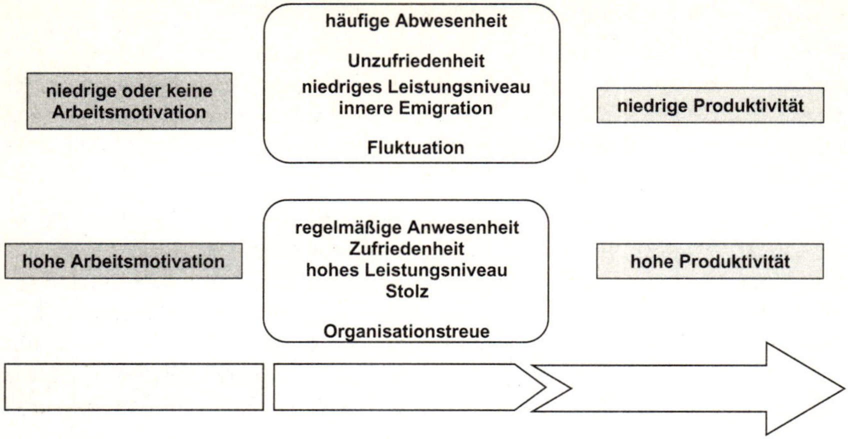

Abb. 5.5.1.1: (Aus-) Wirkungen der Motivation

5.5.2 Einflussfaktoren der Arbeitsmotivation

308 Ob ein Mitarbeiter motiviert ist oder nicht hängt von verschiedenen Einflussfaktoren ab. Dem Vorgesetzten kommt dabei eine entscheidende Rolle zu, denn Mitarbeitermotivation ist nicht nur, aber eben auch „Chefsache". Um die Motivation eines Mitarbeiters beeinflussen zu können, muss man Informationen über eine Reihe von Aspekten haben:

- Was sind die Bedürfnisse des Mitarbeiters? Was sind seine Fähigkeiten? Welche Dinge sind ihm wichtig? Und wie ist seine Arbeitsleistung generell?
- Wie ist die familiäre Situation des Mitarbeiters? Welche Wertschätzung bringt die Familie dem Arbeitseinsatz, der Firma und dem Beruf des Mitarbeiters entgegen? Von welcher Qualität ist z.B. die Partnerbeziehung des Mitarbeiters?
- Wie ist das gesellschaftliche Umfeld? Welche Werte und Ziele spielen aktuell eine Rolle in der Gesellschaft (z.B. Selbstverwirklichung, materieller Wohlstand, ökologische Werte etc.)?
- Was sind die Ziele der Organisation? Welcher Führungsstil wird in der Organisation praktiziert? Welches Be- und Entlohnungssystem gibt es?

309 Nur wenn man als Vorgesetzter zumindest grobe Informationen zu all' diesen Fragen hat, kann es gelingen, beim Mitarbeiter die „gute", die intrinsische Motivation anzusprechen. Um es mit einem Beispiel zu verdeutlichen: Mitarbeiter, die aufgrund einer Erbschaft materiell abgesichert sind, werden über mo-

netäre Anreize schwieriger zu motivieren sein als Mitarbeiter, die sich gerade ein Haus gebaut und dafür Schulden gemacht haben. Ebenso werden Mitarbeiter, die gerne Verantwortung und freie Handlungsspielräume am Arbeitsplatz übernehmen, mit der Übertragung der Aufgabe einer Projektleitung eher angesprochen werden können als Mitarbeiter, die einen geregelten und zeitlich wie inhaltlich möglichst fixierten Arbeitstag vorziehen.

Aus der Vielfalt der Einflussvariablen auf die Arbeitsmotivation wird aber auch deutlich, dass einfache, pauschale Lösungen nicht erwartet werden dürfen. Hier gilt, was auch schon für die betriebliche Gesundheitsförderung gesagt wurde: Motivation ist ein individuelles Phänomen, das auch einer individuellen „Betreuung“ bedarf.

5.5.3 Die Rolle des Vorgesetzten, oder: Wie motiviert man seine Mitarbeiter?

Bei der Vielzahl von Einflussfaktoren auf die Arbeitsmotivation stellt sich die Frage, ob der Vorgesetzte alleine überhaupt in der Lage ist, einen Mitarbeiter zu motivieren. Schließlich könnte es ja beispielsweise sein, dass der Chef seinen Mitarbeiter mit interessanten Projektleitungsaufgaben betrauen möchte, die diesem neue Erfahrungen und Aufstiegschancen bieten, ihn gleichzeitig aber auch stärker zeitlich belasten, während die Familie des Mitarbeiters sich eigentlich wünscht, dass der Partner und Vater eher häufiger denn seltener als zur Zeit zu Hause ist. Allzu schnell kann der Vorgesetzte hier eklatante Fehler machen, wenn er entweder den Mitarbeiter zu sehr drängt, oder aber, wenn er ihn bei seinen Überlegungen vernachlässigt und dadurch demotiviert. Aufgabe des Vorgesetzten ist mithin nicht, den Mitarbeiter zu motivieren, sondern vielmehr, durch geeignete Maßnahmen zu verhindern, dass der Mitarbeiter demotiviert wird. Mit anderen Worten: Der Vorgesetzte muss Rahmenbedingungen schaffen, die es dem Mitarbeiter ermöglichen, Motivation aufzubauen. *310*

Nicht nur die Gallup-Untersuchung, auch zahlreiche andere Studien haben immer wieder bestätigt, dass Führen vor allem das Vermeiden von Demotivation bedeutet (Sprenger, 2002). Mit anderen Worten: Bei aller Vielfalt von Einflussvariablen übt der Vorgesetzte den größten motivierenden oder eben auch demotivierenden Effekt auf den Mitarbeiter aus. So machten in einer Untersuchung von Sprenger (2002) die Befragten in 56 % aller Fälle von Demotivation die Beziehung zum direkten Vorgesetzten hierfür verantwortlich. Führungskräfte müssen sich also nicht nur fragen: „Was muss ich tun, um meine Mitarbeiter zu motivieren?“, sondern auch und viel stärker: „Wie kann ich durch mein Verhalten Demotivation vermeiden?“ *311*

Motivationspsychologisch bedeutsam sind vor allem folgende Führungsgrundsätze (Poppelreuter, 2003): *312*

- Um andere motivieren zu können, muss der Vorgesetzte selbst motiviert sein. Glaubwürdigkeit, Authentizität und Überzeugungskraft sind die Qualitäten, über die ein Vorgesetzter verfügen muss. Eine Führungskraft, die von ihren Mitarbeitern höchste Einsatzbereitschaft fordert, kann nicht Tag für Tag um 16:30 Uhr Feierabend machen. Der Vorgesetzte hat eine Vorbildfunktion, die auch bei der Mitarbeitermotivation gefordert ist.

- Wenn ein Mitarbeiter über Anreize zu mehr Engagement und Leistungsbereitschaft geführt werden soll, müssen sich diese Anreize an den Bedürfnissen des Mitarbeiters orientieren. Pauschale Lösungen („Wenn wir das Produktionsziel erreichen, kriegen alle eine Sonderzahlung von € 500,–!") sind nicht angezeigt, denn die (De-) Motivierung von Mitarbeitern ist eine individuelle Angelegenheit. Zudem müssen es nicht immer finanzielle Anreize sein, die den Mitarbeitern angeboten werden.

- Zur Motivation von Mitarbeitern empfiehlt es sich, ihnen ein konkretes Motivationsziel zu geben. Pauschale Ansagen wie: „Strengen Sie sich ein bisschen an, dann schaffen Sie das schon!", sind viel zu unklar, um Motivation zu wecken. „Wir müssen bis Ende des Monats 500 Stück in der Qualitätsklasse A fertig gestellt haben. Das bedeutet, dass wir unsere Produktion um 30 Stück pro Tag steigern müssen!", ist eine viel konkretere und daher auch überprüfbarere Aussage. Motivation alleine ist nicht ausreichend, sie muss auch zielführend eingesetzt werden. Andernfalls löst die Führungskraft keine Motivation aus, sondern allenfalls Aktionismus.

- Nichts ist so motivierend wie Erfolg. Daher ist es besonders wichtig, dass Vorgesetzte die Zielerreichung nutzen, um weitere Motivation zu schaffen. Erfolge sind hervorzuheben und öffentlich zu machen. Dabei geht es nicht nur darum, am Ende eines Projektes die Zielerreichung zu loben. Lob und Anerkennung als „kleine Erfolgserlebnisse" für den Mitarbeiter sind stets und ständig, am besten täglich zu vermitteln. Viele Führungskräfte leben nach der Devise: „Wenn ich nichts sage, dann wissen meine Mitarbeiter, dass alles in Ordnung ist." Menschen wünschen sich konstruktive und unterstützende Rückmeldung und Bestätigung, und das nicht nur in Form von negativer Kritik. Gerade Lob und Anerkennung sind für das menschliche Wohlbefinden wichtig.

- Misserfolge und Fehler lassen sich nicht vermeiden. Aber ihr Auftreten sollte nicht als etwas Negatives gesehen werden, sondern als eine Chance, Dinge zu verändern, zu optimieren, um Misserfolg in Erfolg und Fehler in korrekte Arbeitsabläufe zu überführen. Die Führungskraft hat dabei die Aufgabe, eine Atmosphäre zu schaffen, in der Fehler nicht zu kaschieren versucht, sondern offen angesprochen werden. Es geht nicht um Schuldzuweisungen, sondern um gemeinsame Analyse und Optimierung. Ängste sind ab- und Zuversicht ist aufzubauen.

- Rückmeldung ist wichtig, im positiven wie im negativen Sinne. Lob und Anerkennung sind genauso zu vermitteln wie Kritik und die Ansprache von Fehlern. Aber beides muss konstruktiv geschehen. Die Rückmeldung sollte sich auf konkretes Verhalten beziehen, sie sollte kurz und prägnant kommen und sie sollte beinhalten, wie sich der Mitarbeiter nach Ansicht des Vorgesetzten in Zukunft verhalten sollte.

Motivierung, das zeigt sich hier ganz deutlich, ist eine permanente und zeitaufwändige Aufgabe, mit der sich die Führungskraft auseinander zu setzen hat. Motivation schafft man eben nicht nur durch große, nicht alltägliche Maßnahmen (Sonderzuwendungen, Firmenfeste, Betriebsausflug), sondern auch und gerade durch die vielen kleinen und alltäglichen Dinge (ein kurzes Gespräch, ein aufmunterndes Wort, eine Teamsitzung zur Analyse eines Problems etc.).

5.5.4 Demotivation durch falsches Führungsverhalten

Schon mehrfach wurde deutlich gemacht, dass falsches Führungsverhalten für *313*
Mitarbeiter häufig nicht nur nicht motivierend, sondern sogar demotivierend ist. Im Folgenden soll kurz auf die häufigsten „Demotivatoren“, wie sie in der Führungsforschung festgestellt werden konnten, eingegangen werden. Demnach demotivieren Führungskräfte ihre Mitarbeiter vor allem durch

- **Einengung.** Den Mitarbeitern werden keine Handlungsspielräume gelassen, man traut ihnen nichts zu und lässt sie nichts selbst entscheiden.
- **Blockierung.** Manche Vorgesetzte kontrollieren ihre Mitarbeiter nicht nur, sie legen ihnen sogar bewusst Steine in den Weg. Die Gründe hierfür können vielfältig sein. Mancher Vorgesetzte fürchtet das Know-how seines Mitarbeiters, er möchte nicht „rechts überholt“ werden. Andere Führungskräfte wiederum agieren auf diesem Wege persönliche Antipathien aus.
- **Ungerechtigkeit.** Nichts wird von den Mitarbeiterinnen und Mitarbeitern in einem Unternehmen so sehr beachtet wie die Frage, ob ein Chef die Mitarbeiter gleichermaßen fair und gerecht behandelt. Sollte der Eindruck entstehen, dass bestimmte Mitarbeiterinnen oder Mitarbeiter „Lieblinge“ des Vorgesetzten sind, sich mehr herausnehmen können, bevorzugt behandelt werden, dann wird dieser Eindruck – und zwar unabhängig davon, ob er auf Tatsachen beruht oder aber nur als Vorurteil durch die Belegschaft geistert – zu sinkender Motivation und Missmut bei den „Nicht-Priveligierten“ führen.

- **Bestrafung.** Die Verhaltensforschung hat es immer und immer wieder bestätigt, dass Strafen kein gutes Mittel ist, um menschliches Verhalten stabil zu verändern. Gelobt wird zu selten und zu wenig (siehe oben), und wenn ein Führungsinstrument eingesetzt wird, dann ist es der Tadel, die Kritik oder – im schlimmsten Falle – die Bestrafung.

- **Unterforderung.** Viele Vorgesetzte trauen ihren Mitarbeiterinnen und Mitarbeitern nichts oder zu wenig zu. Der Satz von der Förderung durch Forderung ist oftmals nur ein leeres Lippenbekenntnis. Dabei sind gerade die Mitarbeiter, die das Gefühl haben, ihre Fähigkeiten und Qualifikationen nicht zeigen zu können, besonders gefährdet, in ein Motivationsloch zu fallen. Vorgesetzte sollten deshalb besonderes Augenmerk darauf richten, ihre Mitarbeiter entsprechend ihrer Fähigkeiten und Fertigkeiten, aber auch ihrer Bedürfnisse und Interessen einzusetzen.

- **Fehlendes Feedback und fehlende Information.** Es wurde schon darauf hingewiesen, dass Führungskräfte es gerne versäumen, ihren Mitarbeitern Rückmeldungen über die Qualität ihrer Arbeit zu liefern. Ein besonders häufig vorzufindender Demotivator ist die gezielte (Des-) Informationspolitik vieler Führungskräfte. Nach dem Motto „Wissen ist Macht" werden auch wichtige Informationen nur bedingt, nur „in Scheibchen", verfälscht oder gar nicht an die Mitarbeiter weitergeben. Das in der Managementliteratur immer wieder diskutierte Thema der Hol- und der Bringschuld von Information spielt hier hinein. Insbesondere Führungskräfte sollten durch eine transparente und offene Informationspolitik dafür Sorge tragen, dass ihre Mitarbeiterinnen und Mitarbeiter immer über alle relevanten, aber auch die vermeintlich nicht so wichtigen Informationen verfügen. So wird es nicht nur möglich, aktiv mitzudenken und mitzuarbeiten, sondern über eine solche Maßnahme wird den Mitarbeitern gegenüber auch Respekt und Wertschätzung zum Ausdruck gebracht, und dies wiederum motiviert ungemein.

- **Mangelnde Partizipation.** Die immer wieder als moderner Führungsstil dargestellte mitarbeiterorientierte Führung stößt im Alltag häufig an ihre Grenzen. Zwar geben die meisten Vorgesetzten an, ihre Mitarbeiter in wichtige Entscheidungsprozesse einzubinden und zu beteiligen, aber so sehen es häufig eben nur die Führungskräfte. Die Mitarbeiter hingegen beklagen einen Mangel an Mitbestimmungsmöglichkeiten und wünschen sich für ihre Arbeit mehr Befugnisse und Gestaltungsmöglichkeiten. Auch hier gilt es für viele Vorgesetzte, das zweifellos vorhandene motivationsfördernde Potenzial der Partizipation zielgerichteter als bisher einzusetzen.

- **Die Erzeugung falscher Erwartungen.** Versprechungen sind leicht gemacht, insbesondere wenn der Vorgesetzte seinen Mitarbeiter kurzfristig zu einer besonderen Anstrengung bewegen möchte. Fatal ist es jedoch, wenn ein Vorgesetzter sich nach der Erledigung der Arbeit nicht mehr an seine Zusagen erinnern kann. Ein Vorgesetzter, der seinen Mitarbeiter mit Zusagen lockt, die er gar nicht erfüllen kann oder will, begeht motivationspsychologisch einen schwerwiegenden Fehler. Ein einmal enttäuschter Mitarbeiter wird sich kaum ein zweites Mal auf Zusagen seines Vorgesetzten verlassen.

5.5.5 Anreizsysteme – der Schlüssel zum Glück?

In den letzten Jahrzehnten hat man sich in der Managementliteratur sehr intensiv mit der Frage des Einflusses von (finanziellen) Anreizen auf die Arbeitsmotivation beschäftigt und ständig neue Versuche gestartet, die gefundenen Systeme zugunsten der Mitarbeiter und/oder der Produktivität zu verbessern. Viele Unternehmen bemühen sich schrittweise um die Umsetzung der vermeintlich wissenschaftlichen Erkenntnisse in die Betriebspraxis und versuchen, über Anreizsysteme die Motivation der Mitarbeiterinnen und Mitarbeiter zu beeinflussen. Das eigentliche Ziel aber – nämlich die Gewährleistung einer langfristig hohen und stabilen Arbeitsmotivation der Mitarbeiterinnen und Mitarbeiter durch monetäre und nicht-monetäre Anreizsysteme – wird häufig nicht erreicht. Dagegen „explodieren" die Personalzusatzkosten. Insofern sollte sich jedes Unternehmen und jede Führungskraft sehr genau überlegen, ob und in welchem Umfang materielle Anreize zur Motivationsförderung eingesetzt werden sollen. Vielmehr ist es sinnvoller, die intrinsische Motivation der Mitarbeiterinnen und Mitarbeiter anzusprechen, und dies geschieht z.B. über Sinnstiftung in der Arbeit, die Gewährung von Handlungsspielräumen und Verantwortungsbereichen und anderes mehr. *314*

Dass über Sinnstiftung massive positive Auswirkungen auf die Motivation erzielt werden können, zeigt das Engagement zahlreicher Mitarbeiterinnen und Mitarbeiter in so genannten Non-Profit-Unternehmen wie Greenpeace, Amnesty International und dem Roten Kreuz. Hier wird auch ohne extrinsische Anreizsysteme sehr gute Arbeit geleistet, weil die Mitarbeiterinnen und Mitarbeiter einen Sinn darin sehen, sich einzusetzen. Führungskräfte tun gut daran, mit ihren Mitarbeiterinnen und Mitarbeitern über den Sinn der eigenen Tätigkeit intensiver zu sprechen, anstatt zu überlegen, welchen Mitarbeiter man mit materiellen Anreizen für eine Zeit „ködern" kann. *315*

5.5.6 Arbeitsmotivation und Kommunikation

316 Eine der wesentlichsten Methoden Menschen zu motivieren ist die Kommunikation. Daher soll an dieser Stelle auf bestimmte Arten, Formen und Inhalte der Kommunikation eingegangen werden, mit denen es Führungskräften gelingen kann, die Motivation ihrer Mitarbeiterinnen und Mitarbeiter günstig zu beeinflussen.

Abgesehen von kurzen Begegnungen auf dem Flur, beim Mittagessen, auf dem Werksgelände, sind Gespräche zwischen Vorgesetzten und Mitarbeitern in der Regel „offizielle Angelegenheiten", d.h. man kommt zusammen, um fachlich-inhaltliche Dinge oder aber Aspekte der Zusammenarbeit, der Arbeitsorganisation oder auch der zukünftigen Karriere – um nur einige Beispiele zu nennen – miteinander zu besprechen. Dabei sollten sich Vorgesetzte auf jedes Gespräch mit ihren Mitarbeiterinnen und Mitarbeitern angemessen vorbereiten. Dies gilt um so mehr, wenn es um für den Mitarbeiter bedeutsame Zusammenkünfte z.B. bei Anerkennungs-, Kritik- oder Beurteilungsgesprächen geht. Generell sollte jedes solcher Gespräche möglichst mit Lob und Anerkennung des Gesprächspartners beginnen. Die Gesprächsverteilung sollte ausgewogen sein, d.h. beide Gesprächspartner sollten gleichermaßen zu Wort kommen und ihre Positionen darstellen können. Der Vorgesetzte sollte durch seine Sitzhaltung, durch aufmerksames Zuhören und gezieltes Eingehen auf die Äußerungen des Gesprächspartners Interesse signalisieren. Nichts ist so demotivierend für einen Mitarbeiter wie ein Vorgesetzter, der offensichtlich nicht zuhört und sich nicht für den Mitarbeiter interessiert.

317 Um ein Gespräch für alle Beteiligten positiv zu gestalten, bedarf es der Einhaltung einiger Grundregeln, auf die im folgenden kurz eingegangen werden soll (siehe dazu auch Böhm & Poppelreuter, 2003):

- Die Führungskraft sollte einen Gesprächsleitfaden benutzen
  Dies kann eine lockere Checkliste oder auch ein Fragebogen mit differenzierten Skalen sein. Wesentlich ist, dass der Leitfaden auf die für die Aufgabenbewältigung wichtigsten Verhaltensbereiche hinweist und sich dafür eignet, das Verhalten am Arbeitsplatz und die Leistungsergebnisse angemessen zu diskutieren.

- Gesprächsziele sind im Vorfeld festzulegen
  Was soll dem Mitarbeiter mitgeteilt werden? Welches Verhalten wird vom Mitarbeiter erwartet? Was will die Führungskraft vom Mitarbeiter erfahren?

- Der Vorgesetzte sollte sich auf den Mitarbeiter einstimmen
  Hierbei geht es darum, sich auf die Persönlichkeit des Mitarbeiters einzustellen. Die Übermittlung einer unangenehmen Nachricht beispielsweise erfordert viel Fingerspitzengefühl und Einfühlungsvermögen. Je nach Menta-

lität des Mitarbeiters können solche Mitteilungen eher geradeheraus oder eher vorsichtig und schonend vorgetragen werden.

- Der Gesprächsgegenstand ist zu analysieren
  Vorliegende Unterlagen sollten eingehend studiert werden. Wie oft passiert es, dass Vorgesetzte bei Mitarbeiterbeurteilungsgesprächen, aber auch bei Bewerbungsgesprächen ins Schleudern kommen, weil sie sich mit den vorhandenen Informationen nicht vertraut gemacht haben. Eine genaue Kenntnis solcher Informationen andererseits dokumentiert Interesse am Gegenüber.
- Das Gespräch sollte unter günstigen Rahmenbedingungen stattfinden
  Zielführende und effiziente Gespräche können nur dann stattfinden, wenn man ungestört miteinander kommunizieren kann. Das klingelnde Telefon während eines Gespräches ist ebenso zu vermeiden wie die offen stehende Türe, durch die jederzeit jemand hineintreten und das Gespräch stören kann. Die Sitzordnung sollte möglichst so sein, dass sich die beiden Gesprächspartner nicht frontal gegenüber sitzen. Runde Tische, „Gesprächsbirnen" oder eine Sitzordnung „über Eck" sind hier zu empfehlen. Zudem wirkt es sich günstig auf die Gesprächsatmosphäre aus, wenn man dem Gesprächspartner ein Getränk anbieten kann.

Zusammengefasst lässt sich festhalten: Führungskräfte nehmen mittelbar und *318*
unmittelbar Einfluss auf die Belastungssituation ihrer Mitarbeiter. Sie schaffen einerseits die betrieblichen Rahmenbedingungen und können andererseits durch ihr spezifisches Führungsverhalten auf Mitarbeiter einwirken. Sie können dadurch Belastungen bei Mitarbeitern reduzieren oder verstärken. Die Kenntnis dieser Einflussmöglichkeiten scheint bei vielen Führungskräften nicht hinreichend gegeben zu sein. Fragt man hingegen die Mitarbeiter, so werden aus ihrer Sicht den Führungskräften weit stärkere Einflussmöglichkeiten zugeschrieben. Und das in zweifacher Hinsicht: Zum einen kann das Vorgesetztenverhalten von Mitarbeitern als so belastend empfunden werden, dass es zu psychischen Beschwerden kommt. Ärger, Konflikte, Streitigkeiten scheinen dabei am stärksten zu wirken. Vorgesetzte verfügen zum anderen über Möglichkeiten positiver Einflussnahme, die zu selten genutzt werden. Mögliche salutogene und motivierende Wirkungen können sich daher nicht entfalten.

Andererseits ist in diesem Zusammenhang sicherlich auch zu berücksichtigen, dass das Verhalten von Führungskräften in den Augen der Mitarbeiter nicht selten als Ursache von Belastungen angesehen wird, was mitunter nachvollziehbar und verständlich ist. Dabei wird allerdings häufig vergessen, dass Führungskräfte in der Regel selbst wiederum Vorgesetzte haben und zudem ebenfalls von psychischen Belastungen betroffen sind. Über diese Problematik wird, insbesondere von den Führungskräften selbst, weniger gesprochen. In einer bemerkenswerten Studie zu psychischen Belastungen von Bauleitern konnten von Strobel, Krause und Weißgerber (1997) gleich mehrere gesundheitsgefährdende Belastungsfaktoren bei Führungskräften festgestellt werden. So erleben es über 50 % der Bauleiter als belastend, permanent unter Kostendruck zu stehen und ebenso viele bewerten das Arbeiten unter Zeitdruck als stressauslösend. Dazu kommen häufige Unterbrechungen und Störungen auf der Baustelle oder das Treffen von Entscheidungen ohne ausreichende Informationen. In Verbindung mit langen Arbeitszeiten, (87 % der Bauleiter arbeiten zwischen 50 und 60 Stunden pro Woche!) wird das gesamte Belastungspotenzial deutlich. Wenn davon ausgegangen werden kann, dass es kaum externe Ressourcen z.B. in Form von Unterstützung oder Anerkennung durch die eigenen Vorgesetzten gibt, wird die Situation noch bedenklicher. Dieses Beispiel zeigt, dass bei allen Betrachtungen über Belastungen die Beachtung der Führungskräfte als Betroffene nicht vergessen werden darf.

5.6 Abbau psychischer Belastungen – Beispiele für praktische Umsetzungen

319 Je nach festgestellter Ausgangslage bieten sich unterschiedliche Vorgehensweisen oder Unterstützungsmöglichkeiten zum Abbau bzw. zur Vermeidung psychischer Belastungen am Arbeitplatz an. Wegweisend ist in diesem Zusammenhang ein umfassendes Leitfadenkonzept, in dem das betriebliche Gesundheitsmanagement als lernendes System, d.h. sich ständig fort entwickelnd, dargestellt wird (Badura, Ritter & Scherf, 1999).

320 Im Folgenden werden anhand von zwei unterschiedlichen Beispielen Möglichkeiten zum Aufbau von gesundheits- und leistungsförderlichen Strukturen vorgestellt. Im ersten Beispiel werden im zeitlichen Längsschnitt die Möglichkeiten der betrieblichen Gesundheitsförderung, ausgehend von einer Arbeitsunfall-Datenanalyse, angedeutet. Dabei spielt vor allem der Abbau psychischer Belastungen auf der Grundlage konkreter arbeitsplatzbezogener Kennziffern (hier: Arbeitsunfähigkeitstage) ein Rolle. Projekte dieser Art werden von der Unternehmensleitung initiiert und sind zeitlich begrenzt. Im zweiten Beispiel soll verdeutlicht werden, dass durch die klare Regelung von Zuständigkeiten und Verantwortlichkeiten Risiken und Belastungen sowohl für Mitarbeiter als auch für Führungskräfte abzubauen und unerwünschte Konsequenzen zu vermeiden sind.

Beispiel 1: Belastungsabbau als Projektansatz

In einem Großbetrieb der Kfz-Zulieferbranche ist eine Erhöhung der Zahl der Arbeitsunfähigkeitstage (vereinzelt um bis zu 10 %) festgestellt worden. Um sich ein genaueres Bild von dieser Situation zu machen, wurde von der Unternehmensleitung eine differenzierte Arbeitsunfall-Datenanalyse bei der Krankenkasse in Auftrag gegeben, die den höchsten Versichertenanteil unter den Mitarbeitern repräsentiert. Wie sich der gesamte Prozess im zeitlichen Längsschnitt gestaltete, ist in folgendem Ablaufschema (Abbildung 5.6.1) dargestellt.

Der zeitliche Verlauf kann hier nur angedeutet werden, da ein komplexer 321
Prozess angestoßen wurde, an dem Mitarbeiter, Führungskräfte sowie interne und externe Fachleute beteiligt waren. Dadurch, dass in einigen Arbeitsbereichen Gesundheitszirkel gebildet wurden, musste eine Gesamtkoordination gewährleistet sein. Diese Funktion wurde von einem eigens dafür geschaffenen zentralen Arbeitskreis Gesundheit übernommen. Maßnahmen wurden als technische, organisatorische oder verhaltensbezogene Maßnahmen nach dem Prinzip der Kosten-Nutzen-Priorität realisiert. Im Anschluss daran konnten eine Reihe von Maßnahmen durchgeführt werden, die teilweise mit nur geringem finanziellen Aufwand verbunden waren. So wurden einfache ergonomische Hilfen zur Reduktion unnötiger, aber potenziell schädlicher Hebetätigkeiten installiert. Es wurden erstmalig Unterweisungspläne für Mitarbeiter erstellt. Über so genannte Qualifizierungspläne erhielt jeder Meister einen Überblick über die Qualifikationsbreite seiner Mitarbeiter. Technische Maßnahmen wurden ebenfalls realisiert. Ergonomische Aspekte konnten zum Teil bei Neuanschaffungen berücksichtigt werden. Psychische Belastungen wurden in den Gesundheitszirkeln thematisiert, zumindest soweit sie dort oder in Mitarbeiterbefragungen geäußert wurden und soweit sie einer Intervention zugänglich waren.

Der gesamte Prozess hatte vom Zeitpunkt der Präsentation der AU-Datenanalyse bis zum Abschluss der Realisierungsmaßnahmen ca. 2 Jahre in Anspruch genommen. Von den vier Gesundheitszirkeln wurden drei wieder aufgelöst. Der Arbeitskreis Gesundheit besteht weiterhin als sich turnusmäßig treffendes Gremium. Insgesamt haben sämtliche Maßnahmen und Aktionen dazu geführt, dass die vormals kritischen Krankenstände nach zwei Jahren um bis zu 3 %-Punkte reduziert werden konnten.

Zusammenfassend kann gesagt werden, dass generell eine erhebliche Bela- 322
stungsreduktion eingetreten ist und dass es dadurch auch zu einer Abnahme psychischer Belastungen gekommen ist. Dazu beigetragen haben nicht zuletzt auch Qualifizierungsmaßnahmen, die auf die besondere Situation von Meistern zugeschnitten waren und die Fragen der Mitarbeiterführung zum Inhalt hatten. Einmal mehr zeigt sich, dass betriebliche Gesundheitsförderung nur dann erfolgreich und zielführend sein kann, wenn sie ganzheitlich durchgeführt wird.

• Indikatoren weisen auf Handlungsbedarf hin	• erhöhte krankheitsbedingte Fehlzeiten in einzelnen Bereichen
• Anstoß geben	• z.B. durch die Geschäftsführung
• AU-Datenauswertung	• durch die Krankenkasse mit dem überwiegenden Versichertenanteil
• Präsentation des AU-Berichtes mit anschließender Diskussion zum weiteren Vorgehen	• Teilnehmerkreis: Verantwortliche des Unternehmens, BR, Betriebsarzt, Fachkraft für Arbeitssicherheit usw. Externe Institution z.B. Berufsgenossenschaften
• Evtl. Erhebung weiterer Daten	• z.B. durch Mitarbeiterbefragung, Gefährdungsbeurteilungen,Arbeitsplatzbegehungen
• Bildung von Arbeitskreisen und Zirkeln	• z.B. AK Gesundheit als zentrales Gremium oder Gesundheitszirkel als dezentrale Arbeitskreise. Möglich ist auch die Bildung von Problemlösezirkeln zu bestimmten Fragestellungen. In allen Gremien sollten Mitarbeiter aktiv beteiligt werden.
• Auswertung der Erkenntnisse und Ableitung geeigneter Maßnahmen	• Gesteuert durch den zentralen Arbeitskreis Gesundheit
• Realisierung der Maßnahmen vor Ort	• technische, organisatorische und personenbezogene Maßnahmen entsprechend einer Prioritätenliste
• Realisierung von Maßnahmen im Rahmen der Personal- und Organisationsentwicklung	• z.B. neue Qualifizierungskonzepte • Erstellung von Qualifizierungsplänen • systematische Personalauswahl und Plazierungsverfahren
• Überprüfung der Wirksamkeit	• durch Interviews/Befragungen • Vorher-Nachher-Vergleich von Leistungs- oder AU-Daten
• Einleiten evtl. Modifikationen	

Abb. 5.6.1: Mögliches Ablaufschema zum Abbau von psychischen Belastungen

Beispiel 2: Belastungsvermeidung durch gezielte Arbeitsgestaltung

Organisationsmängel sind häufig Ursache sicherheitswidrigen Verhaltens und 323 damit physischer und psychischer Risiken und Belastungen am Arbeitsplatz, z.B. wenn Zuständigkeiten nicht geregelt werden, Zeitvorgaben nicht realistisch sind oder notwendige Informationen nicht oder nur verzögert zur Verfügung stehen. Belastungen dieser Art müssen bei jedem Arbeitsauftrag berücksichtigt werden. Es handelt sich hierbei um eine Führungsaufgabe, die sich aus der Fürsorgepflicht des Arbeitgebers nach §§ 12 und 13 BGV A 1 (Pflichtenübertragung) ableitet. Vorgesetzte übernehmen damit die Rolle des Normadressaten von Arbeitsschutzgesetzen. Pflichten des Unternehmers gehen an seine Führungskräfte über. Diese sind somit für Gesundheit und Sicherheit auch im strafrechtlichen Sinne mitverantwortlich und können diese Verpflichtungen nicht ohne weiteres auf ihre Mitarbeiter übertragen. Die folgende Schilderung eines Arbeitsunfalls (entnommen Sicherheitsreport 01/99) macht die möglichen Folgen deutlich:

„Einem Irrtum unterliegt, wer mit der Delegation von Aufgaben innerhalb eines Unternehmens automatisch auch die Verantwortung übertragen will. Diesen Fehler beging ein Prokurist – mit Folgen: Wegen fahrlässiger Tötung verurteilte ihn das Münchener Amtsgericht zu einem Jahr und zwei Monaten Haft ohne Bewährung.

Seine Firma führte Abrissarbeiten in einem Münchener Verlagshaus durch. Dabei wurde unter anderem eine tonnenschwere Maschine demontiert. Für diese Arbeit setzte der Prokurist einen Vorarbeiter ein und übertrug ihm schriftlich die Unternehmerpflichten. Während der Demontage löste sich plötzlich eine Seitenwand der Maschine, stürzte aus 3 m Höhe herab und verletzte drei seiner Hilfsarbeiter tödlich. Auch der Vorarbeiter wurde schwer verletzt.

Vor Gericht stellt sich heraus: Der Unfall ereignete sich durch unsachgemäße Demontage. Obwohl der Prokurist nicht unmittelbar am Unfallhergang beteiligt war, zog das Münchener Amtsgericht ihn und nicht etwa den Vorarbeiter, der den Abriss vor Ort leitete, zur Verantwortung. Das Gericht begründete sein Urteil damit, dass der Prokurist seine Organisationspflichten nicht erfüllt habe. Der Angeklagte machte drei entscheidende Fehler:

- Er setzte einen wenig qualifizierten Arbeiter als Bauleiter ein. Dieser hatte lediglich einen Lehrgang für Asbestsanierung absolviert, war aber ungelernt.
- Der Vorarbeiter wurde nicht ausreichend in seine Tätigkeit eingewiesen. Wenn der Prokurist schon einen unqualifizierten Arbeiter als Bauleiter einsetzt, so das Gericht, hätte er ihn zumindest umfassend in die Arbeitsgänge und Sicherheitsbestimmungen einführen müssen. Dazu reichte die schriftlich Sicherheitsbelehrung nicht aus, die er sich zuvor vom Vorarbeiter un-

terschreiben ließ. Es hätte ein detaillierter Ablaufplan unter Angabe der eingesetzten Arbeitnehmer vorliegen müssen.

- Er hatte den Bautrupp zudem nicht ordnungsgemäß überwacht, was besonders bei den Hilfsarbeitern nötig gewesen wäre. Er delegierte diese Aufgaben an den Vorarbeiter, der aber aus Unkenntnis selbst mitarbeitete statt zu überwachen. Dieses Fehlverhalten wurde dem Angeklagten insbesondere zugerechnet."

In diesem Beispiel trägt der Prokurist die volle Verantwortung für das Unfallgeschehen bzw. die sich daraus ergebenden rechtlichen Konsequenzen. Es stellt sich die Frage, wie häufig solche unklaren Arbeitsaufträge gegeben werden und wie viele Unfälle, Ausfälle, Störungen und unnötige Belastungen dadurch ausgelöst werden.

324 Um unfallträchtige Situationen wie im o.g. Beispiel zu vermeiden, bietet sich die Methode des vollständigen Arbeitsauftrages an. Dieser berücksichtigt alle Anforderungen, die von verantwortlichen Führungskräften bei der Delegation von Arbeiten beachtet werden müssen. Der vollständige Arbeitsauftrag beginnt bereits vor der Vergabe desselben, nämlich mit der Prüfung der Voraussetzungen des Auftrages durch die verantwortliche Führungskraft. Die Vorabprüfung kann bei Routinetätigkeiten auch entfallen. Das folgende Ablaufschema 5.6.2 (auf Seite 195) enthält die Elemente des vollständigen Arbeitsauftrages in idealtypischer Form.

Ziel des vollständigen Arbeitsauftrages ist es, alle Anforderungen an den Einsatz von Mitarbeitern zu berücksichtigen, um so Sicherheit zu schaffen, und das nicht nur in juristischer Sicht. Es wird sichergestellt, dass qualifizierte Mitarbeiter wissen, was sie zu tun haben und wie sie es zu tun haben. Insbesondere beim Einsatz von Leiharbeitnehmern wird durch ein solches Vorgehen die Arbeitssicherheit erhöht, Belastungen werden reduziert oder gänzlich vermieden.

Obwohl sich der vollständige Arbeitsauftrag, wie er hier dargestellt ist, auf singuläre Einsätze bezieht, kann der wesentliche Inhalt auf alle Bereiche, Aufgaben und Tätigkeiten von Mitarbeitern unabhängig von der Betriebsgröße und unabhängig von der Branche bezogen werden. Die Anforderungen an Führungskräfte unterscheiden sich dabei kaum.

325 Wird der vollständige Arbeitsauftrag konsequent und dauerhaft angewendet, werden Überforderungen beispielsweise durch entsprechende Stresssituationen eher vermieden. Ebenso kommt es zu einer nachhaltigen Veränderung des Verhaltens sowohl der Mitarbeiter als auch der Vorgesetzten. Im Rahmen von Arbeitsschutzmanagementsystemen werden die Anforderungen des vollständigen Arbeitsauftrages berücksichtigt. In kleineren Betrieben, die in der

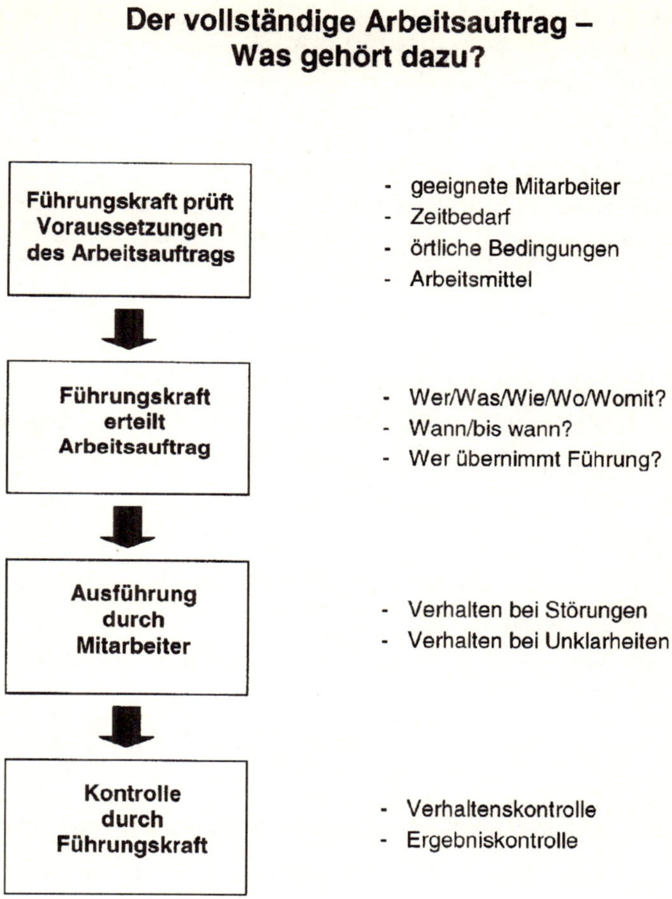

Abb. 5.6.2: Der vollständige Arbeitsauftrag

Regel seltener über hochentwickelte Arbeitsschutzmanagementsysteme verfügen, bietet sich der vollständige Arbeitsauftrag als hilfreiche Methode zur Vermeidung und zum Abbau von arbeitsplatzbedingten Gefährdungen und Belastungen um so mehr an.

5.7 Fragen zur „Gesunden Leistungsfähigkeit“

Abschließend soll eine Reihe von Fragen zu den unterschiedlichen Aufgaben- *326*
merkmalen dazu anregen, über konkrete Gegebenheiten in speziellen Unter-

nehmen, Betrieben, Organisationen, Institutionen und Verwaltungen nachzudenken und so zu überprüfen, ob die Voraussetzungen zur Entwicklung oder Erhaltung einer gesunden Leistungsfähigkeit im Einzelfall gegeben sind. Gefragt wird dabei nach zum Teil komplexen Sachverhalten, die auf den ersten Blick nicht einfach zu beurteilen sind. Einige Fragen werfen möglicherweise weitere Fragen auf. Auch das ist beabsichtigt. Ziel dieser Liste ist die aktive Auseinandersetzung mit den Anforderungen, die zur nachhaltigen Herstellung einer gesunden Leistungsfähigkeit notwendig sind.

Arbeitstätigkeit

- Ist die Tätigkeit schädigungslos und ausführbar gestaltet?
- Werden Gefährdungsbeurteilungen durchgeführt? Kommen die Mitarbeiter dabei zu Wort?
- Werden schädliche Umgebungseinflüsse, die nicht gänzlich zu vermeiden sind, auf ein gesundheitsverträgliches Maß reduziert?
- Werden körperliche Zwangshaltungen und schwere körperliche Arbeit vermieden?
- Werden Mitarbeiter ihren Fähigkeiten und ihrer Qualifikation entsprechend eingesetzt?
- Gibt es ausreichend Qualifizierungsangebote? Werden Unterweisungen durchgeführt?
- Werden arbeitsmedizinische Vorsorgeuntersuchungen durchgeführt?
- Wird dauerhafte Unter- bzw. Überforderung durch Arbeitsstrukturierungsmaßnahmen vermieden?
- Sind die Arbeitsabläufe und Arbeitsstrukturen durchschaubar; sind Abläufe und Verantwortungsbereiche eindeutig festgelegt?
- Sind Arbeitsanweisungen verständlich und eindeutig?
- Sind Arbeitstätigkeiten in ihrem Verlauf überschaubar, so dass unvorhergesehene Spitzen, die zu Überforderung führen, vermieden werden können?
- Sind Arbeitstätigkeiten so gestaltet, dass sie planende, organisierende, ausführende und kontrollierende Elemente besitzen?
- Entspricht die Arbeitszeitgestaltung, z.B. Pausengestaltung oder Schichtplangestaltung, den arbeitswissenschaftlichen Erkenntnissen?

Rahmenbedingungen

- Ist die Informationspolitik des Unternehmens offen und transparent gestaltet? Werden unklare Aussagen vermieden?
- Existieren Unternehmensgrundsätze oder Leitlinien zur Mitarbeiterführung?
- Gibt es Fachleute innerhalb des Unternehmens, die erfahren sind in der Diagnose von psychischen Belastungen bei Mitarbeitern?
- Gibt es Unterstützungsangebote, z.B. in Form von Supervision, Coaching oder Mitarbeiterberatung (Poppelreuter & Gallisch, 2002) für belastete Mitarbeiter und Führungskräfte?
- Tragen die Rahmenbedingungen zur Persönlichkeitsentfaltung des Mitarbeiters bei, z.B. durch familienfreundliche Arbeitszeiten, innerbetriebliche Fortbildungsangebote, Möglichkeiten zur informellen Kommunikation usw.?
- Werden arbeitsmedizinische, arbeitswissenschaftliche und sicherheitstechnische Erkenntnisse bei der Gestaltung von Arbeitstätigkeiten und Arbeitsabläufen berücksichtigt?
- Werden gesundheitliche Beschwerden und krankheitsbedingte Ausfallzeiten im Hinblick auf arbeitsbedingte Gesundheitsgefahren untersucht?
- Besteht eine sicherheitstechnische und arbeitsmedizinische Betreuung?

Mitarbeiterführung

- Sind sich die Führungskräfte ihrer Fürsorgepflicht den Mitarbeitern gegenüber bewusst? Werden von Führungskräften regelmäßig Mitarbeitergespräche geführt?
- Sind die Führungskräfte in der Durchführung schwieriger Mitarbeitergespräche geschult (z.B. alkoholauffällige Mitarbeiter, auffallendes Verhalten von Mitarbeitern als Folge persönlicher Krisen)?
- Sind die Führungskräfte im Erkennen und adäquaten Einschreiten bei Konflikten, sexueller Belästigung und Mobbinghandlungen geschult?
- Sind die Führungskräfte Vorbilder in Sachen sicherem und gesundheitsbewusstem Verhalten?
- Sind die Führungskräfte im Erkennen und adäquaten Einschreiten bei arbeitsbedingter bzw. psychischer Überforderung geschult?

- Erhalten die Führungskräfte Unterstützung vom Unternehmen, wenn es um deren eigene psychische Belastungen geht?

Mitarbeiterbeteiligung

- Haben die Mitarbeiter Mitspracherecht bei Veränderungen, die sie selbst betreffen?
- Wird der Betriebs-/Personalrat in allen Belangen der betrieblichen Arbeitssicherheit, des Gesundheitsschutzes und der Gesundheitsförderung entsprechend des BetrVG eingeschaltet?
- Gibt es Arbeitskreise oder Gesundheitszirkel, an denen die Mitarbeiter beteiligt sind?
- Haben die Mitarbeiter ausreichend Gelegenheit zur informellen Kommunikation?
- Sind interne soziale Unterstützungsangebote für Mitarbeiter vorhanden (bei größeren Betrieben) oder sind externe bekannt (bei kleineren Betrieben)? Beispiele wären psychosoziale Beratungsstellen und Anlaufstellen für Suchtkranke.

6 Abbau psychischer Belastungen – Wer kann helfen?

Die Identifikation und Einschätzung von am Arbeitsplatz gegebenen psychischen Belastungen ist in vielen Fällen nur mit entsprechender Unterstützung möglich. Dabei sind zuerst die betriebsinternen Ansprechpartner gefordert. Externe Institutionen leisten ebenfalls Unterstützung. Diese sollen hier kurz vorgestellt werden. Wichtige Adressen und Medien in Fragen rund um das Thema Arbeitsschutz und Gesundheit am Arbeitsplatz bilden den Abschluss dieses Kapitels. Detaillierte und vertiefende Informationen hierzu finden sich auch bei Ecker und Kohstall (2004). Die hier gemachten Angaben erheben nicht den Anspruch auf Vollständigkeit; sie bieten aber Möglichkeiten an, um erste Schritte einzuleiten.

„Der Betrieb kann es nur allein, aber allein kann er es nicht." Dieses bekannte, aus der Suchthilfe entlehnte Wort gilt auch für Unternehmen. Vermeidung und Abbau psychischer Belastungen und arbeitsbedingter Gesundheitsgefahren, Senkung des Krankenstandes und Aufbau einer entsprechenden Leistungsmotivation sind Ziele, die nicht einmalig erreicht können, sondern dauerhaft verfolgt werden müssen. Außerbetriebliche Institutionen und innerbetriebliche Funktionsträger müssen dabei in kooperativer und kommunikativer Form zusammenarbeiten. Im folgenden werden die wichtigsten Akteure kurz vorgestellt. Ergänzend dazu werden einige wichtige Adressen und Medien genannt.

6.1 Betriebliche Funktionsträger

Betriebliche Funktionsträger wie z.B. Sicherheitsbeauftragte, Betriebsärzte, *327*
Personalrats- und Betriebsratsmitglieder und nicht zuletzt die Führungskräfte sind die ersten Ansprechpartner in Fragen des Arbeits- und Gesundheitsschutzes in Organisationen, Unternehmen, Institutionen und Verwaltungen. Je nach Betriebsgröße sind bestimmte betriebliche Funktionsträger allerdings nicht vorhanden. In solchen Fällen ist externe Hilfe um so mehr gefragt.

Betriebliche Funktionsträger sind:

1. Betriebsrat (bzw. Personalrat), der aufgrund seiner Beteiligungs- und Mitwirkungsrechte bei allen sicherheits- und gesundheitsschutzrelevanten Themen einzubeziehen ist. Grundlage der Tätigkeit ist das Betriebsverfassungsgesetz. Wichtige Paragraphen sind:

§ 87 Abs. 1 BetrVerfG:

Der Betriebsrat hat, soweit eine gesetzliche oder tarifliche Regelung nicht besteht, in folgenden Angelegenheiten mitzubestimmen: Regelungen über die Verhütung von Arbeitsunfällen und Berufskrankheiten sowie über den Gesundheitsschutz im Rahmen der gesetzlichen Vorschriften oder der Unfallverhütungsvorschriften.

§ 88 Abs. 1 BetrVerfG:

328 Freiwillige Betriebsvereinbarungen. Durch Betriebsvereinbarungen können insbesondere geregelt werden: Zusätzliche Maßnahmen zur Verhütung von Arbeitsunfällen und Gesundheitsschädigungen.

§ 89 Abs. 1 BetrVerfG:

Der Betriebsrat hat bei der Bekämpfung von Unfall- und Gesundheitsgefahren die für den Arbeitsschutz zuständigen Behörden, die Träger der gesetzlichen Unfallversicherung und die sonstigen in Betracht kommenden Stellen durch Anregung, Beratung und Auskunft zu unterstützen sowie sich für die Durchführung der Vorschriften über den Arbeitsschutz und die Unfallverhütung im Betrieb einzusetzen.

§ 90 Abs. 2 BetrVerfG:

Der Arbeitgeber hat mit dem Betriebsrat die vorgesehenen Maßnahmen und ihre Auswirkungen auf die Arbeitnehmer, insbesondere auf die Art ihrer Arbeit sowie die sich daraus ergebenden Anforderungen an die Arbeitnehmer so rechtzeitig zu beraten, dass Vorschläge und Bedenken des Betriebsrats bei der Planung berücksichtigt werden können. Arbeitgeber und Betriebsrat sollen dabei auch die gesicherten arbeitswissenschaftlichen Erkenntnisse über die menschengerechte Gestaltung der Arbeit berücksichtigen.

329 **2. Betriebsärzte**, die nach dem bereits erwähnten Arbeitssicherheitsgesetz eine wichtige beratende Funktion im betrieblichen Arbeits- und Gesundheitsschutz wahrnehmen. In Paragraph 3 des ASiG sind die Aufgaben der Betriebsärzte festgelegt.

Danach haben sie die Aufgabe, den Arbeitgeber beim Arbeitsschutz und bei der Unfallverhütung in allen Fragen des Gesundheitsschutzes zu unterstützen. Sie haben insbesondere den Arbeitgeber und die sonst für den Arbeitsschutz und die Unfallverhütung verantwortlichen Personen zu beraten, Arbeitnehmer zu untersuchen und arbeitsmedizinisch zu beurteilen sowie die Untersuchungsergebnisse zu erfassen und auszuwerten. Ebenso untersuchen sie die Ursachen von arbeitsbedingten Erkrankungen und beraten den Arbeitgeber bezüglich geeigneter Präventionsmaßnahmen.

330 **3. Direkte Vorgesetzte**, wie Meister, Vorarbeiter, Teamleiter, die den engsten Bezug zu ihren Mitarbeitern haben und häufig die Ersten oder Einzigen sind, die Fehlbeanspruchungen überhaupt wahrnehmen können. Sie leiten die

ersten Schritte ein, wenn Interventionen notwendig werden. Rechtsgrundlage ist u.a. die Pflichtenübertragung nach BGV A1.

4. **Leitende Führungskräfte** und oberes Management haben grundlegende oder strategische Entscheidungskompetenzen und damit auch die Verantwortung für die Konsequenzen getroffener Entscheidungen.

5. **Fachkräfte für Arbeitssicherheit** nehmen ihre Verpflichtung gemäß Arbeitssicherheitsgesetz und BG-Vorschrift BGV A6 wahr. Nach heutigem Verständnis gehört dazu die ganzheitliche Prävention von Unfällen, Ausfällen, Berufskrankheiten und arbeitsbedingten Gesundheitsgefahren. Psychische Fehlbeanspruchungen gehören dazu, sofern sie arbeitsbedingt sind.

6. **Sicherheitsbeauftragte**. Die Aufgaben der nach § 22 SGB VII bestellten *331*
Sicherheitsbeauftragten bestehen in der Unterstützung des Arbeitsgebers bzw. der jeweiligen Führungskraft bei der Wahrnehmung der betrieblichen Arbeitssicherheit und des Gesundheitsschutzes. Der Sicherheitsbeauftragte ist ehrenamtlich neben seinen eigentlichen Arbeitsaufgaben tätig. Er hat einen kurzen Draht zu seinen Kollegen und kann beim Erkennen von psychischen Belastungen gerade deswegen eine wichtige Rolle spielen.

7. **Betriebsbeauftragte** wie etwa die/der Schwerbehinderten-Beauftragte, *332*
die sich um die besondere Situation behinderter Mitarbeiter bei der Gestaltung und Besetzung von Arbeitsplätzen kümmern.

8. **Fachabteilungen und Stabsstellen** wie z.B. die Arbeitsvorbereitung oder das Qualitätsmanagement. Sie sind Kraft ihrer Funktion maßgeblich an der Gestaltung der Schnittstelle Mensch-Maschine oder Mensch-Produktion beteiligt, womit sie eine wichtige Aufgabe wahrnehmen, wenn es um Gesundheit und Leistungsfähigkeit der Mitarbeiter geht.

9. **Beschaffer von Betriebs- und Arbeitsmitteln** dürfen in dieser Aufzählung nicht vergessen werden, da sie letzten Endes darüber entscheiden, womit Mitarbeiter arbeiten müssen. Die Berücksichtigung ergonomischer Erkenntnisse bei der Gestaltung und Bedienung von Arbeitsgeräten oder der Einsatz ungefährlicher Arbeitsstoffe gehört zu ihren Aufgaben, um Arbeits- und Gesundheitsschutz am Arbeitsplatz zu gewährleisten.

6.2 Wichtige Institutionen und Partner

Arbeitsmedizinische Betreuung

Das Arbeitssicherheitsgesetz (ASiG) fordert die arbeitsmedizinische Betreu- *333*
ung aller Beschäftigten durch qualifizierte Arbeitsmediziner oder Betriebsärzte. Der zeitliche Umfang richtet sich dabei nach der Anzahl der im Unter-

nehmen beschäftigten Mitarbeiter, sowie nach der zugehörigen Branche. Aufgrund der geringen Einsatzstunden müssen kleinere Betriebe ihren Bedarf über externe Betreuung sicherstellen. Es gelten auch hier die Forderungen des ASiG.

Sicherheitstechnische Betreuung

Das Arbeitssicherheitsgesetz und die Vorschriften der Berufsgenossenschaften fordern die sicherheitstechnische Betreuung aller Betriebe unabhängig von der Betriebsgröße, d.h. bereits ab einem Mitarbeiter. Große Betriebe verfügen über sicherheitstechnische Stabsabteilungen oder ausgebildete Sicherheitsingenieure. In kleinen oder mittleren Unternehmen sind Fachkräfte für Arbeitssicherheit aktiv. In Kleinbetrieben bis etwa 50 Beschäftigten sind eigene Fachkräfte aufgrund der geringen Einsatzzeiten eher die Ausnahme. Sie müssen ihre nachweisbaren Betreuungszeiten über externe sicherheitstechnische Beratung sicherstellen.

334 Die Beratungskompetenz der sicherheitstechnischen Betreuung sollte sich dabei nicht nur auf die klassische Prävention von Unfällen und Berufskrankheiten beschränken, sondern sich auch auf arbeitsbedingte Gesundheitsgefahren beziehen. Information und Beratung zu psychischen Belastungen sollten ebenfalls zur Beratungskompetenz gehören. Es gibt in Deutschland ein flächendeckendes Angebot sicherheitstechnischer Beratungsbüros.

Betreuung durch Berufsgenossenschaften

335 Die berufsgenossenschaftliche Präventionstätigkeit zeichnet sich durch ein breites Leistungsspektrum aus, das sich nicht nur auf die Verhütung von Arbeits- oder Wegeunfällen und Berufskrankheiten beschränkt. Auch der gesamte Bereich sogenannter arbeitsbedingter Gesundheitsgefahren ist Bestandteil der Prävention.

Grundlage der Tätigkeit von Berufsgenossenschaften ist das Sozialgesetzbuch VII (SGB VII) von 1996. § 1 legt fest, dass mit allen geeigneten Mitteln Arbeitsunfälle und Berufskrankheiten sowie arbeitsbedingte Gesundheitsgefahren zu verhüten sind.

336 § 14 konkretisiert diese Forderung. Die Unfallversicherungsträger haben mit allen geeigneten Mitteln für die Verhütung von Arbeitsunfällen, Berufskrankheiten und für eine wirksame Erste Hilfe zu sorgen. Sie sollen dabei auch den Ursachen von arbeitsbedingten Gefahren für Leben und Gesundheit nachgehen. Daraus ergibt sich ein umfassender Präventionsansatz, der u.a. durch folgende Punkte charakterisiert werden kann.

- Beratung und Besichtigung von Mitgliedsbetrieben auf Grundlage der jeweiligen branchen-, betriebs- und tätigkeitsbezogenen Gefährdungssituation.
- Angebot eines breitgefächerten Aus- und Fortbildungsangebotes.
- Angebot eines Systems berufsgenossenschaftlicher Fachausschüsse, die z.B. Betreiber und Hersteller von technischen Arbeitsmitteln beraten.
- Angebot präventionsorientierter Dienstleistungen wie etwa das Angebot eines messtechnischen Dienstes oder Gehörvorsorgeuntersuchungen für versicherte Mitarbeiter.

Krankenkassen

In der betrieblichen Prävention und Gesundheitsförderung spielen die gesetzlichen Krankenkassen nach wie vor eine entscheidende Rolle. Wichtigste Grundlage der Präventionstätigkeit von Krankenkassen ist der § 20 des SGB V. In diesem Paragraph ist der Handlungs- und Aktionsradius der Krankenkassen hinsichtlich präventiver Tätigkeiten beschrieben. Dieser Aktionsradius ist in der Neufassung des Paragraphen 20 im Jahr 2000 durch die Einführung einer Budgetierung eingeschränkt worden. Danach darf für Maßnahmen der Gesundheitsförderung pro versichertem Mitglied nur noch ein bestimmter Betrag pro Jahr aufgewendet werden. *337*

Gewerkschaften

Die Gewerkschaften leisten als Interessensvertreter der Arbeitnehmer und Arbeitnehmerinnen einen wichtigen und notwendigen Beitrag, wenn es um Arbeitsbedingungen im allgemeinen und um psychische Belastungen am Arbeitsplatz im besonderen geht. Das Betriebsverfassungsgesetz kann hier als eine Grundlage des Wirkens angesehen werden. *338*

Der Abbau von Belastungen und Gefährdungen sind elementarste Arbeitnehmerinteressen, die im Sinne der Gesundheit aller Beschäftigten vertreten werden müssen. Vor diesem Hintergrund wurden vom DGB beispielsweise die Technologie-Beratungs-Stellen (TBS) ins Leben gerufen. Diese sind gewissermaßen als Know-How-Zentren für Betriebs- und Personalräte anzusehen, wenn es um Fragen der Arbeitsgestaltung geht.

Staatliche Arbeitsschutzverwaltungen

Staatlicher Arbeitsschutz ist Sache der Bundesländer und besitzt daher keine einheitliche Struktur. Am Beispiel des Bundeslandes Hessen besteht das System des staatlichen Arbeitsschutzes aus staatlichen Ämtern für Arbeitsschutz *339* und Sicherheitstechnik, sowie staatlichen Ämtern für Emissions- und Strahlenschutz, die gemeinsam mit einer Zentralstelle für Arbeitsschutz dem Hessischen Sozialministerium nach geordnet sind.

340 Hier ist zu Beginn der neunziger Jahre auch das sogenannte ASCA-Programm (Brückner, 2004) als neuer Präventionsansatz entstanden. ASCA steht für „Arbeitsschutz und sicherheitstechnischer Check in Anlagen". Darunter ist ein umfangreiches Instrumentarium zu verstehen, mit dessen Hilfe vorliegende Defizite im betrieblichen Arbeitsschutz und seiner Organisation erkannt und abgebaut werden können. Auf diese Weise können sowohl gesundheitsfördernde Arbeitsbedingungen geschaffen als auch die Effizienz des betrieblichen Arbeitsschutzes erhöht werden. ASCA bietet umfassende Ansätze für die Realisierung eines Arbeitsschutzmanagementsystems. Bisweilen wird ASCA auch als das hessische Modell bezeichnet.

Durch die Schaffung gesundheitsfördernder Arbeitsbedingungen können die Untersuchungen nach ASCA auch einen indirekten präventiven Beitrag zur Verhinderung von psychischen Belastungen leisten. Mittlerweile liegt auch ein Verfahren zur direkten Erfassung psychischer Belastungen vor, das im Rahmen von ASCA-Untersuchungen Anwendung finden kann.

6.2. Wichtige Adressen

341 Es ist noch nicht einmal im Ansatz möglich, alle Anbieter, Institutionen und Dienstleister aufzulisten, die in Bezug auf Prävention oder Intervention bzgl. psychischer Belastungen am Arbeitsplatz Hilfe leisten können. Dennoch sollen, vorbehaltlich dieser Einschränkung, einige wichtige Ansprechpartner genannt werden, die sich eher generell mit den Themen Arbeits- und Gesundheitsschutz befassen. Ein sehr viel detaillierteres und ausführliches Anschriftenverzeichnis findet sich bei Ecker und Kohstall (2004).

Bundeszentrale für gesundheitliche Aufklärung (BZgA)

342 Die Bundeszentrale für gesundheitliche Aufklärung hat den Auftrag, Information und Aufklärung zu allen Fragen des Gesundheitsschutzes und der Gesundheitsförderung bereit zu stellen. Weitere Informationen unter: www.bzga.de

Bundesanstalt für Arbeitsschutz und Arbeitsmedizin (BAuA)

343 Die Bundesanstalt für Arbeitsschutz und Arbeitsmedizin bietet u.a. ein umfangreiches Seminarangebot zur Aus- und Fortbildung von Arbeitsschutzakteuren an.

Die Veranstaltungen widmen sich dabei unterschiedlichsten Themen, speziell auch den psychischen Belastungen am Arbeitsplatz. Die jeweils aktuellen Veranstaltungstermine sind dem jährlich neu erscheinenden Seminarkatalog zu entnehmen. Darüber hinaus können vorhandene Seminarkonzeptionen zur Durchführung eigener Veranstaltungen in Anspruch genommen werden. Weitere Informationen unter: www.baua.de

Regionales Netzwerk „Gesundheit im Betrieb" des RKW

Regionale Netzwerke gewinnen im Rahmen der betrieblichen Gesundheits- *344*
förderung mehr und mehr an Bedeutung. Sie stellen eine Kooperation unterschiedlicher Institutionen mit gemeinsamer Zielsetzung dar. Der Arbeitskreis „Gesundheit im Betrieb" des Rationalisierungs- und Innovationszentrums der Deutschen Wirtschaft kann in diesem Zusammenhang als gelungenes Beispiel genannt werden. Die wesentlichen Aufgaben des Netzwerks sind die Beratung und Informationsweitergabe, die Vermittlung von Projekten zur beruflichen Gesundheitsförderung oder die Durchführung von Fachveranstaltungen zu relevanten Themen. Das Know-How und die Erfahrung der beteiligten Institutionen können so von Dritten genutzt werden. Weitere Informationen unter: www.rkw.de

Psychosoziale Dienste (PSD)

Aufgabe solcher Einrichtungen ist die psychosoziale Betreuung von Schwer- *345*
behinderten, die im Berufsleben stehen. Obwohl die Betreuung von Behinderten den Arbeitsschwerpunkt bildet, können Informationen natürlich auch von Arbeitgebern, von der Schwerbehindertenvertretung oder von Betriebs- bzw. Personalräten eingeholt werden, insbesondere dann, wenn es um die Wiedereingliederung in reguläre oder die Stabilisierung bestehender Arbeitsverhältnisse geht. Zuständig ist immer der Psychosoziale Dienst, in dessen Stadt bzw. Kreis der Arbeitsplatz liegt, nicht der Wohnort. Adressen und weiterführende Informationen erhält man von den Landeswohlfahrtsverbänden.

Psychotherapie-Informations-Dienst (PID)

Der „Psychotherapie-Informations-Dienst" ist eine vom Bundesverband *346*
Deutscher Psychologinnen und Psychologen (BDP) ins Leben gerufene Einrichtung. Betriebliche Helfer, Vorgesetzte, Angehörige, aber auch Betroffene selbst können sich in telefonischer und damit unbürokratischer Form zu allen Fragen psychischer Erkrankungen beraten lassen. Das Angebot orientiert sich dabei beispielhaft an folgenden Fragen:

- Welche psychologischen Praxen gibt es in der Nähe?
- Wer ist auf welche psychischen Störungen oder Erkrankungen spezialisiert?
- Welcher Psychologe spricht türkisch oder andere Sprachen?
- Wer führt Stressbewältigungstrainings durch?

Weitere Informationen unter: www.bdp-verband.org/bdp/verband/pid.shtml

Örtliche Einrichtungen

347 Vorsorge, Nachsorge, Unterstützung – in Deutschland gibt es eine flächendeckende Versorgung von Einrichtungen mit psychosozialer und gesundheitlicher Betreuung. Als Beispiel seien hier nur die ca. 60.000 Selbsthilfegruppen mit ihren unterschiedlichen Aufgabestellungen genannt, deren bekannteste Vertreter die Anonymen Alkoholiker sind. In welcher Stadt, in welcher Region welches Angebot besteht, ist am einfachsten vom zuständigen Gesundheitsamt oder über die Homepages der jeweiligen Stadt zu erfahren.

Weitere Informationen zum Thema psychische Belastungen am Arbeitsplatz sind zudem u.a. erhältlich bei der Infoline Gesundheitsförderung (www.sozialnetz-hessen.de/infoline), dem Deutschen Gewerkschaftsbund (www.dgb.de), dem Haupverband der gewerblichen Berufsgenossenschaften (www.hvbg.de), dem BG-Netzwerk Prävention (www.bg-praevention.de), dem BKK-Bundesverband (www.bkk.de) und der Literaturdatenbank LIT-DOK der Bundesanstalt für Arbeitsschutz und Arbeitsmedizin (BAuA) (www.baua.de).

Literaturverzeichnis

Allmer, H. (1992). Die Bewegungspause am Arbeitsplatz. Eine Herausforderung für die betriebliche Gesundheitsförderung. Psychosozial, 52, 72–80.

Antonovsky, A. (1987). Unraveling the Mystery of Health. How People Manage Stress and Stay Well. San Francisco: Jossey-Bass.

AOS TU Dresden (2004). REBA AS. [WWW Dokument]. Verfügbar unter http://psylux.psych.tu-dresden.de/i3/aos/reba_as/rechts.html [30. 9. 2004].

Badura, B., Ritter, W. & Scherf, M. (Hrsg.) (1999). Betriebliches Gesundheitsmanagement – Ein Leitfaden für die Praxis. Berlin: Edition Sigma.

Beermann, B. & Meschkutat, B. (1995). Psychosoziale Faktoren am Arbeitsplatz unter Berücksichtigung von Stress und Belästigung. [Sonderschrift S38 der Bundesanstalt für Arbeitsschutz und Arbeitsmedizin]. Dortmund: Bundesanstalt für Arbeitsschutz und Arbeitsmedizin.

Bengel, J. (Hrsg.) (1997). Psychologie in Notfallmedizin und Rettungsdienst. Berlin: Springer.

Bergler, R. & Hoff, T. (2002). Genuss und Gesundheit. Köln: Kölner Universitätsverlag.

Berkel, K. (2002). Konflikttraining. Heidelberg: Sauer.

BKK Bundesverband (1994). Gesundheitsförderung im Betrieb. Essen: BKK.

Bohmeyer, A. (2002). Arbeitssucht als soziale Pathologie der Erwerbsarbeitsgesellschaft. <Frankfurter Arbeitspapiere zur gesellschaftlichen und sozialwissenschaftlichen Forschung, Nr. 34>. Frankfurt: Nell-Breuning-Institut.

Böhm, W. & Poppelreuter, S. (2003). Bewerberauswahl und Einstellungsgespräch. (6., vollständig neu bearbeitete und erweiterte Auflage). Berlin: Erich Schmidt Verlag.

Brückner, B. (2004). Arbeitsschutzmanagement mit ASCA. In F. Ecker & T. Kohstall (Hrsg.), Arbeitsschutz besser managen [Loseblattsammlung, 18. Ergänzungs-/Aktualisierungslieferung, Kapitel 10140, Seite 1–40]. Köln: TÜV Verlag.

Bundesministerium für Arbeit und Soziales (BMA) (1999). Eckpunkte des BMA, der obersten Arbeitsschutzbehörden der Bundesländer, der Träger der gesetzlichen Unfallversicherung und der Sozialpartner zur Entwicklung und Bewertung von Konzepten für Arbeitsschutzmanagementsysteme. Bundesarbeitsblatt, 2, 43–46.

Burke, R.J. (1999). Workaholism in organizations: measurement validation and replication. International Journal of Stress Management, 6, 45–56.

Büssing, A. & Perrar, K.-M. (1992). Die Messung von Burnout. Untersuchung einer deutschen Fassung des Maslach Burnout Inventory (MBI-D). Diagnostica, 38, 328–353.

Cherrington, D.J. (1980). The Work Ethic: Working Values that Work. New York: Amacom.

Cox, T., Griffiths, A.J. & Rial-Gonzalez, E. (2000). Research on work related stress (Forschung über arbeitsbedingten Stress). Bericht für die Europäische Agentur für Sicherheit und Gesundheitsschutz am Arbeitsplatz. Luxemburg: Amt für amtliche Veröffentlichungen der Europäischen Gemeinschaften.

Csikszentmihalyi, M. (2002). Flow – Das Geheimnis des Glücks. Stuttgart: Klett-Cotta.

DGBJ (2000). Sexuelle Belästigung am Ausbildungsplatz – Ergebnisse einer Umfrage unter weiblichen Lehrlingen. München: dgb-jugend.

Diamantopoulou, A. (2002). Europa im Stress. Magazine – Magazin der Europäischen Agentur für Sicherheit und Gesundheitsschutz am Arbeitsplatz, 5, 3.

DIN EN ISO 10075-1/2 (2001). Ergonomische Grundlage bezüglich psychischer Arbeitsbelastung Teil 1: Allgemeines und Begriffe, Teil 2: Gestaltungsgrundsätze. Normenausschuss Ergonomie im DIN. Berlin, Wien, Zürich: Beuth.

Doerfler, M.C. & Kammer, P.P. (1986). Workaholism: sex and sex role stereotyping among female professionals. Sex Roles, 14, 551–560.

Ducki, A. (1998). Analyse. In A. Ducki, E. Bamberg & A.-M. Metz (Hrsg.), Handbuch Betriebliche Gesundheitsförderung (S. 155–176). Göttingen: Verlag für Angewandte Psychologie.

Dunckel, H. (1999). Handbuch psychologischer Arbeitsanalyseverfahren. Zürich: vdf.

Ecker, F. & Kohstall, T. (Hrsg.) (2004). Arbeitsschutz besser managen [Loseblattsammlung, 18. Ergänzungs-/Aktualisierungslieferung August 2004]. Köln: TÜV Verlag.

Edelwich, J. & Brodsky, A. (1980). Burn-out. New York: Human Sciences.

Eiselen, T. & Nowosad, M. (1998). Mobbing. In E. Bamberg, E. Ducki & A. Metz (Hrsg.), Handbuch Betriebliche Gesundheitsförderung (S. 301–314). Göttingen: VAP.

Esser, A., Wolmerath, M. & Niedl, K. (1999). Mobbing – Der Ratgeber für Betroffene. Frankfurt: Bund.

Europäische Stiftung zur Verbesserung der Lebens- und Arbeitsbedingungen (2001). Dritte europäische Umfrage über die Arbeitsbedingungen. Dublin: Europäische Stiftung.

Fengler, J. (1998). Helfen macht müde. Zur Analyse und Bewältigung von Burnout und beruflicher Deformation (5. Aufl.). München: Pfeiffer.

Fengler, J. (2002). Burnout und Stress. In J. Fengler (Hrsg.), Handbuch der Suchtbehandlung (S. 89–93). Landsberg: ecomed.

Fisch, J. & Khanh, T.Q. (2001). Licht und Gesundheit – Aspekte der optischen Strahlungswirkungen auf Menschen, strahlungsphysikalische und messtechnische Konsequenzen. High Light 1/2, 1–19.

Flanagan, J.C. (1954). The Critical Incident Technique. Psychological Bulletin, 51, 327–358.

FLVR (2004). Tageslicht: Aspekte aus Sicht des Arbeitsschutzes. [WWW Dokument]. Verfügbar unter http://www.fvlr.de/tag_sichtarbeit.htm. [30. 9. 2004].

Freudenberger, H.J. (1974). Staff burnout. Journal of Social Issues, 30, 159–165.

Freudenberger, H.J. & North, G. (1997). Burnout bei Frauen. San Francisco: Jossey-Bass.

Frieling, E. & Sonntag, K. (1999). Lehrbuch Arbeitspsychologie. (2., vollst. erw. u. überarb. Aufl.). Bern: Huber.

Frieling, E., Facaoaru, C., Benedix, J., Pfaus, H., & Sonntag, K. (1993). Tätigkeitsanalyseinventar. Theorie, Auswertung, Praxis. Handbuch und Verfahren. Landsberg: Ecomed.

Gasch, B. & Lasogga, F. (1994). Psychische Erste Hilfe. In M. Kastner (Hrsg.), Personalpflege. Der gesunde Mitarbeiter in einer gesunden Organisation (S. 154–157). Berlin: Quintessenz.

Gebsattel, V. E. Frhr. v. (1954). Prolegomena einer medizinischen Anthropologie. Berlin: Springer.

Gebbers, J.-O. & Glück, U. (2003). „Sick building"-Syndrom. Schweizer Medizin Forum, 5, 109–113.

Grandjean, E. (1991). Physiologische Arbeitsgestaltung. Leitfaden der Ergonomie. Landsberg: Ecomed.

Gröben, F. (1999). Betriebliche Gesundheitsförderung in Hessen und Thüringen: Studie zeigt Mängel und Handlungsbedarf. Arbeit & Ökologie, 6, 8–10.

Gunkel, L. (2002). Betriebliches Gesundheitsmanagement und Mobbing-Prävention. Arbeit & Ökologie Briefe, 3, 34–35.

Hacker, W. & Richter, P. (1980). Psychologische Bewertung von Arbeitsgestaltungsmaßnahmen – Ziele und Bewertungsmaßstäbe. In W. Hacker (Hrsg.), Spezielle Arbeits- und Ingenieurspsychologie [Lehrtext I]. Berlin: Deutscher Verlag der Wissenschaften.

Hacker, W., Fritsche, W., Richter, P. & Iwanowa, A. (1995). Tätigkeitsbewertungssystem (TBS). Verfahren zur Analyse und Gestaltung von Arbeitstätigkeiten. Stuttgart: Teubner.

Hartmann, E. (1992). Licht und Mensch. In Schweizerische Lichttechnische Gesellschaft (Hrsg.), Handbuch der Beleuchtung (S. 1–18). Landsberg: ecomed.

Heide, H. (2000). Arbeitssucht – individuelle und sozialökonomische Dimensionen. Vortrag gehalten auf der Fachtagung „Sucht 2000“ der Deutschen Hauptstelle gegen Suchtgefahren, Karlsruhe, 13.–15. 11. 2000.

Hettinger, T. & Wobbe, G. (1993) (Hrsg.). Kompendium der Arbeitswissenschaft. Ludwigshafen: Kiehl.

Hobi, V. (1982). Gibt es eine spezielle Suchtpersönlichkeit? Therapeutische Umschau, 39, 579–585.

Hochschild, A. R. (1990). Das gekaufte Herz. Zur Kommerzialisierung der Gefühle. Frankfurt: Campus.

Hofstetter, H. (1987). Die Leiden der Leitenden. Köln: Datakontext.

Holzbecher, M., Braszeit, A., Müller, U. & Plogstedt, S. (1990). Sexuelle Belästigung am Arbeitsplatz. [Schriftenreihe des Bundesministers für Jugend, Familie, Frauen und Gesundheit. Band 260]. Stuttgart: Kohlhammer.

Holzbecher, M. & Meschkutat, B. (1998). Mobbing am Arbeitsplatz – Informationen, Handlungsstrategien, Schulungsmaterialien. Bremerhaven: Wirtschaftsverlag NW.

Illich, I. (1976). Limits to Medicine. London: Marion Boyars.

Institut für Betriebliche Gesundheitsförderung AOK Rheinland (2004). Arbeitsunfähigkeitsanalyse von AOK-Mitgliedern in Call-Centern des Rheinlandes für das Jahr 2000. (http://www.cca.nrw.de/docs/ges-bericht.pdf v. 28. 08. 2004).

ICD-10-GM Systematisches Verzeichnis (2004). Internationale Statistische Klassifikation der Krankheiten und verwandter Gesundheitsprobleme (10. Revision – German Modification). Herausgegeben vom Deutschen Institut für Medizinische Dokumentation und Information (DIMDI) im Auftrag des Bundesministeriums für Gesundheit und Soziale Sicherung. Köln: Deutscher Ärzteverlag.

Jordan, P., Pohlandt, A., Hacker, W. & Richter, P. (1997). REBA – rechnergestütztes Verfahren zur psychologischen Tätigkeitsbewertung. In K. Landau (Hrsg.). Software-Werkzeuge zur Arbeitsgestaltung in Konstruktion und Fertigung (S. 34–52). Bad Urach: Institut für Arbeitswissenschaft.

Kanai, A., Wakabayashi, M. & Fling, S. (1996). Workaholism among employees in Japanese corporations: An examination based on the Japanese version of the Workaholism scales. Japanese Psychological Research, 38, 192–203.

Kappelmaier, R. (2004). OHRIS – Ein Managementsystem aus der Praxis. In F. Ecker & T. Kohstall (Hrsg.), Arbeitsschutz besser managen [Loseblattsammlung, 18. Ergänzungs-/Aktualisierungslieferung August 2004, Kapitel 10150, Seite 1–30]. Köln: TÜV Verlag.

Kastner, M. (1994). Das Konzept „Personalpflege". In M. Kastner (Hrsg.), Personalpflege. Der gesunde Mitarbeiter in einer gesunden Organisation (S. 27–34). Berlin: Quintessenz.

Kaufmann, I., Pornschlegel, H. & Udris, I. (1982). Arbeitsbelastung und Beanspruchung. In L. Zimmermann (Hrsg.), Humane Arbeit – Leitfaden für Arbeitnehmer. Band 5: Belastungen und Stress bei der Arbeit (S. 13–48). Reinbek: Rowohlt.

Kielholz, P. (1973). Addictive behavior in man. In L. Goldberg & F. Hoffmeister (Eds.), Psychic Dependence (pp. 8–12). Berlin: Springer.

Knorz, C. & Zapf, D. (1999). Mobbing – eine extreme Form sozialer Stressoren am Arbeitsplatz. Zeitschrift für Arbeits- und Organisationspsychologie, 40, 12–21.

Kollmer, N. (2000). Rechtsberater „Mobbing im Arbeitsverhältnis". Heidelberg: Müller.

LASI (Länderausschuss für Arbeitsschutz und Sicherheitstechnik) (2002). Konzept zur Ermittlung psychischer Fehlbelastungen am Arbeitsplatz und zu Möglichkeiten der Prävention. München: Landesamt für Arbeitsschutz.

Lasogga, F. & Gasch, B. (2002). Psychische Erste Hilfe bei Unfällen (3., überarb. u. erw. Aufl.). Edewecht: Stumpf und Kossendey.

Laubenthal, F. (1964). Allgemeine Probleme um Missbrauch, Süchtigkeit und Sucht. In F. Laubenthal (Hrsg.), Sucht und Missbrauch (S. 1–32). Stuttgart: Thieme.

Leitner, K., Volpert, W., Greiner, B., Weber, W.-G. & Hennes, K. unter Mitarbeit von *R. Oesterreich, M. Resch & T. Krogoll (1987).* Analyse psychischer Belastungen in der Arbeit. Das RHIA-Verfahren. Handbuch sowie Manual mit Antwortblättern. Köln: Verlag TÜV Rheinland.

Leymann, H. (1993). Mobbing – Psychoterror am Arbeitsplatz und wie man sich dagegen wehren kann. Reinbek: Rowohlt.

Leymann, H. (1995). Der neue Mobbing-Bericht. Erfahrungen und Initiativen. Auswege und Hilfsangebote. Reinbek: Rowohlt.

Leymann, H. & Gustafsson, A. (1996). Mobbing at Work and the Development of Post-Traumatic Stress Disorders. European Journal of Work and Organizational Psychology, 5, 251–275.

Luczak, H. (1993). Arbeitswissenschaft. Berlin: Springer.

Machlowitz, M. (1978). Determining the effects of workaholism. Unveröffentl. Dissertation, Yale University, New Haven.

Machlowitz, M. (1981). Arbeiten auch Sie zuviel? Arbeitssucht und wie man damit leben kann. Landsberg: mvg-Verlag.

Maslach, C. & Jackson, S.E. (1981). The Measurement of Experienced Burnout. Journal of Occupational Behaviour, 2, 99–113.

Maslach, C. & Jackson, S.E. (1986). Maslach Burnout Inventory (2nd edition). Palo Alto: Consulting Psychologists Press.

McMillan, L.H.W., O'Driscoll, M.P. & Burke, R.L. (2003). Workaholism: A review of theory, research, and future directions. In C.L. Cooper & I.T. Robertson (Eds.), International Review of Industrial and Organizational Psychology (pp. 167–189). Chichester: Wiley.

Mentzel, G. (1979). Über die Arbeitssucht. Zeitschrift für Psychosomatische Medizin und Psychoanalyse, 25, 115–127.

Meschkutat, B., Stackelbeck, M. & Langenhoff, G. (2002). Der Mobbing-Report – Eine Repräsentativstudie für die Bundesrepublik Deutschland. [Schriftenreihe der Bundesanstalt für Arbeitsschutz und Arbeitsmedizin, Forschung, Fb 951]. Dortmund: Bundesanstalt für Arbeitsschutz und Arbeitsmedizin.

Metz, A.-M. & Rothe, H.-J. (1999). Erfassung und Bewertung psychischer Belastungen - Screening pathogener Arbeitsbelastungen. ErgoMed Zeitschrift für arbeitsmedizinische und arbeitshygienische Praxis, 23, 122–126.

Mohr, G. & Udris, I. (1997). Gesundheit und Gesundheitsförderung in der Arbeitswelt. In R. Schwarzer (Hrsg.), Gesundheitspsychologie (S. 553–573). Göttingen: Hogrefe.

Murza, G. & Laaser, U. (1994). Gesundheitsprogramme in Betrieben und Organisationen. In P. Schwenkmezger & L.R. Schmidt (Hrsg.), Lehrbuch der Gesundheitspsychologie (S. 234–245). Stuttgart: Enke.

Naughton, T.J. (1987). A conceptual view of workaholism and implications for career counseling and research. Career Development Quarterly, 35, 180–187.

Nieder, P. (1997). Warum sollen Mitarbeiter befragt werden? Personalführung, 12, 1198–1200.

Niedl, K. (1995). Mobbing/Bullying am Arbeitsplatz. München: Hampp.

Oates, W. (1971). Confessions of a Workaholic. New York: Abingdon.

Opaschowski, H. W. (2001). Deutschland 2010. Wie wir morgen arbeiten und leben – Voraussagen der Wissenschaft zur Zukunft unserer Gesellschaft. Hamburg: German Press Verlag.

Oppolzer, A. (1999). Psychische Belastungen in der Arbeitswelt als Herausforderung für den Arbeits- und Gesundheitsschutz. Hannover: Norddeutsche Metall-BG.

Panse, W. & Stegmann, W. (1998). Kostenfaktor Angst. Landsberg: Moderne Industrie.

Poppelreuter, S. (1996). Arbeitssucht – Integrative Analyse bisheriger Forschungsansätze und Ergebnisse einer empirischen Untersuchung zur Symptomatik. Bonn/Witterschlick: Wehle.

Poppelreuter, S. (1997). Arbeitssucht. Weinheim: PVU.

Poppelreuter, S. (2003). Motivation: Ein Führungsinstrument zur Qualitätsverbesserung?. In B. Hindringer, W. Rothballer & H.J. Thomann (Hrsg.), Qualitätsmanagement im Gesundheitswesen [Loseblattsammlung, 4. Aktualisierungslieferung Dezember 2003, Kapitel 10120, Seite 1–42]. Köln: TÜV Verlag.

Poppelreuter, S. (2004). Arbeitssucht: Massenphänomen oder Psychoexotik? Aus Politik und Zeitgeschichte (Beilage zur Wochenzeitung „Das Parlament"), B 1–2/2004, 8–14.

Poppelreuter, S. & Gallisch, T. (2002). Wichtige Funktionen der Sozialbetreuung in einem Unternehmen. Sparkasse – Zeitschrift des Deutschen Sparkassen- und Giroverbandes, 5, 208–213.

Poppelreuter, S. & Wetzels, U. (2000). Professionelles Krisenmanagement nach Überfällen. Betriebswirtschaftliche Blätter – Zeitschrift des Deutschen Sparkassen und Giroverbandes, 12, 603–607.

Poppelreuter, S. & Windholz, C. (2001). Arbeitssucht in Unternehmen – Formen, Folgen, Vorkehrungen. Wirtschaftspsychologie, 4, 62–69.

Poppelreuter, S., Klindt, T., Heinzen, P. & Kloos, S. (2004). Produktrückrufaktionen: Juristische, organisatorische und psychologische Aspekte. In R. Gläbe & H.J. Thomann (Hrsg.), Qualitätsmanagement in Dienstleistungsunternehmen [Loseblattsammlung, 12. Aktualisierungslieferung Juli 2004, Kapitel 09510, Seite 1–20]. Köln: TÜV Verlag.

Rahe, R.H. & Holmes, T.H. (1966). Life crisis and major health change. Psychosomatic Medicine, 28, 744.

Rauen, C. (Hrsg.) (2002). Handbuch Coaching (2., überarb. u. erw. Aufl.). Göttingen: Hogrefe.

Reinartz, G. (2004). OHSAS 18001 – Forderungen und Hinweise. In F. Ecker & T. Kohstall (Hrsg.), Arbeitsschutz besser managen [Loseblattsammlung, 18. Ergänzungs-/Aktualisierungslieferung August 2004, Kapitel 08810, Seite 1–32]. Köln: TÜV Verlag.

Rimann, M & Udris, I. (1997). Subjektive Arbeitsanalyse: Der Fragebogen SALSA. In O. Strohm & E. Ulich (Hrsg.), Unternehmen arbeitspsychologisch bewerten. Ein Mehr-Ebenen-Ansatz unter besonderer Berücksichtigung von Mensch, Technik und Organisation (S. 281–296). Stuttgart: Teubner.

Ritter, A. & Langhoff, T. (1998). Arbeitsschutzmanagementsysteme – Vergleich ausgewählter Standards [Schriftenreihe der Bundesanstalt für Arbeitsschutz und Arbeitsmedizin]. Dortmund: Wirtschaftsverlag NW.

Robinson, B.E. (2000). Wenn der Job zur Droge wird. Düsseldorf: Walter.

Rudow, B. (1999). Personalführung. Studienbrief 2-034-0007. Berlin: Fernstudienagentur des FVL.

Rüschenschmidt, H. (1988). Beleuchtung und Farbe. Bochum: Verlag Technik und Information.

R+V Versicherung (2004). Die Ängste der Deutschen. [Befragung des R+V-Infocenters für Sicherheit und Vorsorge; www.ruv.de/index.htm?url=/presse/2_rv-infocenterfrvorsorge undsicherheit/intro.htm, 06. 09. 2004].

Sadrozinski, R. (1991). „Wer muss sich denn nun ändern...?“ – Fortbildung zum Thema „Sexuelle Belästigung am Arbeitsplatz“. Hamburg: Leitstelle Gleichstellung der Frau.

Schmidt, K.-H. & Kleinbeck, U. (1999). Job Diagnostic Survey (JDS – deutsche Fassung). In H. Dunckel (Hrsg.), Handbuch psychologischer Arbeitsanalyseverfahren (S. 205–230). Zürich: vdf.

Schumacher, W. (1986). Untersuchungen zur Psychodynamik des abhängigen Spielverhaltens. In W. Feuerlein (Hrsg.), Theorie der Sucht (S. 165–179). Berlin: Springer.

Semmer, N. (1984). Stressbezogene Tätigkeitsanalyse: Psychologische Untersuchungen zur Analyse von Stress am Arbeitsplatz. Weinheim: Beltz.

Smith, R. (2002). In the search of „non-disease". British Medical Journal, 324, 883–885.

Sprenger, R. (2002). Mythos Motivation – Wege aus einer Sackgasse. Frankfurt: Campus.

Steinmann, H., Richter, B. & Großmann, S. (1984). Arbeitssucht im Unternehmen. Diskussionsbeiträge des Lehrstuhls für Allgemeine BWL und Unternehmensführung an der Universität Erlangen-Nürnberg. Erlangen-Nürnberg: Universität Erlangen-Nürnberg.

Strobel, G., Krause, J. & Weißgerber, B. (1998). Bauleitung ohne Stress – Ein Leitfaden zum Stressabbau und Stressmanagement für Bauleiter und ihre Kooperationspartner [Schriftenreihe der Bundesanstalt für Arbeitsschutz und Arbeitsmedizin]. Dortmund: Bundesanstalt für Arbeitsschutz und Arbeitsmedizin.

Theorell, T. (1986). Stress at work and myocardial infarction. Postgraduate Medical Journal, 62, 791–795.

Tielsch, R., Hoffmann, A. & Häcker, H. (1993). FEMA – Fragebogen zur Erfassung mentaler Arbeitsbelastungen. Erste Ergebnisse einer Validierungsstudie im industriellen Bereich. Zeitschrift für Arbeits- und Organisationspsychologie, 37, 86–93.

Udris, I. (1982). Psychische Belastung und Beanspruchung. In L. Zimmermann (Hrsg.), Humane Arbeit – Leitfaden für Arbeitnehmer. Band 5: Belastungen und Stress bei der Arbeit (S. 110–165). Reinbek: Rowohlt.

Udris, I. & Alioth, A. (1980). Fragebongen zur Subjektiven Arbeitsanalyse (SAA). In E. Martin, I. Udris, U. Ackermann & K. Oegerli (Hrsg.), Monotonie in der Industrie (S. 61–68). Bern: Huber.

Udris, I. & Frese, M. (1988). Belastung, Stress, Beanspruchung und ihre Folgen. In D. Frey, C. Graf Hoyos & D. Stahlberg (Hrsg.), Angewandte Psychologie – Ein Lehrbuch (S. 427–447). Weinheim: PVU.

Udris, I. & Frese, M. (1999). Belastung und Beanspruchung. In C. Graf Hoyos & D. Frey (Hrsg.), Arbeits- und Organisationspsychologie. Ein Lehrbuch. (S. 429–445). Weinheim: Beltz/PVU.

Ulich, E. (2001). Arbeitspsychologie (5. Aufl.). Stuttgart: Poeschel.

Volpert, W., Oesterreich, R., Gablenz-Kolakovic, S., Krogoll, T. & Resch, M. (1983). Verfahren zur Ermittlung von Regulationserfordernissen in der Arbeitstätigkeit (VERA). Analyse von Planungs- und Denkprozessen in der industriellen Produktion. Köln: Verlag TÜV Rheinland.

Weinert, A.B. (2004). Organisations- und Personalpsychologie (5., vollst. überarb. Aufl.). Weinheim: Beltz/PVU.

Weltgesundheitsorganisation (2001). Weltgesundheitsbericht 2001. Genf: WHO.

Westermayer, G. & Bähr, B. (Hrsg.) (1994). Betriebliche Gesundheitszirkel. Göttingen: Hogrefe.

Wieland-Eckelmann, R. (1992). Kognition, Emotion und psychische Beanspruchung. Göttingen: Hogrefe.

Wilmers, J. (2000). Sicherheits Certificat Contractoren SCC. In F. Ecker & T. Kohstall (Hrsg.), Arbeitsschutz besser managen [Loseblattsammlung, 7. Ergänzungs-/Aktualisierungslieferung Dezember 2000, Kapitel 05610, Seite 1–26]. Köln: TÜV Verlag.

Windel, A., Salewski-Renner, M., Hilgers S. & Zimolong, B. (1997). SIGMA: Screening-Instrument zur Bewertung und Gestaltung menschengerechter Arbeitstätigkeiten. Ruhr-Universität: Bochum.

Windholz, C. (1997). Arbeitssucht – Theoretische Analyse und empirisch-psychologische Untersuchung unter besonderer Berücksichtigung von Selbstkonzept und Sozialer Erwünschtheit. Unveröffentlichte Diplomarbeit, Universität Tübingen.

Zapf, D. (1997). Organizational, work group related and personal causes of mobbing at work. Beitrag zum 8. Europäischen Kongress für Arbeits- und Organisationspsychologie. Verona/Italien.

Zapf, D. (1999). Mobbing in Organisationen – Überblick zum Stand der Forschung. Zeitschrift für Arbeits- und Organisationspsychologie, 43, 1–25.

Zapf, D. & Kuhl, M. (2000). Mobbing am Arbeitsplatz: Ursachen und Auswirkungen. In B. Badura, M. Litsch & C. Vetter (Hrsg.), Fehlzeitenreport 1999. Psychische Belastungen am Arbeitsplatz (S. 89–97). Heidelberg: Springer.

Zuschlag, B. (2001). Mobbing – Schikane am Arbeitsplatz (3., überarb. Aufl.). Göttingen: Hogrefe.

Stichwortverzeichnis

(Die Zahlen bezeichnen die Randziffern)